U0324936

中医教学论

郭宏伟　著

全国百佳图书出版单位
中国中医药出版社
·北 京·

图书在版编目（CIP）数据

中医教学论 / 郭宏伟著 . -- 北京：中国中医药出版社，
2024.9

ISBN 978-7-5132-8681-7

Ⅰ . ①中… Ⅱ . ①郭… Ⅲ . ①中医学—教学研究 Ⅳ . ① R2

中国国家版本馆 CIP 数据核字 (2024) 第 057904 号

中国中医药出版社出版

北京经济技术开发区科创十三街 31 号院二区 8 号楼
邮政编码 100176
传真 010-64405721
北京盛通印刷股份有限公司印刷
各地新华书店经销

开本 710×1000 1/16 印张 16 字数 279 千字
2024 年 9 月第 1 版 2024 年 9 月第 1 次印刷
书号 ISBN 978 - 7 - 5132 - 8681 - 7

定价 68.00 元
网址 www.cptcm.com

服 务 热 线 010-64405510
购 书 热 线 010-89535836
维 权 打 假 010-64405753

微信服务号 zgzyycbs
微商城网址 https://kdt.im/LIdUGr
官 方 微 博 http://e.weibo.com/cptcm
天猫旗舰店网址 https://zgzyycbs.tmall.com

如有印装质量问题请与本社出版部联系（010-64405510）

前　言

　　中医药学有数千年历史，在漫长的年代里中医药能够得以延续并发展壮大，中医药教育起了重要作用。中医药教育有其特殊性，是承载着中国历史、文化、国情的教育，根植于中华优秀传统文化，有其独特的文化基因和特殊的传承方式。中医药教育的方式主要有师承教育和院校教育两种，而师承教育是几乎伴随着中医药学的产生而同时存在的，其包括家传、师承、私淑等方式，并且成为我国古代医学人才培养的主要方式。同时，官办医学教育所起的作用也是不可忽视的，它作为一种教育制度所具有的历史意义十分重大。尤其是现代的院校教育已成为当前中医药人才培养的主渠道。中医学在师承教育与官办医学教育方式的作用下，从无到有、从弱到强，历经数千年，至今仍熠熠生辉。

　　中医药教育伴随着中医学术的传承和发展，积累了丰富的实践经验，从师承授受等私学再到官办教育，逐步形成了与中医学学术特点相吻合的教育方式，推动了中医学的学术发展。

　　中医的师承教育早于官办教育，在魏晋南北朝以前就存在医学教育行为，此时的主要教育方式是师承授受，而官办教育是从南北朝时期出现的，经过隋唐的快速发展，到北宋时期达到顶峰。到了1956年，国家批准在北京、上海、成都、广州成立4所中医院校，至此中医教育由以传统的以师承教育为主转变为以学校教育为主，基本实现了中医人才培养的规模化、标准化和教育管理的规范化、制度化，完成了中医学这一传统学科与现代教育制度的接轨。

　　如今，中医药高等教育经过了近70年的探索与实践，取得了骄人的成绩，积累了丰富的经验，其价值已得到了广泛认同。中医药发展现已上升为国家战略，中医药高等教育迎来了发展的春天。与此同时，中医药高等教育也面临着前所未有的新任务和新挑战。如何突破改革发展中的瓶颈，找到适合中医药高等教育改革发展之路，急需中医药教育研究者们从中医药教育实践中总结、分析和凝练中医药教育的特殊性，厘清从古至今的中医药教学规律、

中医教学论

中医药教学变量、中医药教学要素及中医药教与学的活动，将其上升到理论层面，从中医教学论的视角深刻认识和发展中医药教育，这对传承创新发展中医药事业具有重要的推动作用，对丰富和发展中医药教育理论具有一定的历史意义。

中医教学论的提出不是中医教育理论的重构和中医教学实践的创造，而是对孕育于中华优秀传统文化母体的中医药教育的总结及现代教育理论精华的吸收，更是在梳理、传承数千年中医药教育的基础上，结合近70年中医药高等教育的实践经验，凝练、提升、建构而形成的中医教学理论体系。中医教学论是研究中医教学一般规律的科学，包括中医教学过程及其特殊本质、教学目标、教学原则、教师与学生、课程设置与教材、教学方法与形式、教学环境、教学组织、教学评价与管理等。中医教学是一个实践过程，中医教学论就是从中医教学实践中总结、概括并上升为理论的科学体系。中医教学论的基本任务是认识中医教学现象，解释中医教学规律，指导中医教学实践。

中医教学论的科学体系建构和思想理论的提出，是中医药高等教育发展的必然，是中医药传承、创新、发展的需要。中医教学论不是简单的实践经验的总结，而是建立在中华优秀传统文化和中医学术发展的基础上，以中医文化为主线，以现代教育教学理论为支撑，以中医药知识传承特点为内容，以研究"中医如何教"为基本任务的现代教学理论体系。中医教学论是中医药教学与现代教学思想有机结合，并融入相关学科的知识与理论而形成的独具中医教学内涵与形式的教学范式。它既是教学论的分支学科，也是中医学的交叉学科，是运用中医教学理论探寻中医教学本质和规律、探索中医教学活动中教与学的关系、寻求中医教学最优途径和方法的学科。

本书以中医教学的理论与实践为内容，以现代教学论基本框架为体系，主要阐述了中医教学论的含义、地位、作用、研究对象、基本任务、理论基础，从中医教学思想、教学目标、教学原则、教学主体、课程建设、教学过程、教学方法、教学组织和教学评价等方面建构了中医教学的理论体系。中医教学论的提出和理论建设是中医教学科学化和中医药教育教学研究的新课题，由于没有成熟的理论、实践和经验可参考和借鉴，因而只能边研究，边实践，边探索前行。

限于学识和研究深度，本书从思想到观点、从认识到结构尚存在不成熟之处。本研究团队勇于挑战未知，并愿为后来者在此领域深耕立起靶标，这也是前行者所欣慰的。本书为中医药教育学科的研究成果，学科研究人员杨天仁、傅文第、张浩、闫忠红、田旭升、殷越、王磊、王思璀、王蕾、王海燕、车琳琳等同志参与了研究与探索。愿中医教学论学科建设和学术研究由此开枝散叶，结出丰硕成果。

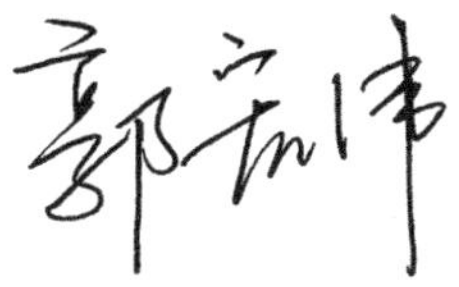

2024年4月

目　录

中医药高等教育经过近70年的探索实践，目前已到了系统总结、提炼理论、建立学科、探索规律、指导实践，形成中医药教育的新阶段。因此，从培养高质量中医药人才的角度出发，遵循高等教育规律，结合中医药教育教学实践，探索建立中医教学学科体系和学科理论是现实的呼唤，也是发展习的选择。

第一章　绪论

中医教学论是教育学体系下的交叉学科，是通过中医药理论教学、实验教学、临床教学等方式，探索中医药教学活动的方式方法，构建具有中医特色和时代特征的中医药教学体系。

第一节　中医教学论的内涵、地位和作用

理解和把握中医教学论的内涵、地位和作用，是掌握中医教学论学科特点、基本理论、体系架构的前提和基础。

一、中医教学论的内涵

中医是中华优秀传统文化的重要组成部分，是古代科学的瑰宝，是中华民族长期同疾病做斗争所积累的经验和理论知识，是经过几千年医疗实践逐步形成并发展起来的独特的医学理论体系，是中华民族的原创医学科学。

（一）教学论的内涵

教学是教师的"教"和学生的"学"所组成的一种人类特有的人才培养活动，是在一定的教育目标和要求指导下，根据学生身心发展规律，教师有目的、有计划、有组织地教导学生认识客观世界，促进学生身心发展，提高学生综合素质的活动。夸美纽斯（J.A.Comenius）认为，教学是"把一切事物交给一切人类的全部艺术"。布鲁纳（J.S.Bruner）指出，教学是通过引导学习

者对问题或知识进行学习而提高理解、转换和迁移能力。

总之，教学是一种活动、手段、艺术和过程的集合体，教学论通过对教学目的、内容、过程、规律等的研究进一步回答"教学是什么"。

教学论又称教学法、教学理论等，是研究教学问题的专门学科或科学领域，主要揭示教学的一般规律，探索教学价值、优化教学技艺和丰富教学内容。教学论是教育学的一个分支，由教学在教育活动中的地位作用、目的任务、内容方法、组织形式、手段和评价等组成，是在教育学一般理论基础上，对教学理论、教学经验及教学法的概括，既是一门理论性学科，也是一门应用科学。随着教育科学的发展，它已成为相对独立的学科。教学论研究的主要问题涉及教学规律、教学过程、教学目的、教学内容、教学原则、教学环境、教学手段和教学评价等，旨在建立"以学生为主体、以教师为主导、以思维能力训练为主线"的教学模式。

（二）中医教学论的要义

中医教学活动是教师和学生的双边活动，中医教学论是通过探索中医教学现象、中医教学过程、中医教学特征和中医教学原理等，揭示中医教学的一般规律，探索中医教学的历史与现代价值，优化中医教学技术与中医教学艺术，探索新时代下培养高质量中医药人才所采用的教学理念、教学方式和教学方法，培养社会所需的掌握传统和现代相关知识与技艺的中医药专门人才。

总之，中医教学论既体现了中医学的内容，又突出了教学论架构的理论体系和范式，是一个具有独特中医教学内涵的知识体系，是通过研究中医教学现象和中医教学过程，探索发现并运用中医教学规律的一门研究中医教与学的科学。

二、中医教学论的地位

（一）从国家战略需要看

中医药学是中华优秀传统文化的结晶，是中华民族贡献于世界的宝贵的医学与文化财富。中华优秀传统文化孕育了中医药学，中医药学是中华优秀传统文化的有机组成部分。传承发展中医药文化就是继承中华优秀传统文化的具体表现。中医药文化事业发展靠中医药教育，中医药教育发展靠中医药人才培养，高质量中医药人才培养靠科学、规范和符合教育规律及中医药人才培养规律的中医教学来实现，因此，建立科学、规范、符合教育规律和中医药人才成长规律的中医药教学体系，是搞好中医药教育、培养高质量中医药人才的关键。

（二）从中医药事业发展看

中医药事业发展一方面需要传承发展中医药理论与临床技能，另一方面需要培养大批拥有中医药文化自觉、坚定中医药文化自信和践行中医药文化的传承人。传承发展、守正创新中医学必须抓好中医教育，建立符合中医学特点和现代教学规律的中医药教学体系。

中医药事业发展为中医教学论学科建立提供了新的研究方向和问题范式，有助于学科建设发展。可以说，中医药事业发展促进了中医教学论的学科建设，只有将中医药事业发展与中医教学论研究紧密结合，才能不断提高中医药人才培养水平，不断推进中医药事业发展。

（三）从中医药高质量人才培养看

中医药高质量人才是指具有扎实的中医药理论功底，具备西医学知识，具有创新精神和临床实践能力，具有国际视野的现代中医药传承人。培养高质量中医药人才，需要科学的中医药教育体系作保障，需要符合现代教学规律和中医药人才成长规律的中医药教学作支撑。

中医教学论对于提高中医教育教学质量具有非常重要的作用。加强中医教学论研究，可以有效引导中医教育工作者科学、规范地开展中医药教学工作，培养符合时代需要的中医药事业建设者和接班人。

（四）从中医药教育学科建设看

中医教学论作为新兴学科，是中医教育学的有机组成部分，它又从中医教育学中汲取营养，为中医药现代教育教学的改革、创新提供理论支撑和实践指导。

加强中医教学论学科建设，可以进一步明确该学科的研究范围和学科定位，建立学科体系和研究范式，促使中医课程设置科学化，通过加强中医师资队伍建设，提高教师的教学能力和科研水平，进而提高医学生的实践能力、动手能力和创新能力，促进中医药教育教学质量的全面提升。

三、中医教学论的作用

（一）提高教学效能

中医学是一门理论性和实践性都很强的学科。从中医学基本概念、理论架构、临床应用等入手加强中医理论教学，是深化中医教学改革的着眼点和关键，采用临床实习、技能操作、临床带教等方法，可以促进学生掌握中医基本理论和操作技能，提高学生的动手能力和解决问题的能力。

中医学具有很强的实践性，对"教"与"学"都有一定的挑战度，而中医教学论是研究中医教学规律和教学方法的科学，它有助于我们了解中医教学的本质、特点，探索中医教学的一般规律，为中医教师提供更加科学的教学思路和教授方法。

（二）促进教师专业化发展

建立完善的中医教学体系是实现中医教师专业化发展的关键，只有从课程设置、教学方法、教学资源等方面进行规划和设计，加强对中医教师的培训和教学能力评估，才能不断提高其教学水平。

提供良好的教学资源是促进中医教师专业化发展的重要手段，包括教学设施建设、教材编写等。加强中医教学论研究，有助于完善中医药实践基地建设，为中医教师提供更多的实践机会和实践环境，使其将自己的实践经验与教学经验有机结合，不断提高中医教学质量和育人效果。

中医教学论不仅是中医教育的基础理论，更是中医教学方法、教学手段和教学内容的集合。中医教学论可以为中医教师提供理论指导，帮助教师更好地掌握中医药知识，提高自身的专业素养，从而更好地开展中医教学工作，提高教学质量。

（三）促进学科发展

中医教学论是中医教育教学活动中理论与实践相结合的综合学科，与中医教育、中医课程、中医管理、中医现代教育技术等共同组成学科群。加强中医教学论的教与学研究，可以使学生更好地认识中医学的基本原理和实践方法，促进学生建立中医思维，提高创新能力。同时提高中医教师的教学能力，促进学科的发展。

第二节　中医教学论的学科性质、研究对象与任务

明确中医教学论的研究对象与任务，对于深化中医教学改革、创新教学方法和完善课程体系具有重要意义。

一、中医教学论的学科性质

中医教学论的学科性质需从其学科组成进行探讨。不同的学科其产生的历史背景、发展脉络和适用范围等都不相同，不同的学科定性需要不同的学术思想和方法论予以支撑。

夸美纽斯在《大教学论》中指出，"把一切事物教给一切人类的全部艺术"，因此，教学论在很长一段时间不被看成是一门学科。20世纪初，随着科学主义思潮的兴起，科学成为判断事物的唯一法则，是否"科学"被看作能否促进社会进步和发展的有力武器和实现手段。教育活动，包括教学过程开始重视量化、实验和可重复性，开始用数据和模型等客观标准和形式表达教育现象、体现教学特征和表达实际意义，因此，教学论的任务被看成是探讨教学本质和发现有关教学规律的理性活动，依此寻求最优化的教学途径和提高教学效能的方法。随着研究的深入，人们发现，教学活动既不是完全的科学活动，更不是一般的艺术工作，而是具有多方位、多层次、多视角和多维度等特征，全面体现了科学性、艺术性和人文性。中医教学论既体现了教学的一般特征，又具有中医学独有的特性，是自然科学、人文科学与中华优秀传统文化有机结合的产物。

总之，中医教学论是描述和解释中医教学现象、分析和讨论中医教学问题的理论体系，属于复杂性学术范畴，并具有科学性和艺术性。由于它更关注中医学生的全面发展和全面素质的提升，因而又具有很强的人文性，可以说中医教学论具有科学性、艺术性和人文性，是人文学科、交叉学科和综合学科，体现着强烈的人文精神。

二、中医教学论的研究对象

对象（object），是一个哲学词语，属范畴论概念，是范畴的组成要素之一，泛指人类一切活动所指向的人或事物，表示客体事物不以人的意志为转移而又与人的存在相关联的某种规定性。

研究对象是指对客观事物和现象等的观测考察、调查研究、理论论证等所获得的观测资料及有关文献信息数据等，一般指研究过程中的"实体"及研究指向，包括抽象的概念、现象、实物、实体和研究范围里的可观察物等，研究对象通常也指所研究的物体、物体组及物体所处的某个状态或过程，以探求事物的真相、性质和规律等。

研究对象是学科形成的基础，也代表该学科的本质属性。一门学科的研究对象，从某种程度上说，也决定着这门学科的生存权。构成一门学科的三要素是对象、方法和理论，离开了研究对象，便割裂了其理论与技术方法的联系，其理论体系将不复存在。

（一）中医学的研究宗旨

中医学是中国传统哲学与养生、保健、治病等医疗实践活动相结合的产物，是中国先人数千年来研究自然、人体、生命、健康、疾病等积累下来的理论和经验，具有独特的理论体系、丰富的临床经验和科学的思维方法。中医学认为，疾病乃"邪之所凑，其气必虚"的结果，健康是因为"正气存内，邪不可干"，无论疾病还是健康，都是"正""邪"矛盾运动的结果。

中医学主要探讨人体生、长、壮、老、已的生命活动规律，人体的形态结构、生理功能以及疾病的发生发展和防治规律。中医学关注的是人体健康，如何保持健康，是中医学养生之道；对疾病者如何帮助其实现向健康转化，是中医学治病之道。

医学的研究对象是具有生物、生理和社会属性的人。西医学的研究对象是疾病，中医学的研究对象是人体，是人与环境相互作用中健康和疾病的相互转化。总之，中医学是通过研究生命活动的外在征象来把握生命和疾病的状态。

（二）教学论的研究对象

教学论是教育学学科下一个比较成熟的分支学科和具有独特功能的知识

体系。教学论的研究对象明确，在学界认识趋同，概括起来，就是探讨教学本质与规律，寻求最优化的教学途径和方法，培养社会需要的人才。

随着教育科学的快速发展，特别是心理学学科的日益成熟，人们对人的心理现象、行为活动和认知规律有了进一步认知，对教学现象的了解不断加深，逐渐寻找一种简易而又可靠的方法，即使教师可以少教、学生可以多学的方法。

现代教学论的研究对象进一步拓展，不仅仅满足教学方法和艺术，而是进一步追问教学的本质是什么、现代教学是一个怎样的过程、如何体现教育规律、教学论的发展方向是什么，等等。这使教学论的研究视野更加宽广，研究更加宽泛。

（三）中医教学论的研究对象

中医教学论是教学论的一个交叉学科，也是中医学的一个分支学科，是以中医学为主要内容，以教学论为架构、体系和表达形式的知识体系。

教学论的研究对象是探讨各种教学现象发生、发展和变化过程，研究教学所涉及的各方面问题，发现和有效利用教学一般规律。由此推知，以中医学为主要内容的中医教学论，其研究对象就是中医教学问题，主要是探寻中医教学本质和中医教学规律，探索在中医教学活动中教与学的关系、条件和操作方法等，寻求中医教学最优化的途径和方法，达到培养社会主义建设、中医药事业发展和中医药文化传承所需要的高质量中医药人才的目的。

中医教学论研究的是关于教学的普遍现象和一般规律，目前中医教育学者从不同视角探讨了中医教学论的研究对象，提出了规律说、活动说、问题说和要素说等。

众所周知，教育科学研究是一个不断发现问题、提出假说、解决问题和得出结论的过程。一般而言，问题贯穿于科学研究始终，是科学研究的直接对象，科学研究的过程就是解决问题的过程。中医教学论研究的是中医教学的科学问题，即事实问题、价值问题、技术问题和发展问题，因而具有探究性、可行性、专业性和前瞻性等特点，是在分析的过程中发现问题，提出解决问题的办法。

三、中医教学论的任务

中医教学论的研究任务与中医教学论的研究对象相互关联，不同的研究对象决定了不同的任务。

马克思在《关于费尔巴哈提纲》中指出："哲学家们只是用不同的方式解释世界，而问题在于改变世界。"它表明，一是要认识，即"解释世界"；二是要实践，即"改变世界"。因此，中医教学论的根本任务就是认识中医教学现象，揭示中医教学规律，指导中医教学实践。

（一）认识中医教学现象

中医教学现象是中医教学活动中的表象和反映，现象是客观事实，现实存在的，中医教学论的任务就是要通过现象，发现问题，通过研究现象，探讨问题的深层原因和中医教学的本质。

中医教学现象的主要表现：一是环境性的，如教室、实验室、教学设备、图书馆、实习医院、校园等；二是活动性的，如课堂教学、实验教学、临床教学、师承辅导等；三是关联性的，如教师与学生的关系、学生与学生的关系、教师与教师的关系、教学过程与教学结果的关系等。

（二）揭示中医教学规律

人的认识一般从现象入手，然后深入到内部，探索其本源、内在趋向和客观事实。

教学规律是教学过程中所形成的本质的、必然的、稳定的联系，是教学活动内在的东西，是人的感官不能把握的，只有通过人的思维判断才能认识、理解和应用。

中医教学论是揭示中医教学的一般规律，探讨规律形成的原因和内在联系，从而促进中医教学活动的有效开展。

（三）指导中医教学实践

中医教学工作是一项特点突出、实践性很强的育人活动，经过多年的理论研究和实践探索，现已初步形成了一套比较完整的传授知识、训练技能和培养医德医风的模式。要搞好中医教学活动，中医教师必须掌握教学设计、组织实施和教学评价等方法，能够采用多种教学方法开展教学活动，促进学生掌握中医学理论知识，提高中医临床技能，成为中医药事业的传承人。

中医教学论通过研究中医教学现象，揭示中医教学规律，从而有效指导中医教学实践。目前，中医教学论学科建设刚刚起步，正处在建构过程中，明确中医教学论的学科建设目的、对象和任务，既是学科建设的要求，也是时代需求的呼唤。

第三节 中医教学论的研究范式

不论是科学的、理性教学，还是传统的、经验式教学，中医教学都积累了丰富的经验，确立了中医教育和中医药人才培养的基本理论体系和培养模式，是中医教育发展的基石。

一、范式与中医教学论学科建设

（一）范式的内涵

范式是科学哲学家托马斯·库恩首先提出的。库恩在《科学革命的结构》一书中指出："按既定的用法，范式就是一种公认的模型或模式。""在科学实际活动中，某些被公认的范例，包括定律、理论、应用以及仪器设备在内的范例，为某种科学研究传统的出现提供了模型。"在库恩看来，范式是一种对本体论、认识论和方法论的基本承诺，是科学家共同接受的一组假说、理论、准则和方法的总和。

范式的特点主要表现在三个方面：①范式在一定程度内具有公认性。②范式是一个由基本定律、理论、应用以及相关的仪器设备等构成的一个整体，它为科学家提供了一个研究纲领。③范式为科学研究提供了可模仿的成功先例。

（二）范式在中医学科建设中的作用

学科建设要以学科知识体系为要，因为知识内容、知识架构及学科发展是学科建设的基础，不能离开学科知识体系谈学科建设。另外，学科建设是知识体系建设、理论建设和知识运用方法建设，它有一套规则和方法，要尊重规律，按规矩办事，不能凭常规和个人经验主观臆断。

范式在中医教学论学科建设中发挥着不可替代的作用，建立中医教学和知识传授等范式，可以规范中医教学，形成体现中医特色的教学方法、学习方法和中医师承等样式，逐步建立可遵守、可模仿和可操作的理论体系，使一般性的理论思想转化为实际的科学应用。

二、中医教学论的研究范式类型

中医教学论的研究范式，大致可分为科学研究范式、人文研究范式和科学与人文相融合范式。

（一）科学研究范式

科学研究范式是指在中医教学中对具体的教学问题进行探究，以求把握中医教学问题中变量间的因果关系，并作出数量、模型和逻辑的阐释。

随着教育学科的日臻成熟，教育研究日趋采用自然科学较为成熟的实证方法，强调中医教学现象的客观存在和控制机制，强调研究者与对象之间的客观性，强调量化的必要性，这在中药研究方面尤为明显。中医教学论的科学研究范式具有如下特点。

一是坚持中医教学活动中的客观性、普遍性。中医教学活动是客观存在的，在中医课堂教学、临床教学和师承教学等活动中，为达到教学目标，通常使用具有中医特点的教学技术、方法和模式等。

二是以量化方式探讨中医教学现象和过程。中医教学，特别是理论教学和实验教学，其量化过程和量化标准多参照自然科学和西医学的标准和程序进行，即提出假说，建立模型，通过实验获得数据，验证结果。

三是保持中医教学研究中的中立。例如，研究者在做好实验设计后，因变量和自变量处于自然与可控状态，需尽量控制人为因素和无关变量干扰，以揭示事物之间的本质关系，形成中医教学规律性的知识。

（二）人文研究范式

人文研究范式是指在中医教学中深入教学主体的内心世界，探究中医教师与学生对传承发展中医药学的动力和理想等，把握中医教学活动的本质。它强调人的主观能动性，认为教育现象不能脱离教育情境，教学的主客体是不可分的，强调研究者要深入教学现场，进行质性研究。

第一，中医教学活动具有主观性和能动性。中医药学产生于中华优秀传统文化，是典型的传统医学和经验医学。不同的医生对疾病的认识和判断与其主观认识有很大差异，"同病异治""异病同治"等均为常见。

第二，中医教学活动具有整体性。中医学不仅仅是一种医疗技术，而是融合了哲学、文化、历史等多个方面，因此中医教学活动更注重整体性，强调理论知识与实践操作相结合，通过临床实践，让学生更深入地理解中医学的理论体系和实践内容，拓宽学生的知识面。同时注重跨学科的合作与交流，促进其融合发展，培养出更多的高质量中医药人才。

第三，以质性方法研究中医教学现象和过程。质性研究主张把研究者作为研究对象和研究工具，强调深入研究现场，发现并解决问题，利用教育情境和个体差异，对症解决中医教学中存在的问题。

第四，了解中医教学现象背后的意义。该范式强调通过分析教学现象反映的问题，改进不合理的中医教学行为，排除实现教学目标过程中的障碍，提高中医教学效能。

（三）科学与人文相融合范式

科学与人文相融合范式是指在中医教学中将科学与人文有机协同，在研究方法和路径上实行定性与定量相结合、数据分析与客观描述相统一。科学与人文相融合范式符合中医药学的特点，也是现代教育科学研究的基本要求。

科学与人文两种研究范式各有优劣，如何发挥各自长处，取长补短，是教学范式改革的趋势。中医教学论在科学与人文融合方面取得了显著成果。具体表现在：一是量化研究与质性研究相结合，以质性研究为先导，以数据和量化指标说明结果，结果可靠、具有说服力；二是在中医教学过程中理性因素与情感因素相结合，使规章、模型和要求等硬性规范有温度，调动了人的主观能动性，提高了中医教学研究的实用性。

三、中医教学论的一般研究方法

一门新学科的建立，除了要概念清晰、逻辑缜密、架构清楚、体系规范外，还要有自己独特的研究手段和方法，这是新学科建立的必备条件。中医教学论的研究方法包括循证研究法、实验研究法、比较研究法、文献研究法、调查研究方法等。

（一）循证研究法

循证研究是近年来在医学界乃至教育界普遍重视的一种研究思想和操作范式。它很好地整合了相关学科的前沿技术与方法，并不断向邻近学科渗透，形成了循证心理治疗、循证教育学、循证社会学等数十个新的学科领域。

循证研究来源于循证学和循证医学，是"遵循实证或证据的医学"。循证医学（evidence-based medicine，EBM）是指医护人员依据最新研究证据和临床经验，结合患者情况和要求，提出和实施最佳诊治方案并加以评价的医疗实践活动，强调完善的设计与决策最佳化。

循证研究是"遵循证据的研究"，其核心思想是借鉴在医疗决策中"慎重、准确和明智地应用当前所能获得的最好的研究证据，同时结合医生的个人专业技能和多年临床经验，考虑患者的实际状况和意愿"，将三者完美地结合，制定出诊疗方案。

循证研究在临床过程中遵循如下步骤：①提出问题。②检验证据。③评价证据。④应用证据。⑤效果评价等。

（二）实验研究法

实验是人们根据研究的目的，利用科学仪器、设备，人为地控制或模拟自然现象，排除干扰，突出主要因素，在有利的条件下去研究自然规律。教育实验是运用科学实验的原理和具体方法研究教育现象和问题，并试图揭示教育活动规律或某些教育内容、措施的有效性，是一种综合性研究活动。

实验研究法是指为了解决某一教育问题，根据一定的教育理论或假设，组织有控制的教育实践，并对实践效果进行比较分析，从而得出有关实验结果的一种研究方法。

实验研究法的特征：①由"因"追"果"。表现为对事物之间因果关系的推测。②实验的预见以假设方式表现出来，实验是以主动干预的方式来检验实验假设的过程。③适当控制自变量。以教育实践为基础，具有教育性、开放性和社会性等。

实验研究法的步骤：①做好准备：包括理论研习、设计方案、环境布置、准备测量工具等。②实施方案：包括实验变量的操作、无关变量的控制和测量工具的使用等。③搜集信息：包括做好观察和谈话记录及测验分数等。④验证结果：包括程序检验、数据检验、对照检验和重复检验等。

（三）比较研究法

比较研究法是对物与物之间和人与人之间的相似性或相异程度进行研究与判断的方法，是根据一定的标准，对不同国家或地区的教育制度、教育实践等进行比较等，寻找其异同，探求教育之普遍规律与特殊规律的方法。

比较研究法的适用条件：①同一性：即同一范畴、同一标准、同一类事物进行比较。②多边性：在两个或多个事物间进行比较。③可比性：即比较的对象之间存在一定的内在联系，在本质上具有共性。④资料的可靠性与解释的客观性。⑤全方位、多角度进行比较。⑥比较事物的本质等。

比较研究法的步骤：①确定比较的问题。②制定比较的标准。③搜集资料并加以分类、解释。④比较分析。⑤得出结论。

（四）文献研究法

文献研究法也称情报研究法，或文献调查法，主要指通过检索、搜集、鉴别、整理和分析等手段，对相关文献进行深入研究和探索，形成对相关事实的科学认识，找寻事物本质属性的一种方法。教学文献研究法就是通过搜集、整理教学文献中的教学事实，分析教学现象，发现教学问题，为教学研究提供素材和信息的一种间接研究方法。

文献检索的方法主要有顺查法、逆查法、引文查找法和综合查找法等。文献检索常用的工具有工具书检索和网络检索。文献综述的类型一般分为目录性综述、文摘性综述和分析性综述等。

文献研究法的步骤：①根据现有的理论、事实和需要，结合文献分析整理或归类，提出相关假设。②建立具有操作性的研究目标，将研究内容设计成具体的、可重复进行的文献研究活动。③整理搜集到的文献，进行深入分析，最终形成文献综述。

（五）调查研究法

调查是一种收集、处理教育信息的基本方法，是在定量和定性研究中被广泛运用的一种研究方法。它通过对教学事实的考察、现状的了解、材料的收集来认识教学问题，探讨教学现象之间的联系。

调查研究法根据研究课题的性质不同，可分为现状调查、相关调查、原因调查和跟踪调查等；根据收集资料的方法不同，可分为问卷调查、访谈调查、网络调查和实地调查等。

调查研究法的特点：①为研究者提供第一手材料和数据。②立足于解决现实问题，为教学改革提供事实根据。③不但可以解决既定问题，而且可以发现新问题，提出新见解和新理论。

调查研究法的步骤：①确定调查课题。②选择调查对象。③编制和选用研究工具。④制定调查计划。⑤实施调查。⑥整理和分析调查资料。⑦撰写调查报告。

（六）观察研究法

教育观察属于科学观察，是指研究者有目的、有计划地通过感官或借助一定的科学辅助仪器，对教育领域的研究对象进行系统考察，收集、记录相关资料并加以分析，从而获得对教育问题全面、深刻和系统的认识。

观察研究法可分为自然观察和控制观察；直接观察和间接观察；结构性观察和非结构性观察；系统观察和随机观察；参与观察和非参与观察等。

观察研究方法有实况详录法、日记描述法、轶事记录法、事件取样法、时间取样法和行为检核法等。

观察研究法的步骤：①观察准备：包括制订观察计划与提纲、准备观察工具、确定观察途径等。②实际观察：包括灵活执行观察计划，观看、倾听、询问和思考等相互配合，做好观察记录等。③分析整理观察资料：包括遵循科学程序、多种方法收集、小组讨论和验证等。

（七）经验总结法

经验总结法是对自然状态下一个完整的教学过程进行分析和总结，揭示教学措施、教学现象与教学效果之间必然或偶然的联系，发现和认识教学过程中存在的客观规律及作用，为整个教学工作提供借鉴的方法。

经验总结法分为专题性经验总结和一般性经验总结，其具有广泛性、群众性、多样性、追因性和适用性等特点。

经验总结法的步骤：①确定专题。②拟订提纲。③收集资料。④分析资料。⑤修改定稿等。

（八）现场研究法

现场研究法又称行动研究法，是解决教学情境中实际问题的一种方法。现场研究法以解决实际问题为目的，是一种自下而上的研究方法。它强调研究者与行动者的结合，倡导在行动中研究，在研究中行动。

现场研究法的基本特点：①研究者具有双重角色，既是教学的执行者，又是问题的研究者。②以研究者本人为研究"工具"，以自身的教学实践为研究对象。③研究结果使现状得以改善，研究者的素质得以提高。

现场研究法的步骤：①目标-计划-行动-评价：包括确定目标、明确问题、拟定计划、实施行动和评价总结等环节。其中，目标、计划、行动、评价总结是最主要的步骤。②计划-行动-观察-反思：包括确定问题、制定计划、实施行动、进行反思、总结成果等环节。

第四节　中医教学论的理论基础

中医教学论的理论基础是指与中医教学论相关的，并对中医教学论学科建设和发展起着决定作用的基础学科，如哲学、中医学、教育学和心理学等。历史地考察这些基础学科与中医教学论的关系，不仅有助于对中医教学论的基本问题作出更系统、更深入的思考，而且有利于分析和反思中医教学实践，增强中医教学决策的自觉性、科学性和规范性。

一、哲学基础

中医教学的基本问题是人的问题、知识问题和价值问题等。中医教学的理论探究与改革实践，一直以来都是以哲学为元认知的。

杜威曾说过："哲学是教育的普遍原理，教育是哲学的实验室。"从教学目标的确立、教学内容的选择到教学效果的评价都能看到哲学的影子。例如，课程目标的价值取向，是以哲学信仰为基础的；教学方法和手段的选择，反映了一定的哲学观；教学结果，包括概念认知和习得行为等，从本质上讲都属于哲学范畴。

（一）哲学流派对中医教学论学科建设的影响

1.实用主义哲学的影响

实用主义哲学产生于20世纪上半叶，以美国哲学家、教育家杜威（John Dewey）为代表。杜威认为，世界上不存在永恒的真理，"实用效果""有用与否"才是衡量真理的标准。他认为，传统的以学科为中心和以教师讲授为中心的教学是不可取的，应把课程教学与学生的生活经验相结合，要以学生为中心，以促进学生成长和发展为目的。在教学问题上，他反对把学习看作学生接受教师传递知识的过程，认为知识必须通过积极主动的活动习得，必须与经验结合在一起。中医教学强调早临床、多临床和反复临床，这也是杜威

"从做中学"的教学主张的应用。

2.永恒主义哲学的影响

永恒主义哲学产生于20世纪30年代，主要代表人物是赫钦斯（Robert M. Hutchins）等。永恒主义哲学认为，虽然社会快速发展，政治急剧动荡，但最终还是永恒不变比变更实在。该学派提出，不能听任儿童自由表现，而是要强调教师的作用，强调教师是学生学习的指导者和引路人，教师有能力也有责任对学生严加管教，直到学生积极主动地刻苦学习。中医理论教学强调在教师的指导下学习经典，没有经典做基础，是学不好中医的。

3.要素主义哲学的影响

要素主义哲学产生于20世纪30年代，主要代表人物是巴格莱（William Chandler Bagley）等。该学派强调人类文化的"共同要素"，认为在人类文化遗产中存在着永恒不变的、共同的和超时空的要素，它们是种族文化和民族文化的基础。

要素主义哲学倡导"社会进化论"，强调个人对社会的遵从、责任和义务。要素主义哲学主张将人类文化中的"共同要素"作为学校课程的内容，在课程组织与编排上，主张恢复各门学科的自身逻辑，严格按照系统编写教材。在教学方面，强调教学是一个训练智慧的过程，强调教师在教学中的核心地位，学生必须努力和专心。就中医课程设置而言，要处理好中西医课程的比例，以"中"为主，以"西"为辅。

4.后现代主义哲学的影响

后现代主义哲学产生于20世纪后，主要代表人物为美国哲学家伊哈布·哈桑（Ihab Hassan）等。从20世纪70年代开始，美国出现了许多后现代课程与教学理论学派，如概念重建主义、多元文化主义、后结构主义、解构主义、开放性后现代主义等。

威廉姆·E·多尔（W.E.Doll）的开放性后现代主义哲学强调开放性、复杂性和变革性，它指出，封闭性、简单性和累积性是现代主义课程与教学的主要特征。后现代主义不再追求课程与教学内容绝对客观和稳定不变，而强调其开放、变革、情境和价值。其强调教学是师生共同参与探究知识的过程，教师是"平等中的首席"，在课程与教学评价方面应尊重价值多元化，要关注学生自我意识和创造性。

现代中医教学除了传承和发展中医师承教育外，更多地吸收和借鉴了西医学和现代教育思想与模式，院校教育与师承教育相结合是中医教学改革的方向。

（二）哲学理论对中医教学论学科形态的影响

1.提供思维范式

哲学的思维方式主要分为已成论思维方式和生成论思维方式。通常把追问"是什么"称为已成论思维方式，把追问"如何""怎样"称为生成论思维方式。在生成论思维方式中，一切都是生成的，都始终处于变化之中，不存在一个预定的本质。显然，课程建构的目标模式是已成论思维方式的产物，而课程建构的批判模式却有着生成论思维方式的影子。中医教学论是新兴学科，正处在形成和发展之中，更多的是用生成论思维建构学科体系。

2.提供方法论基础

方法是一个极为广泛的概念，一般是指人们为了解决理论、认知，以及实践和日常生活等特定任务或达到一定目的所采取的手段、途径和方式的总和。在哲学中，根据一定的标准方法，分为3种类型：①根据范围的大小和普适性，可分为个别方法、特殊方法和一般方法。②根据认知的阶段性，可分为感性方法和理性方法。③根据是否具有创新性，可分为怀疑法、直觉法、外推法、假说法和悖论法等。

3.提供逻辑框架

哲学是理念的体系，根据反映对象，可分为元哲学、类哲学和科哲学。与之相对应的教学论研究也分为元研究、类研究和科研究三个层次。

中医教学论的元研究主要针对本体和形态展开，探讨中医教学论从生成到演化的一系列问题。中医教学论的类研究主要表现在对中医教学论的种类与类型研究上。中医教学论的科研究是具体部门的研究，如中医课程目标研究、课程设置原则研究，以及教学目的、教学过程及教学方法研究等。

二、教学论基础

教学是一个实践过程，教学论研究的是教学的一般规律，它是从教学实践中总结、概括并上升为理论的科学体系，包括教学的本质、教学目的与任务、教学原则、教师与学生、课程设置与教材、教学方法与形式、教学环境、

中医教学论

教学评价与管理等。

　　教育学是以教育现象、教育问题为研究对象，归纳总结人类教育活动的理论与实践，探索教育活动产生和发展过程中遇到的实际问题，从而揭示一般规律的学科。从学科角度讲，教学论是教育学的分支学科，虽然已从教育学中分离出来成为独立学科，但与教育学却有着千丝万缕的联系，教育与教学相互包含，互为支撑，由此又衍生出不同的分支学科、领域和范畴，中医教学论便是其中之一。

　　（一）中医教学论从教学论中汲取营养

　　高等中医药院校的根本任务是培养高质量中医药人才，教学始终是中心工作。中医教学思想、原则、课程、教材、教法、教学评价及教师和学生等是中医教学工作的核心要素，中医教学质量体现着中医药高等教育和科学研究水平，直接影响中医药人才培养质量和中医药事业发展。可以说，从教学论中汲取营养，丰富中医教学思想与实践，是有助于中医教学论学科建设的。

　　（二）现代教学论为中医教学论提供理论支持

　　现代教学论的研究成果为中医药教育厘清了研究主题、研究方法和思维方式，使中医教学论这一新兴交叉学科能够更好地把握现实发展基础，促进学科发展。

　　现代教学论中的现代教学倡导生成性思维，这是一种反思性批判意识和自我理性探索未知世界的逻辑审视。现代教学蕴含着丰富的文化内涵和文化自觉，它倡导文化与价值的实现、人文与科学的有机结合，强调本体论，更接近教学的本质。中医药学产生于中华优秀传统文化，且一直受其滋养。中医药理论与中国人认识自然、生命与疾病等息息相关，并深深地打上文化与生活的烙印。中医即生活，中医即中国人的文化，中医与中国人融为一体。中医与中华文化的特点、现代教学论对文化的认知和理解，为中医教学论的学科发展提供了有力支撑。

　　现代教学理论的发展，促进了中医教学论的研究，使中医教学理论呈现出多样性和丰富性。现代教学实践要求在现代教学观的指导下，重新审视原有的概念范畴、体例架构和运行方式，以新的思路构建符合现代视域和未来需要、促进中医药发展的中医教学论理论架构。

　　现代教学论梳理了近百年来该学科从传统走向现代的发展历程，既有对古代、近代到现代教学理论与实践的历史审视，又有对新世纪教学论发展的反思。在此基础上确立的具有时代特征的中医教学论，阐述了现代教学观、现代课程观和现代学习观的概念和内涵，分析了现代教学技术的影响，探讨了中医教学论的研究范式，对其学科发展将产生积极而深远的影响。

三、中医学基础

中医教学论是以中医学为主要内容，研究中医教学方法和教学规律的科学体系。中医学是中医教学论的根与源，离开中医学，中医教学论就成为无本之木、无源之水。

（一）中医学是中医教学论的根与源

中医药是包括汉族和少数民族医药在内的我国各民族医药的统称，是具有悠久历史和独特理论及技术方法的医学体系。中医学是中华民族在长期医疗实践和中国传统文化背景下逐渐形成的。中医学对人体的生命活动和疾病变化规律进行了概括和总结，并在实践中不断验证，是中华民族智慧的结晶。中医学的理论与体系概括起来主要包括阴阳学说、五行学说、运气学说、藏象学说、经络学说，以及辨证论治、预防养生等。中医思维方法是中医学对人体生命、健康和疾病等问题的理性认识过程和方法的总和。中医思维包括司外揣内、取类比象、演绎推理等。因此可以说，中医学是中医教学论的根与源。

（二）中医思维培养是中医教学论的核心

学习中医学，中医思维是重点。什么是中医思维、中医思维的特点是什么、如何掌握中医思维、中医思维在临床上如何应用等，这是中医教学的重点内容。

中医学十分强调临床实践，中医思维就是在对中医理论和临床实践"做判断"（哲学）、"认知"（心理学）和"社会意义获得"（社会学）的过程中形成的。

中医思维集中体现在诊断、治则治法及预防等方面。中医学倡导"读经典、重始源、提悟性、悟妙道"，逐渐形成了重"道"、重直觉体悟、重整体、重和谐、重变易、重功能、重综合等思维特征，并逐渐形成了天人合一、阴阳互补、五行生克制化等思维模式，以及直觉思维、整体思维、取向思维、辩证思维、经验思维、顺势思维等。

培养中医思维要克服"弱化""西化"和"僵化"等倾向，在学思践悟中强化学生的中医思维培养，要从优化课程体系、夯实国学基础、强化经典学习、注重临证体验、改革教学方法、强化技能训练、重视基地建设和拓展课外实践等方面入手，探索中医思维培养的有效路径，不断提高人才培养质量。

总之，中医教学必须遵循"学经典、勤临床、跟名师、擅思悟、会总结"的人才培养规律，以"通人文、读经典、重临床、强能力"为目标，在"诵、解、别、明、彰"中领悟中医奥妙，把培养中医思维贯穿教学始终。

四、心理学基础

心理学是研究心理现象、揭示心理规律的科学，是研究人的基础学科之一。中医教学论与心理学之间存在着天然联系。杜威曾说过："心理学也许会常常遭到忽视，但它们不可能被排除出去。把它们从门里赶出去，它们又会从窗子爬进来。"

（一）心理学为中医教学论提供科学依据

历史表明，从古代到现代，课程与教学正在从哲学向心理学方向转化。在古代，课程与教学主要以哲学为根本。18世纪，裴斯泰洛齐（Pes-talozzi J.H.）首倡教育心理学化。19世纪，赫尔巴特及其弟子从理论和实践出发，将教学心理学化。到了20世纪，杜威等进一步将课程与教材心理学化。社会的发展和教育心理学的巨大进步，为课程与教学的心理学化提供了客观可能性。

心理学为"教"和"学"提供了实践依据，课程与教学实践只有遵循人的心理发展规律，才能更好地实现育人目标。可以说，心理学的发展为中医教学论的学科形成提供了科学依据。

（二）心理学流派对中医教学产生影响

1.行为主义心理学派的影响

行为主义心理学派以桑代克（Edward Lee Thorndike）、华生（Waston J.B.）和斯金纳（Skinner B.F）等为代表。行为主义心理学认为，学习是刺激与反应的联结，学习的产生由外部刺激引起，学习的保持是强化的结果，学习的过程是循序渐进和积少成多的过程，学习的结果是可观察和可测量的外显行为。

行为主义学派提出了程序教学的设想，主张按小步子的逻辑序列来安排课程和组织教学。行为主义心理学家认为，学习就是行为塑造和习惯养成，在教学目标上强调行为目标，强调基本技能训练，关注学生的行为变化；在教学内容方面，强调由简至繁的累积和单元教学，主张将学习内容分解成很小的单元，一步一步地使学生逐步掌握所学内容；在课程实施与教学方法上，主张采用多种教学媒体进行个别教学，提倡教学设计，加强程序教学、视听教学和网络教学等；在教学评价上，突出对学生的外显性行为进行评价，强调对行为目标达成度进行评价，注重行为结果而非认知过程。

2.认知心理学派的影响

认知心理学派以皮亚杰（Piagel J.）、布鲁纳（Bruner J.S.）、奥苏贝尔（Ausubel D.P.）等为代表，主要研究学生在学习过程中的心理活动，特别是学生的思维活动及方式等，探讨学生原有的认知结构及与知识结构的关系，以及认知策略与学习的关系等。认知心理学者认为，学习过程是学习者主动地用同化和顺应的方式去扩大原有认知结构的过程，并提出了"螺旋式"安排课程与教学内容的观点。认知心理学派强调教材要体现"结构"思想，并有一定的逻辑顺序，课程与教学设计要依据学生的认知规律。

3.人本主义心理学派的影响

人本主义心理学派以马斯洛（Maslow A.H）和罗杰斯（Rogers C.R）等为代表。人本主义心理学派认为，学习就是学习者自我选择、自我发现、自我创造、自我评价最终达到自我实现的过程，主张教学内容要尊重学生的意愿、情感、需要和价值观，为学生营造自由发挥和宽松的环境。

人本主义心理学对中医教学的影响主要表现在：一是教学设计要有助于学生主动学习，为学生营造和谐的学习气氛；二是中医教学要为学生提供有意义的材料，教学内容要与学生的生活需要、情感需求和质量发展紧密结合；三是课程设置和教学方式要考虑学生的主体地位，要尊重学生、爱护学生、帮助学生完成学习任务。

第五节 中医教学论学科展望

一个学科的形成和发展受内外因素的影响。随着时代的进步和中医药高等教育的发展，中医教学论学科建设也必然迎来快速发展。经过近70年的发展，中医药高等教育从无到有、从小到大，现已形成了专科、本科、硕士、博士及博士后等多层次人才培养模式，形成了较完善的中医药高等教育体系。

一、从国家政策看中医药教育学科建设

中医药教育改革和高质量中医药人才培养一直受到党和国家的高度重视，党的十八大以来，以习近平同志为核心的党中央出台了一系列支持中医药事业发展、推动中医药教育进步、促进中医药人才培养的政策和措施。

2019年10月中共中央 国务院出台了《关于促进中医药传承、创新、发展的意见》，指出要"强化中医思维培养，改革中医药院校教育，调整优化化学科专业结构，强化中医药专业主体地位，提高中医类专业经典课程比重，开展中医药经典能力等级考试，建立早跟师、早临床学习制度"。

2022年5月国务院办公厅印发的《"十四五"中医药发展战略规划纲要》指出，要"深化医教协同，建立以中医药课程为主线、先中后西的中医药类专业课程体系，优化专业设置、课程设置和教材组织，增加经典课程内容，强化中医思维培养，早跟师、早临床，建立中医师带徒制度，持续推进全国及基层名老中医药专家传承工作室建设"。

2023年4月，教育部会同国家发展改革委、工业和信息化部、财政部、人力资源和社会保障部等印发的《普通高等教育学科专业设置调整优化改革方案》强调，学科专业设置调整优化改革要面向世界科技前沿、面向经济主战场、面向国家重大需求、面向人民生命健康，要突出优势特色，以新工科、新医科、新农科、新文科建设为引领，形成一大批特色优势学科专业集群和高水平人才自主培养体系。

2023年5月，国家中医药管理局高水平中医药重点学科建设项目中，"中医药教育学"被列为交叉创新类重点培育学科建设项目，黑龙江中医药大学成为唯一建设单位。从学科交叉、融合创新出发，建设以"中医药教育学"为核心的学科群和学科体系，探索新兴学科发展方向和发展空间成为中医药教育学科建设发展的总趋势。

在党和国家的大力支持下，中医药教育学科呈现出蓬勃发展的态势。

二、从中医药教育学科建设看中医教学论发展

目前，中医药教育学的分支学科，如中医文化学、中医教育史、中医文化教育学等学科已逐渐成熟，中医课程论、中医学习论、中医德育论、中医教育管理学、中医教育社会学、中医教育技术学、中医教育心理学等学科正在酝酿之中。中医药教育研究的价值正被广泛认同，中医药教育相关研究成果日益丰富，并逐渐走向综合，中医药教育老中青三结合的学术队伍不断壮大，学术水平不断提高，中医药教育学学科雏形基本形成。

中医药教育学学科的建立得益于中医学和教育学的肥沃土壤，其发展将促进中医教学论的研究。中医教学是中医药高等教育的重要组成部分，中医教学论研究将不断探索中医药教育教学规律，建立符合新时代要求的中医教学体系，传承优良的中医教学方式，创新中医教学方法，建设具有中国特色的中医教学体系。

第二章　中医教学思想

中国文化厚重深长，多彩绚烂，是世界文化发展史的重要组成部分，而教育在其文化传承和发展过程中又是不可缺少的纽带。中医学作为中国古代科技文化的瑰宝，在其不断发展壮大的过程中，中医教育也逐渐完善起来。中医的教学思想根植于中国特有的社会文化、政治、经济的土壤中，随着古今历史的演进，形成了不同于其他民族的独特的教学思想体系，指导着历代中医教学实践，为中医学术的传承延续、为中医历代人才的薪火相传作出了重要贡献。

第一节　中医教学思想的缘起

中医教学缘起于中国古代教育的大历史。中国是世界文明重要发源地之一，中华民族是极其重视教育传承的民族，中国文化说到底就是一种以"育人"为宗旨的文化。在先秦诸子百家思想中，就已经蕴含了大量的"育人"理念与方法，尤其以"经世致用""内圣外王"为宗旨的儒家思想更是注重知识分子的教育和培养，无论是家庭教育还是社会教育，无论是礼教言传还是舞乐默化，处处都体现出先贤的教学思想和教学理念，如今我们所追求的理想教学模型，以人为本、以德育为先的教学理念，因材施教、有教无类的教学思想几乎都能在先贤那里找到理论与实践的雏形。

一、古圣先贤的教学思想

早在先秦时期，教学思想就已经萌芽。

1.孔子

先秦显学之首、儒家的至圣先师孔子是一位著名的教育家。孔子建立了以六经为核心的中国古典人文教育，以及由此所开启的儒学。司马迁在《史记·孔子世家》中对他有很高的评价："孔子以诗书礼乐教，弟子盖三千焉，身通六艺者七十有二人。""孔子布衣，传十余世，学者宗之。自天子王侯，中国言六艺者折中于夫子，可谓至圣矣！"孔子一生传道授业弟子三千，提出了"有教无类""因材施教"等科学教育理念，这对今天仍具有指导意义。孔子认为应该根据学生不同的特点和长处因材施教："中人以上，可以语上也；中人以下，不可以语上也"（《论语·雍也》）。在《论语》中，子路、子张、子贡、子夏等学生都曾向孔子"问政"，孔子也会根据每个学生不同的特点和个性进行解答，表现出对不同特质个体的针对性教育。孔子说"不愤不启，不悱不发"，是最早提到启发性教学原则的人，孔子的"学而不思则罔，思而不学则殆"则是强调学以致用，学致于行，知行合一。孔子的这些教育理念和教学方法，对于现代所追求的教育公平化、以学生为中心等都是有所启迪的。

2.墨子

作为先秦诸子显学一派，墨子的思想中也蕴含着丰富的教学理念。墨子在哲学上主张"兼爱""非攻""尚力""尚贤"，提出了培养"贤士"的教育标准，即"厚乎德行""辩乎言谈""博乎道术"，既要有高尚的道德品质，还要掌握一定的辩言能力和周密的逻辑思维能力。在道德培养上，墨子寄托于"天志""明鬼"，认为"顺天意者，兼相爱，交相利，必得赏"。"天子为善，天能赏之；天子为暴，天能罚之"，赋予鬼神一种善恶赏罚的功能来塑造道德品质。在知识获得方面，墨子是中国哲学"经验主义认识论"的开创者，对于认识的来源，墨子认为，它来源于感觉器官所感觉到的客观实际。他说："天下之所以察知有与无之道者，必以众之耳目之实，知有与无为仪者也。闻之见之，则必以为有；莫见莫闻，则必以为无。"对于知识的真理性，墨子提出了"三表法"，主要有"亲知""闻知"和"说之"三种途径。他说："言必有三表。何谓三表？有本之者，有原之者，有用之者。于何本之？上本之于古者圣王之事。于何原之？下原察百姓耳目之实。于何用之？废（发）以为刑政，观其中国家百姓人民之利。此所谓言有三表也。"他强调间接经验、直接经验与实际效果对检验认识真理性的决定性作用，强调从事生产实践的人在检验认识理性中的重要作用。这种思维对于中国古代经验技艺类教学具有重要意义，尤其对中医学这种经验医学来说，古代医家的间接经验、自己临床的直接经验以及医疗实际效果对于中医学传承来说都是重要的衡量标准，中医也正是由于这种经验技艺性，更加需要墨家的这种职业教学思想。

3. 孟子

作为儒家亚圣的孟子，发挥了孔子"仁"之一端，主张向内超越，提出"人性善"论，认为人人具有善根，是人之"良知良能"。这奠定了古代德育教育的理论基础，尤其对医家的品德塑造甚至是患者自身的品德修养，都提供了宝贵的思想资源。孟子强调，要想保持"善根"，就要做到"清心寡欲""求放心"，如此可以滋养人的"浩然正气"，养成高尚之道德，挖掘出自身"善"之本性。他认为人人皆可以为尧舜，这为中国人的道德修养提供了内驱力。孟子还提出理性认识的重要性，"耳目之官不思，而蔽于物。物交物，则引之而已矣。心之官则思，思则得之，不思则不得也"。这些思想对于发挥人的理性思维、达到对现象的深入认知、提升中医辨证能力都具有重要的指导意义。

孟子还注重人的心志修炼，孟子在"天道观"里提到："天将降大任于斯人也，必先苦其心志，劳其筋骨，饿其体肤，空乏其身，行拂乱其所为，所以动心忍性，曾益其所不能。"孟子认为，古之圣人之所以引领时代，就在于他们在天道的指引下，能够做到发奋图强、坚韧不拔、勇于面对困境。这对于医学从业者来说，更是需要锻炼的品质，否则就不会有历史上的葛洪、李时珍等历经千般困苦，最终成就一代大医的故事。医学教育除了知识传承外，也需要精神意志的磨炼。古代医家，不仅要不避风雨寒暑、山路艰险去出诊，还要有四处寻医寻药的探索精神。

4. 荀子

先秦儒家的另一位承继者荀子也提出过非常有价值的教学理念。荀子提出"天人相分"，认为天与人有不同的功能和职能，"人有气、有生、有知，亦且有义，故最为天下贵"（《荀子·王制》），天就是自然界。人有"以知"的能力，天有"可知"的基础，人通过发挥自己的主观能动性，可以达到"制天命而用之"的目的。这可能是自先秦以来最具英雄气概的观点了。人的主体地位在不可超越的天面前第一次凸显出来，人可以参天地造化，可以探索天地自然规律并为我所用。这对自先秦以来的"天命观"提出挑战。人可以突破天命限制，人化自然，人化社会，人通过教化可以具备改造天地自然的精神与能力，教育由此也成为极具价值的社会行为，教师成为值得尊敬的职业。

荀子更是阐发儒家尊师重道、重礼仪教化的传统。他说"天地者，生之本也；先祖者，类之本也；君师者，治之本也"（《荀子·礼论》）。社会要想达到"明分使群"的和谐状态，就要处于"礼制"的秩序中，每个人都要遵守"礼制"，"上事天，下事地，尊先祖而隆君师"（《荀子·礼论》）。这里教师与天地君亲并列，被赋予了极高的社会地位，是社会文明的参与者、决定者。荀子十分倡导尊师。他认为，"国将兴，必贵师而重傅；国将衰，必贱师而轻傅"。教师对于国家兴衰具有重要作用，因为"礼制"是国家之本，教师恰恰是传授礼制的关键："礼，所以正身也；师，所以正礼也，无礼，何以正身？无师，吾安知礼之为是也？"没有教师的言传身教，人的先天"恶性"就难以改变，社会就没有礼法。"人无师法，则隆性矣；有师法，则隆积矣"。社会的和谐发展需要以人的道德建设为本，而人的道德塑造又依赖教师的教导和指引，由此可以看出荀子十分隆礼重教。

5. 朱熹

宋元时期有一位大儒对教学思想进行了升华，这就是朱熹。他是一位学识渊博并且十分了解人的认知心理的思想家和教育家。他指出，教师不但要懂得知识，更要懂得传授知识的方式方法，这样才能更好地发挥教师传承礼制、发扬文明的作用，才能把文明的理念更好、更广泛地传播开来。

朱熹把人的学习分为"小学"和"大学"两个阶段，这两个阶段相互联系，相互促进。他认为，8～15岁是"小学"教育阶段，"小学"属于"语言文字学"，古代"小学"先教六书，故称"小学"。《大戴礼记·保傅篇》云："古者年八岁而出就外舍，学小艺焉，履小节焉。束发而就大学，学大艺焉，履大节焉。"8岁入"小学"，主要学习认字、算数、待人接物、洒扫等礼节和劳动。朱熹在《大学章句序》中云："人生八岁，则自王公以下，至于庶人之子弟，皆入小学，而教之以洒扫、应对、进退之节，礼、乐、射、御、书、数之文。"他说"小学"教学的任务是培养"圣贤坯璞"，认为每个孩子都可以成为圣贤，只要好好雕刻，都可以成才。若"蒙养弗端，长益浮靡"，如果小的时候没有教育好，长大就会做出违背纲常的事情。朱熹除了强调及早教育，还总结了很多适合儿童的教学方法。他强调小学教学要能激发兴趣，生动有趣，力求形象。他在经史子集及其他历史著作中采集了传统道德礼仪的教学资源，包括格言、训诫、故事、典故等，编成《小学》一书，作为儿童教育教材，广为流传。

二、中国古代对科技素质教育的重视

在中国古代教学思想中，科技素质是重要的组成部分，虽然传统文化中有"重道轻器"的提法，但是科技的发展仍然是推动社会进步不可或缺的动力，尤其医药学的发展，更是科技教育的重中之重。中医学从理论到临床，带有"道术并重"的学科特色。在"道"的层面，中医是"国医"，是中华优秀传统文化的先锋，体现了中国人独特的思维特点和自然观念，传承中医就是传承优秀传统文化；在"术"的层面，中医学是建立在各门科技基础上针对身体和生命的技术操作系统，具有极高的经验技术性，需要较高的操作水平，而这种经验性科学的教学和传承也是古代教学理念在科技上的具体体现，既反映出中国古代教育的一般性，又带有自身的独特性。

中医的教学和传承根植于中国教育的土壤之中，它汲取了中国古代教育思想的养分，借鉴中国传统教育的理论和方法，并结合中医学的自身特点和发展需要，逐渐走出了一条独具特色而又行之有效的"育人"之路，为保证中医学的千年传承和创新发展，为培养德艺双馨、道术兼备的中医人才提供了重要保障。

第二节　古代的中医教学思想

中医学起自上古，源远流长，是中华民族繁衍生息的重要保障。中医学又是一门实践性、经验性极强的学科，其实践性决定了其传播，其经验性影响了其传承。古代医者以各种方式传承着古老的中医技艺，总结了科学有效的中医教学方法，这些宝贵的经验对于今天的中医教学仍有极大的启发和借鉴意义。

中国文化十分重视育人。《周易·贲卦》的象辞云："刚柔交错，天文也；文明以止，人文也。观乎天文，以察时变；观乎人文，以化成天下。"人文化成即是"文化"，与"武力"相对，就是以人文道德来育化人，使人走向文明，摆脱野蛮愚昧。中医学是中国传统文化中的一颗璀璨明珠，其以特殊的学科体系承载着重要的教学功能。中医教学思想一方面展现着中国传统文化的风采，一方面体现出自身的独特之处。中医教学在教学理念、教学方式方法等方面都积累了大量有效经验，走出了一条切实可行的道路，成为中医学几千年传承的纽带，同时也为中医学向周边国家辐射传播提供了条件。

一、古代中医教学的核心思想

（一）人命至重的理念

药王孙思邈将其医著命名为《千金方》的初衷，就是基于对于生命的敬畏。他在《备急千金要方·序》中说："人命至重，有贵千金，一方济之，德逾于此。"他在《备急千金要方·治病略例》中又云："二仪之内，阴阳之中，惟人最贵。"孙思邈将"贵人"作为从事医疗实践的指导理念，将敬畏人的生命贯穿于整个医学实践之中。这是中国古代医家最为重视的医学传承理念，没有对人生命的重视，医术再高也不可取。历史上无论是师承还是官学，都十分重视这种理念的传承。

这种敬畏生命的观念源于中国传统文化。在古代天、地、人的"三才观"中，人是处于核心地位的，人是整个宇宙的中心。段玉裁注《说文解字》"人"时曰："《礼运》曰：'人者，其天地之德，阴阳之交，鬼神之会，五行之秀气也。'又曰：'人者，天地之心也，五行之端也，食味别声被色而生者也。'"《尚书·泰誓》中也说："惟天地，万物父母；惟人，万物之灵。"都将人看作天地之心、万物之长。《荀子·王制》篇中说："水火有气而无生，草本有生而无知，禽兽有知而无义，人有气、有生、有知，亦且有义，故最为天下贵也。"可以说，中国传统文化的土壤中一直孕育着人为最贵的核心理念，这也影响了像医学这样的"以人为本"的实践体系，并且成为中医教学思想的核心思想。

医学注重对人生命的尊重，中国古代的医学教育和传承将尊重人的生命作为最基本的理念。《素问·宝命全形论》说："黄帝问曰：天覆地载，万物悉备，莫贵于人。人以天地之气生，四时之法成，君王众庶，尽欲全形，形之疾病，莫知其情，留淫日深，著于骨髓，心私虑之，余欲针除其疾病，为之奈何？"这表明天地间最为贵重的是生命，医学就是为最贵重的生命解除病痛的学术。

道家的重生贵身思想也对医学家产生了重要影响。古代很多医家都是儒

中医教学论

道结合，道家思想和道家实践成为其医术的重要特点。"贵身"是老子的一个重要思想。他认为，人存于天地之间，与道、天、地并为域中四大。《老子·第二十五章》云："道大，天大，地大，人亦大。域中有四大，而人居其一焉。"道家重视生命，主张长生久视，潇洒自在，独与天地精神往来，释放身心。这对中医养生具有极其重要的意义。

医学史上的人物和事件也从不同角度折射出医学理念。早在《周礼·天官·冢宰》的《医师章》中就提道"疾医掌养万民之疾病……凡民之有疾病者，分而治之……"这里的"掌养万民之疾"就折射出周代的医学制度不单单服务于统治阶级，还涉及万民之疾，体现出周代重视保养万民的思想，对周代以后的医学教育产生了重要影响。

战国名医扁鹊的事迹充满了医者对生命的尊重和对患者的悲悯之心。扁鹊医术高超全面，上自老人，下至小儿，均可疗疾。从扁鹊为赵简子诊病、救治"尸厥"的虢国太子，可以看出扁鹊高尚的医德，即使是"已死"之人，他也绝不放弃。他治病活人、胆大心细、医德高尚的品格也言传身教地传授给他的学生们。

晋代葛洪、唐代孙思邈等医家都对生命十分尊重。到了宋代，理学兴盛，儒家的忠孝事亲观念备受重视，医学的地位有所提升，人们对医学的认识更加深刻。北宋著名政治家、文学家范仲淹，提出，"不为良相，则为良医"，从国家为政者的角度去谈医学。他认为，医学教育的目的是济世救人，而不是牟利或为官。他大力提倡正规的医学教育，以培养合格的医学人才。范仲淹曾在宋仁宗庆历三年（1043年）上奏建议："今京师生人百万，医者千数，率多道听，不经师授，其误伤人命者日日有之。""臣观《周礼》有医师掌医之政令，岁终考其医事，以制其禄。是先王以医事为大，著于典册。""选能讲说医书三五人为医师，于武成王庙讲说《素问》《难经》等文字，召京城习医生徒听学，并教脉候及修合药饵，其针灸亦别立科教授。经三年后，方可选试。高等者入翰林院，充学士祗应……所贵天下医道各有原流，不致枉人性命，所济甚广，为圣人美利之一也。"（《范文正公政府奏议·奏乞在京并诸道医学教授生徒》）从中可以看出，作为辅政者的范仲淹，他所提出的官办医学教育思想是相对于民间非正式、不系统的医学传承而言的，其教学体系设计之完善、医学考核之严格、课程内容之丰富都是民间传承所不具备的。这不仅让我们体会到范仲淹人命之重、医术不可不精的医学教育理念，也折射出古代官办医学教育的特点。

（二）医乃仁术的思想

儒医自古相通，儒家的伦理核心就是"仁"，而医学又是实践"仁"的重要方式，因此"医乃仁术""济世救民"就成为中医教学传承的又一重要理念。

"仁"是儒家学说的重要概念，也是中国古代人文思想的核心理念。"仁"的概念最先由孔子提出，并把它作为儒家最高的道德规范，由此构建出一套仁学体系。《论语》中多次提到"仁"。《论语·雍也》云："夫仁者，己欲立而立人，己欲达而达人。己所不欲，勿施于人。"《论语·颜渊》中也说："樊迟问仁。子曰：'爱人'。"儒家的"仁"就是围绕如何"爱人"展开的。它构建了整个社会人与人之间互助、互爱的道德体系，也包含了对个人道德修养的要求，从修身到齐家、从治国到平天下，"仁"都是主导的理念。

中国古代医家都秉承这种"仁学"理念，并将其贯穿于自己的医学实践之中。古代所谓"大医"不仅医术精湛，而且医德高尚。孙思邈在其《大医精诚》中就说"仁"为"医之本意"，并在其著作及行医过程中处处践行"仁"的思想。元代著名儿科医家曾世荣把自己的著作命名为《活幼心书》。明代裴一中在《言医》中也说："医何以仁术称？仁，即天之理、生之原，通物我于无间也。医以活人为心，视人之病，犹己之病。"清代医家吴达在《医学求是》中说："夫医为仁术，君子寄之以行其不忍之心。"夏良心在《重刻本草纲目·序》中说："夫医之为道，君子用之以卫生，而推之以济世，故称仁术。"清初三大名医之一的喻嘉言在《医门法律·问病论》中说："医，仁术也。仁人君子必笃于情。笃于情，则视人犹己，问其所苦，自无不到之处。"这里所谓的"视人犹己"就是医德素养。

此外，佛家的大慈恻隐、悲悯众生的情怀也对传统医德教育产生了很大影响。古代很多医家都有佛教背景，从他们的行医济世中往往可见其身上所体现出来的大医悲悯的情怀。儒家的"仁爱"思想是建立在"亲亲尊尊"的基础上的，而佛家所讲的爱却是无差等、无尊卑、无亲疏远近的，它赋予了医学更加深厚的人文底蕴。

医学所体现的仁心仁术是很多医家走上医学之路的重要动机。李东垣学医是出于救治母亲之病，朱丹溪学医是想治疗亲人和尊师之疾，朱丹溪说：

"士苟精一艺，以推及物之仁，虽不仕于时，犹仕也。"这与范仲淹的说法相呼应。

东汉医圣张仲景在其《伤寒杂病论》中提到的"上以疗君亲之疾，下以救贫贱之厄，中以保身长全，以养其生"就体现了他的仁爱思想。晋代葛洪也是满怀对苍生百姓的怜悯之心实践医学的。他在《抱朴子·对俗》中说："为道者当先立功德，审然否？"抱朴子答曰："有之……为道者以救人危使免祸，护人疾病，令不枉死，为上功也。"医学就是救人的，救护生命、保全苍生是为上功。唐代孙思邈被誉为"药王"，著名医家、道家。他深受佛教思想的影响，在《备急千金要方·大医精诚》中说道："凡大医治病，必当安神定志，无欲无求，先发大慈恻隐之心，誓愿普救含灵之苦。若有疾厄来求救者，不得问其贵贱贫富，长幼妍媸，怨亲善友，华夷愚智，普同一等，皆如至亲之想。亦不得瞻前顾后，自虑吉凶，护惜身命。见彼苦恼，若己有之，深心凄怆，勿避险巇、昼夜、寒暑、饥渴、疲劳，一心赴救，无作功夫形迹之心。如此可为苍生大医，反此则是含灵巨贼。"孙思邈认为，作为医者，除了有精湛的医术，还应具备高尚的医德，要能"普救含灵之苦""先发大慈恻隐之心"。

需要强调的是，中国古代的医学教育除重视医德仁术外，还特别反对庸医将医学当作牟利的手段，反对滥用贵重药。如孙思邈在《大医精诚》中说："医人不得恃己所长，专心经略财物。"《吴鞠通行医记》中说："良医处世，不矜名，不计利，此其立德也。"费伯雄在《医方论·序》中也提出："欲救人而学医则可，欲谋利而学医则不可。我若有疾，望医之救我者何如？我之父母妻子有疾，望医之相救者何如？易地以观，则利心自澹矣！利心澹则良心现，良心现斯畏心生。"这些医学理念对于当下的医学教育也极具现实意义。

二、古代中医教学的人才培养观

（一）人才培养目标——德才兼备、道术并精

中国传统文化中对于各类人才的培养都将"德育"摆在首位，强调德才兼备，以德为先。医学本身就是治病救人，所以医学对于从业者的道德要求极高。吴鞠通在《医医病书·医德论》中云："天下万事，莫不成于才，莫不

统于德。无才固不足以成德，无德以统才，则才为跋扈之才，实足以败，断无可成。有德者必有不忍人之心，不忍人之心油然而出，必力学诚求其所谓才者。医也，儒也，德为尚矣。"他把医之德才论述得相当清楚，德才兼备、以德为先是医学生培养的核心目标，无德之人即便有才也必将是跋扈之才，无法走得更远。没有不忍人之心、没有大慈恻隐之心是无法从事医学的。

这里的德不仅仅包括慈善仁爱之德，还包括作为医者应具备的专业素养，比如恒久专一的职业热情、严谨认真的治学态度，以及对弟子传道授业之责任。

首先，学医必须保持恒久专一的热情，这是学医的必备素养，不能朝三暮四。葛洪为求医道仙术而弃官，长途跋涉，远走他乡；唐慎微为求博览医书而以诊费交换患者家中藏书；朱丹溪为拜师而长立罗氏之门，最终打动罗知悌收徒；李时珍历时27年，走遍名山大川，最终著成《本草纲目》。

其次，学医要具备严谨认真的治学态度，不可草率粗心。孙思邈至晚年仍钻研医理而著成《千金翼方》。他在《备急千金要方·大医精诚》中说："夫大医之体，欲得澄神内视，望之俨然，宽裕汪汪，不皎不昧。省病诊疾，至意深心，详察形候，纤毫勿失，处判针药，无得参差。虽曰病宜速救，要须临事不惑，唯当审谛覃思，不得于性命之上，率尔自逞俊快，邀射名誉，甚不仁矣！夫为医之法，不得多语调笑，谈谑喧哗，道说是非，议论人物，炫耀声名，訾毁诸医，自矜己德，偶然治瘥一病，则昂头戴面，而有自许之貌，谓天下无双，此医人之膏肓也。"为医者要谨慎认真，不可傲慢草率。

最后，为医者要承担起传道授业、延续医学的责任，不仅自己要医术精湛，还要将医术传承下去。这种传承既包括亲自授徒，也包括著书立说。李濂所著的《医史》中记载了李东垣为传授医道，为弟子罗天益提供饮食起居，使其能够安心学医、潜心医术。"临终，平日所著书检勘卷帙，以类相从，列于几前，嘱谦父曰：'此书付汝，非为李明之、罗谦父，盖为天下后世，慎勿湮没，推而行之'"。(《医史·东垣老人传》)

道术并精是古代对中医从业者的要求，有术无道难以精深，有道无术纸上谈兵，道术兼备才是合格的医生。

无论是民间师授还是官办教育，都对医道十分重视。所谓"医道"指的就是中医的自然哲学思想体系和理论框架，即四大经典所奠定的医学观。中医学秉承"天人合一"、阴阳和合的自然观，强调道术并精，并不断创造出新的学说。如刘完素创立了病因病机理论，开创了寒凉一派。温补学派张景岳，著成《类经》一书，其医理之精，最终成为一代名医。

"医道"不仅仅是指医学观念和理论，还包括培养学生的中医思维。孙思邈在《大医精诚》中提出，学医者必须用心精微。他说："唯用心精微者，始可与言于兹矣。今以至精至微之事，求之于至粗至浅之思，岂不殆哉？"中医学以古代哲学为理论基础，具有与西方聚象思维不同的抽象思维，强调悟性和类比推理，注重整体观，强调天人、身心都是不可分割的整体。只有具备这些思维特质，才能更好地理解中医、发展中医。孙思邈在《千金翼方·序》中云："若夫医道之为言，实惟意也。固以神存心手之际，意析毫芒之里。当其情之所得，口不能言；数之所在，言不能谕。"叶天士在《临证指南医案·序》中说："夫医者意也，方者法也，神明其意于法之中，则存乎其人也。父子不相授受，师弟不能使巧也。"只有直觉体悟，才能把握中医之道。

（二）人才选拔标准——招生选材严格、重视医学基础

古代人才选拔不仅老师择徒十分严格，就是官办医学教育机构，招生也是有一定要求的。清代徐大椿在《医贯砭》中说："盖医者，人命所关，固至难极重之事，原不可令下愚之人为之也。"晋·杨泉《物理论》也说："夫医者，非仁爱不可托也，非聪明理达不可任也，非廉洁淳良不可信也。"民间师承也十分重视学生的资质，长桑君考察扁鹊十余年方传授其医术，朱丹溪久立罗门才被收为学生。宋代医学教育机构，要求年龄必须在15岁以上，还要有人作保才可以在太医局试听课程，1年后经考核合格才可补充为太医局正式学生。明清时期，更要求汉族人学医要六品以上同乡作保，并考察其品德、能力，经考核后方可升补为医学生。这种连保规定、试听制度和严格的考核都保证了医学人才的品行和基本素质，为其日后的医学造诣打下了坚实基础。

另外，古代招收医学生大多重视学生的医学背景，倾向从医学世家中选择学生。元代规定，医学生主要从在籍医户里选择，也会优先考虑开设药铺或世代行医的家庭。明清两代实行"医户"制度，医家大多世代承袭，医学生也大多有医学世家背景。这些政策对于成才是有帮助的。

三、古代中医教学的原则与方法

（一）教学原则

1. 理论与实践相结合原则

中医是经验医学，临床实践对中医教学来说十分重要。古代的中医教学，无论是民间传承还是官办教育都重视这一点。对于师承授受来说，师傅往往是在临床诊病的过程中向弟子传授医学知识和理论。官办教育也将实践教学作为重中之重，宋代太医局就为医学生发放"印历"，让医学生分别为律学、算学、艺学、武学等学生看病，并将诊断治疗方案写在"印历"中，评价考核时，以诊疗过程和诊疗效果进行判定，成绩优异的予以物质奖励。

2. 基础与专业并重原则

古代的中医教学将四大经典作为必修内容，强调基础理论与专业学习并重。比如唐代医学校各科共有的课程有"素问""甲乙经""脉经""本草经"等。朱丹溪在《格致余论·序》中说："非《素问》无以立论，非《本草》无以立方。"各科再分别设置相关专业课程，如针灸科还设有"黄帝针经""明堂脉诀"等课程，按摩科需学习伤科、按摩、整骨等。

3. 系统性原则

古代官办学校的一大优势就是教学的系统性、规范性和完整性。首先，在观念上不能只追随一家一派之论，而是以海纳百川的态度吸纳众多医学知识。清代大医徐大椿在其《医学源流论·涉猎医书误人论》中就曾批判片面涉猎医书而导致的庸医现象："人之死，误于医家者十之三，误于病家者十之三，误于旁人涉猎医书者亦十之三。盖医之为道，乃通天彻地之学，必全体明而后可以治一病。若全体不明，而偶得一知半解，举以试人，轻浅之病，或能得效；至于重大疑难之症，亦以一偏之见，妄议用药，一或有误，生死立判矣。间或偶然幸中，自以为如此大病犹能见功，益复自信，以后不拘何病，辄妄加议论。至杀人之后，犹以为病自不治，非我之过，于是终身害人而不悔矣……又有文人墨客及富贵之人，文理本优，偶尔检点医书，自以为已有心得，旁人因其平日稍有学问品望，倍加信从。而世之医人，因自己全无根柢，辨难反出其下，于是深加佩服。彼以为某乃名医，尚不如我，遂肆然为人治病，愈则为功，死则无罪。更有执一偏之见，恃其文理之长，更著书立说，贻害后世。此等之人，不可胜数。"

4. 循序渐进原则

古代中医教学十分重视循序渐进、循经守度，要求学生必须认真研读经典，明法度，知经典，之后方可进入临床。清代徐大椿在《慎疾刍言》中就提到循序渐进的重要性："学问之道，必由浅入深。从未有浅近不知，而专求怪僻者。况医法一误，必至伤生害命，尤不可不慎也。夫所谓浅近者，如伤风则防风、荆芥，感寒则苏叶、葱头，咳嗽则苏子、杏仁，伤食则山楂、神曲，伤暑则香薷、广藿，疟疾则柴胡汤加减，痢疾则黄芩汤加减，妇人则四物汤加减，小儿则异功散加减。此皆历圣相传之定法，千古不能易也。至于危险疑难之症，则非此等药所能愈，必博考群方，深明经络，实指此病何名，古人以何方主治，而随症加减。"徐大椿通过具体的案例阐述了学医要由浅入深的重要性。

（二）教学方法

古代中医教学积累了许多有效的方法，有的教学方法至今仍具有借鉴意义。

1. **实践教学法**

唐代孙思邈在《备急千金要方·大医精诚》中说"世有愚者，读方三年，便谓天下无病可治；及治病三年，乃知天下无方可用。故学者必须博极医源，精勤不倦，不得道听途说，而言医道已了，深自误哉。"中医的教学离不开临床实践，理论知识再扎实，到了临床，面对千变万化的病情往往也会束手无策。只有经常临床，才能更好地掌握所学的医理；只有理论与实践相结合，才能提高医学素养。

2. **直观教学法**

药王孙思邈最早创制了彩色针灸名堂图，十二经脉和奇经八脉分别以不同颜色展示，使人一目了然。历代本草著作，从《新修本草》开始使用药图，其他如脉象图、舌象图等也都十分直观。影响最大的直观教学法是宋代针灸医家王惟一创制的"天圣"针灸铜人。王惟一对古代医书中有关针灸穴位的记载详加考证，并总结前代医家的针灸治疗经验，于天圣四年著成《铜人腧穴针灸图经》一书，并设计铸造了两具与成年男子等身的针灸铜人，即天圣针灸铜人。这个针灸铜人外壳可拆卸，内藏脏器，体表刻有穴位，平时可供学习用，考试时用黄蜡封住体表，里面灌入水或水银，学生找到穴位后刺入，针拔即水出。这个创新性的针灸教学与考试用具，在宋金元时期一直作为国宝流传。

3.案例教学法

案例教学法是一种非常有效的教学方式。医案是医家临床诊疗个案的记录，是教学的有效资料。好的案例能够很好地展现医者的诊疗思路，促进后学者理论与实践相结合。早在西周时期就有关于医案的记载。《史记·扁鹊仓公列传》中记载的"诊籍"是现存最早的医案，共25个医案，涉及临床各科疾病10余类。案例教学传承的不仅仅是医家医术，还有严谨的医风、高尚的医德和医者的责任，是中医教学的宝贵财富。

四、古代中医教学的基本模式

（一）师承教育（含家传）

古代有文献记载的医学教育出现在周代，《周礼》中就记载了周代完善的医学教育制度，包括医学分科、各科人员设置、考核方式及病例记录等。然而周代的医学教育为官所方主掌，属于"学在官府"。春秋末期，奴隶社会逐渐解体，周朝统治者王权日渐衰落，使得原本在官府供职的人失去了原有的地位和工作，被迫游走四方。"天子失官，学在四夷"（《左传·昭公十七年》）。"学术下移"使得原本掌握在极少数"巫师"手中的知识开始向民间播散，使更多的人有了接受知识、接受教育的机会，于是产生了一个新的阶层——士。他们将古代传承下来的礼仪文化、科学技术、道德规范向更广泛的层面进行传播，促进了中华文化大发展。自此，私人教育及私人讲学开始普及，孔子可谓最早的私人教师。他30岁开始到各地游学，提出"有教无类"，打破了教育由贵族垄断的局面，普通百姓也可以受教育，也可以做官。此时中医教育从官府下移民间，出现了早期的师传授受模式。《史记·扁鹊仓公列传》中记载了扁鹊学医于客舍长桑君，学成后又游历各地，带徒行医救人无数，因救治虢国太子尸厥而被誉为神医。其后又有西汉淳于意拜公乘阳庆、公孙光为师的记载。由此可见，中医师承教育的兴起不会晚于春秋战国时期，现已成为中医传承发展的主要方式。

（二）学校教育

我国最早的官办学校出现在夏代。到了商周时期，又出现了"瞽宗""序""庠"等官办教育场所。《历代职官表·国子监表》记载，殷商时官办学校名"瞽宗"，周代不仅有中央官学"辟雍"，还分别在都城的南北东西四方建立了"成均""上庠""东序"和"瞽宗"地方官学，地方官学与中央官学构成"五学"。其中"辟雍"称"太学"，四郊之学和门闱之学并称"小学"，三者合称"国学"。

"庠序"都带有"广"字，字义与房屋有关，"序"的本义是指房屋东西墙。《尔雅·释官》曰："庠序，官也。"郑玄注曰："上庠，右学，大学也，在西郊。下庠，左学，小学也，在国中王宫之东。"庠士，即在学者，又称"秀才"。《孟子·滕文公上》云："设为庠序学校以教之，庠者，养也；校者，教也；序者，射也。夏曰校，殷曰序，周曰庠，学则三代共之。"《孟子·梁惠王上》又说："谨庠序之教，申之以孝悌之义，颁白者不负戴于道路矣。"这表明，"庠序"就是古代具备教育功能的官办学校，其教育的核心是培养学生孝悌尊亲等道德涵养，这也是中国古代教育重视德育的开端。

商周时期的学校教育只服务于贵族阶层，直到孔子才出现"私学"。战国时期由官方举办、私家主持的齐国的"稷下学宫"，是面向民间、官私并重的"大学"。它以学习儒家经典为主。随着社会的发展，古代还建有各类专科学校，培养各类实用型人才。例如汉代建有"鸿都门学"，类似艺术学校，宋元明清建有律学、算学、医学、武学、画学、阴阳学、书学、玄学、工艺学校、音乐学校等。这些学校为社会培养出大量的专门人才，促进了中国古代自然科学、文学艺术等事业的发展，使其在世界上占有举足轻重的地位。

官办的医学教育起源较早，早在周代就有完善的医事制度和医官考核，《周礼》有最早的食医、疾医、疡医、兽医的分科记载，还有专门主管医药政务的医师，并且有专门的医疗档案管理和完善的医生考核制度。虽然不确定当时是否有官办医学校，但是这些设置和制度都为未来的医学教育提供了有益的经验。

我国有明确史料记载的官办医学教育应该是在南北朝时期刘宋元嘉二十年（443年）。据《唐六典》卷十四记载："晋代以上手医子弟代习者，令助教部教之。""宋元嘉二十年，太医令秦承祖奏置医学，以广教授。至三十年省。"其后隋代设立了太医署，这是我国历史上有明确文献记载的最早的医学教育机构，也是世界医学史上最早的医学校。国内著名医史专家李经纬和程之范共同编著的《中国医学百科全书医学史》中这样描述隋唐时期的太医署："是一所制度比较健全、分科和分工明确的医学教育机构……是当时世界上规模最大也是最完备的医学校。"宋代设有"太医局"，专门负责医学教育，并且采纳了王安石三舍法的激励式教育策略，是医学教育史上的重要创举。元代设有医学提举司，负责医学教育事务。明清两代则由太医院兼管医学教育。

我国古代的医学教育对周边国家的医学教育产生了较大的影响。日本的奈良时期就开始模仿中国唐代的教育建制专设"典药寮"，其中设有按摩博士、针博士、医博士等，并效仿唐代京师药园的设置，设立"药学寮"，培养专门的高等药学人才。朝鲜新罗王朝也仿我国建制开设医学堂，并以《素问》《难经》《甲乙经》《本草经》等为教材教授医学生。

官办医学教育有其突出的优势。首先，办学条件较好，规模较大。唐代的太医署隶属太常寺，朝廷给予了很大的支持。在校师生多达300余人，主要分为医学部和药学部，医学部下又分设有医科、针科、按摩科、咒禁科四科，医科之下又细分为体疗、疮肿、少小、耳目口齿、角法。师资配备也很雄厚，其中医科设太医博士1人、助教1人，又设医师20人、医工100人，辅佐掌教医生。针科设针博士1人、针助教1人，又设针师10人、针工20人，以辅佐教学。按摩科设按摩博士1人，另设有按摩师4人、按摩工16人，以辅佐教学。咒禁科设咒禁博士1人，另设咒禁师、咒禁工各两人，以辅佐教学。宋元以后的官办医学校级别更高，与国子学同等，国家更加重视，分科也更细。宋代分为九科，元代分为十三科，显示出朝廷对官办医学教育的重视程度。

其次，教学体系更加系统、科学。在教学内容上，官办医学校将经典医籍作为教材，如《素问》《黄帝针经》《本草》《明堂经》《甲乙经》《脉经》等。《唐六典》云："诸医、针生，读《本草》者，即令识药形，而知药性；读《明堂》者，即令验图识其孔穴；读《脉诀》者，即令递相诊候，使知四时浮沉涩滑之状；读《素问》《黄帝针经》《甲乙》《脉经》，皆使精熟。博士月一试，太医令、丞季一试，太常丞年终总试，若业术过于见任官者，即听补替。其在学九年无成者，退从本色。"明确了各科基础课的设置、考核方式及结果。除公共基础课外，各科也有更精深的专业课教习。《唐六典》载："诸医生既读诸经，乃分业教习。"按摩博士需"掌教按摩生以消息导引之法，以除人八疾：一曰风，二曰寒，三曰暑，四曰湿，五曰饥，六曰饱，七曰劳，八曰逸。凡人肢节腑脏积而疾生，导而宣之，使内疾不留，外邪不入。若损伤折跌者，以法正之"。针博士需"掌教针生以经脉孔穴，使识浮沉涩滑之候，又以九针为补泻之法"。由此可见，官办医学校的课程设置更加全面，对医学生的素质提升十分有利。

第三，在教学和考核方面有严格的规定。学生有入学考试，学习期间有月考、季考、年考，限定最长9年必须完成学业，否则会黜退。此外考核十分严格，对于学习成绩特别突出者，可以重用，一般者可任各州医学博士。这样既保证了教学质量，又优选了人才，极大地促进了医学的发展。宋元时期，大致沿袭隋唐教育制度，但在具体细节方面有更多的创新发展。

官办医学教育也存在一些不足，比如招生对象有所限制，通常有品级规定，比如唐宋时期的医学教育机构主要招收士大夫子弟，唯有药学部可招收"庶民"子弟。元代和明代主要从在籍医户及开设药铺坐堂行医的子弟中招收。与民间传承不同的是，官办医学教育无法针对每个学生开展临床实践，但也逐渐增设了实践教学考核，如宋代太医局给学生发放"印历"，让医学生分别为算学、律学、武学等学生治病，开展临床实践考核，总体而言，临证实践的时长和深入程度都不及师承教育。

（三）"私淑"与"自学"

"私淑"一词最早见于《孟子》。《孟子·离娄下》云："予未得为孔子徒也，予私淑诸人也。"是说孟子未能亲炙于孔子门下，只是受业于子思，间接闻孔子之道，并受其影响，这就是"私淑"。中医学在发展过程中有不少医家采取的是"私淑"方式。如张从正私淑刘完素、张景岳私淑李东垣。私淑无论对教授者还是对学习者都有较高的要求，教授者必须是尊为师者，学习者也需是素质较高的儒生。

"自学"与私淑有许多相似之处，但也有区别。如朱丹溪早年自学过《内经》《难经》等医籍，后拜师罗知悌学医，其间又私淑刘完素、李东垣等医家。在我国医学史上，自学通医者不乏其人，如明代的李中梓、王肯堂，清代的徐大椿等都有自学的经历。中医学属经验医学，其观念和理论与传统哲学有诸多相通之处。古代医家从小接受的是儒学教育，具有一定的哲学基础。

加之儒学的伦理要求与医学的伦理追求高度一致，使得古代儒生对医学有着特殊的向往，故而自学中医者不乏其人，这也是中医极具生命力的原因之一。

无论是私淑还是自学，学习者本人的爱好与兴趣是最好的推动力，而兴趣和爱好是事业发展的重要基础。

第三节　近代的中医教学思想

1840年鸦片战争爆发后，中国进入了半殖民地半封建社会。尤其是近代以来，"西学东渐"，出现了中西医学并存的局面。一方面西医学的传入为中国社会带来了新的解决疾病的方法，另一方面，两种完全不同的医学体系，使中医学开始思考自己生存和发展的新路径，开始探索中医教育的新思路、新方法。

一、近代中医教学的核心思想

面对西医学的冲击，中医学界涌现出一大批捍卫中医、思考中医的仁人志士，他们在捍卫中医传统文化的同时，也没有抱残守缺，固守传统不变，而是秉承发展创新的思维，用新的视角探索中西医结合，为中医教育教学积累了大量经验，促进了中医学的发展。

（一）以孟河医派为代表的继承传统的中医教学思想

孟河医派历史悠久、传承绵延至今，为中医药事业培养了无数优秀人才。孟河是江苏武进地区近长江边上的一个小镇，孟河中医是江苏的一大医派，至清道光、咸丰、同治（1821—1874年）年间，孟河名医众多，渐成体系，仅百十户人家的孟河小镇就有十几家中药铺。孟河医派著名的医家主要有费、马、巢、丁四家，正如孟河名医丁甘仁在其《诊余集·序》中所说："吾吴医学之盛，甲于天下，而吾孟河名医之众，又冠于吴中。"其子丁仲英也说："吾乡多医家，利济之功，亘大江南北，世称孟河学派。"孟河医派在医学传承中积累了宝贵的教学经验。

孟河医派的教学思想有如下特点。首先是融会贯通，兼收并蓄，上承四大经典之宗，下传汉唐宋元各家之精华，撷取古今各家之长，自成一派。主张理论与临床相结合，既要遵守传统中医的理法方药原则，又要重视临证变通，不拘泥于规矩。其次强调以临证实用为宗旨，于实践中理解医学理论，注重理论的升华与总结，强调提高学生的理论知识和思辨能力。其三主张临证不拘一科，培养学生以全科为方向，各科相互渗透、相互促进。其四在教学方式上，主要以家传和师授为主，创办了不少学校，使得教育形式多样化、开放化，这些教育措施都使得孟河医派成为近代历史上影响较大、勇于开放创新的一大医派。

1.费伯雄

费伯雄（1810—1885年），孟河名医，号晋卿。其家族从明末清初费尚有以来已有六世医传。费氏少习举子业，善诗文琴棋书画，后专心于医学，终成一代大家。费氏曾两次受诏为皇家治病，治好了道光皇帝及太后之疾，被御赐匾额"是活国手"。其著作主要有《医醇賸义》《医方论》《费伯雄医案》等。《清史稿》称赞其"清末江南诸医，以伯雄为最"。

费伯雄就医学教育提出了很多有益的理念。他在《医醇賸义·序》中说："因思医学至今，芜杂已极……救正之法，惟有执简驭繁，明白指示，庶几后学一归醇正，不惑殊途。"他在《医方论·发凡》中说："是书专为初学者而设。"可见费氏十分重视医学传承。费氏还提倡读经典，学各家，博采众长。他提出："学医而不读《灵》《素》，则不明经络，无以知治病之由；不读《伤寒》《金匮》，无以知立方之法，而无从施治；不读金元四大家，则无以通补泻温凉之用，而不知变化。"他还说："所谓四大家者，乃张子和、刘完素、李东垣、朱丹溪也。就四家而论，张、刘两家，善攻善散，即邪去正安之义。但用药太峻，虽有独到处，亦未免有偏胜处。学者用其长而化其偏，斯为得之。李、朱两家，一补阳，一补阴，即正盛则邪退之义。各有灼见，卓然成家。"他主张兼收并蓄，潜心分析各家之长短，反对只执一偏，顽固拘泥，主张求同存异，兼取各家之长。费氏主张"师古人之意而不执古人之方，乃为善学古人"。他在《医醇賸义》中倡导"巧不离乎规矩，而实不泥乎规矩"的辨治原则，治疗各科疾病，要先随证列出自制方，之后再附古代成方，使后学者在古今比较中领悟随证化裁变通之机括。费氏还主张通读古书，悉心评论，于评论中启发后学者的临证思维。他的《医方论》对古代方书中的方剂和药物加以评论，以启发后学理解方剂的立意主旨，理解其临证变通之奥妙，不至于见病用方呆板套用。

费伯雄还是一位医德高尚的医家，作为一名医生，他有自己明确的道德观和价值观。他谆谆教导后学，一定要对医学有敬畏之心，不可有营私牟利、害人性命之心。他说："欲救人学医则可，欲谋利学医则不可。"他还说："我若有疾，望医之救我者何如？我之父母妻子有疾，望医之相救者何如？易地以观，则利心淡而良心现，良心现斯畏心生，平时读书必且研以小心也；临症施治不敢掉以轻心也……故曰医虽小道，而所系甚重，略一举手，人之生死因之，可不儆惧哉！"可见医德品格对于学医者来说是多么重要。

2.马培之

马培之（1820—1903年），名文植，晚号退叟，出生于世医之家，孟河医派代表人物，明代就有祖辈做太医院院判。祖父马省三医术精湛，在清朝嘉庆、道光年间盛极一时，擅长外科。马培之父亲早逝，故自幼跟随祖父学医临证，尽得其学，后又旁涉王氏、费氏之学，融会贯通，终成一代名医。1880年即光绪六年，马培之应诏进京为西太后疗疾，很受赏识，御赐匾额"福""务存精要"，自此医名更盛。马氏著作主要有《外科传薪集》《马评外科证治全生集》《纪恩录》《务存精要》《马氏经验方》等。

马氏临证数十年，经验丰富，医道高深，善治各科疾病，尤精外科。马氏还是一位医学教育家，一生收弟子众多，桃李满天下，丁甘仁等名医均拜师其门下。在中医教学方面他颇具心得，十分重视临证变通，反对抱残守缺，师古不化，强调辨证论治。

首先，他十分重视学生的医学基础知识培养，外科疾病虽然显象于外，但中医自古就提出"治外本于诸内"，外证必根于内。马氏也明确说："凡业疡科者，必须先究内科。"在教学中，马氏尤重阐发轩岐，遵奉《内》《难》，认为这是从医者的根本。他特别提出："外科不能不读《灵枢》《素问》。"还说："汉唐以来，诸名家著述俱在，辨病体、论治法，以及立方用药，要皆敬慎其事，务求精切。"他对于后世阐发《内经》的各家也十分赞赏，认为"张、刘、李、朱四家，尤不可不研究"，他们的建树都是建立在扎实精深的中医理论基础之上的。

其次，马氏外科临证还体现在注重整体和局部辨证，强调内在病机与外在显症之间的联系。外科疮疡虽在局部小处，然而其病机却在身体内部，临证时除要观察疮疡的局部特征，更要考虑患者的个体因素以及家庭、环境、性格、情志、水土等因素，考虑疮疡所在脏腑、经络的特点。他认为气候对外科疾病的发生会产生影响，不可不察。他指出："夏秋所患皮白诸症，属热者多……大暑至白露，太阴湿土司令，客气虽属寒水，然有伏热，一二日后，寒亦化热。当时治法，均以凉剂而效，投温药者，十无一消，此岁运之热证也。"

其三，马氏十分重视实践技能培养，认为这是医家必备的素质。马氏认为，"刀针有当用、有不当用、有不能不用之别，如谓一概禁止，非正治也。"如外科疮疡脓成七分时即可用刀针，若皮白而脓肿在筋骨间，则一定要慎重用针，早刺反泄其气，脓亦难出，必胀至肌肉之处上，方可用针。对于外科经验方的应用，马氏也颇有心得，他在《马评外科证治全生集》中对清代外科医家王维德的用药经验，评注多达110余处，主要涉及临床用药、君臣佐使、升降浮沉、药物炮制等内容。

（二）以唐宗海、朱沛文等为代表的衷中参西的中医教学思想

唐宗海、朱沛文等是近代著名中西医汇通派的代表，他们除临证外，主要是通过刊行医书、发表文章等开展中西医汇通活动。

1.唐宗海

唐宗海（1845—1897年），字容川，四川彭县人，自幼聪颖，16岁中秀才，1885年中举人，1889年中进士，授礼部主事。在儒学方面造诣颇深，学医始于亲人有疾，先是其父患血证6年而卒，其妻子后患血证，经其治而愈，由此医名始盛。1888年曾入沪，与沪上名医交谊深厚，1889年中进士后入京供职，其医名开始传扬京城。其著作主要有《血证论》《中西汇通医书五种》《易医通论》《易医评解》等。

唐宗海在《中西汇通·医经精义·叙》中说："方今四海为家，五洲同轨，自鸿荒以至今日，天地开辟于斯为盛。举凡三才之所有，百族之所宜，上可损益乎古今，下可参酌乎中外，使善无不备，美无不臻。"意思是说，在中西知识汇聚之时代，中医学的发展可以采取损益古今、参乎中外的方针，可见其教育思想是比较开放的。

唐宗海在对待古今的态度上相对较保守，属于"厚古薄今"，主张正本清源，反对后世支流庞杂的随意阐发及清代繁琐的考据训诂胡乱解释。在医学教育上，他主张以《内经》《难经》《伤寒杂病论》为中医根本之学，著有《伤寒论浅注补正》《金匮要略浅注补正》等，主张学习经典应尽量避免繁琐考据，使后学无所适从，难以理解，主张应以通俗易懂为教学原则。在注解经典时，唐宗海又适当引入西医知识进行阐发，如对"三焦"的解释："盖三焦是内油膜，透出为瘦肉外皮毛之膜油，其瘦肉肥肉交界处夹缝中有纹理，名曰腠理，为营卫气出入之路径。"这是明显采用西医之说来印证中医之理，虽稍显牵强，但比较容易理解。对于脏腑经络学说，唐宗海也引入西医解剖形态图谱进行解释。这些做法对于近代继承传统中医学、促进中医学在中西医汇通时代进一步发展起到了积极的作用。

唐宗海受西方实证科学思维的影响，认为中医教育也要力求实证，有据可循、有形可证才能更好地传承中医学。他说："是书议论多由心得，然其发明处，要皆事实，实理有凭有验，或从古圣，或从西法参得，信而有征之说，并非杜撰可比。"他认为，中医古代也是有试验的，也是可以实证的知识体系。他说："中国神农尝药，即试验也，历数圣人之审定，盖已详矣"（《本草问答》）。这些思想对于中医学的传承具有一定的积极意义。

2. 朱沛文

朱沛文，清代医家，字少廉，又字绍溪，广东南海（今佛山）县人，近代中西医汇通派四大家之一。朱沛文世代为医。他自幼随父亲学医，临证20余年，著有《华洋脏象约纂》等书。他曾亲阅西洋医书10余种，并亲验脏腑形态，对西医解剖学知识尤为详尽，主张中西医汇通，提出"通其可通，而并存其异"。他说自己的著作《华洋脏象约纂》仅是"杂录华洋脏腑官骸体用异同之说"，至于"参互考订以绳其谬，芟削修饰以正其非"，就需要后学继续进行探索。朱沛文在其《华洋脏象约纂》的"读书门径"中还对后学者提出了循序渐进、由初级到高级的渐次学习路径。他所说的初级课程为"先读汪选《内经》以探其源，次读《医宗金鉴》以详证治，考本草则读《本草从新》，审脉理则读《濒湖脉学》"。之后再进入高级课程的研习，比如读《内》《难》原文、研习临证各科医书等。由此可以看出，朱沛文对于中医教学颇有心得，从学生角度提出学习的方法和路径，是中医教学思想史上的有益探索。

朱沛文认为中西各有其长，也各有其短。他说："大约中华儒者，精于穷理，而拙于格物，西洋智士，长于格物，而短于穷理。华医未悉脏腑之形状，而但测脏腑之营运，故信理太过，而或涉于虚……洋医但据剖验脏腑之形状，未尽达生人脏腑运用，故逐物太过，而或流于固。"他主张中西医互通有无，互相借鉴。"夫理非物则无所丽，穷理贵求其实。物无理则无为宰，格物贵彻其源"。意思是让学习者在掌握中医脏腑功能的基础上，适当了解西医学的人体结构形态，以弥补自身"务虚"的不足。他在《华洋脏象约纂》一书中附有大量脏腑藏象的图谱供学习研究，全书图谱达110余幅，不仅包括西医脏腑形态图谱，还汇集了历代中医藏象图谱，如《脏腑指掌图》《经穴指掌图》等，借以阐发其中西医汇通的教学思想。

（三）以张山雷为代表的中医科学化的教学思想

张山雷（1873—1934年），原名寿祥，字颐征，又字山雷，江苏嘉定人。幼学儒术，19岁考中诸生（秀才）。因母亲患病，旁涉医书，求学于当地名医俞德孚、侯春林等，后医名渐盛。1902年张山雷正式拜黄墙朱阆仙为师，进一步在医学道路上深造。朱氏医学五代相传，以外科见长，张氏从朱氏学医十余年，尽地其传。

张山雷在中医教育方面最为突出的贡献就是兴办中医学校，发展中医学校教育，为近代中医教育的发展作出了重要贡献。张山雷鉴于西方文化和西方医学在我国的影响日益扩大，认为中医的地位要巩固就必须重视教育，除民间传承这种教育方式之外，更应该重视学校教育。于是他以培养合格的中医人才为宗旨，协助其师朱阆仙，于1914年创办了"黄墙朱氏私立中国医药学校"，并亲自拟定课程方案，编写教材。张山雷先后办学19年，授业学生达几百人，是我国近代著名的中医教育家。

张山雷在课程设置上提出要重视中医基础课，增加中医临床课，吸收西医学的内容。学校除开设脉理学、方剂学、药物学等课程外，增设了内、外、妇、儿等临床课程，还教授西医的生理学、解剖学等知识。针对流行性疾病，他增设了白喉、花柳病等实战课，体现了他重视社会实践、重视临床应用等教学思想。张氏所编纂的《脉学正义》《本草正义》《医学蒙求》等教材为日后中医药教材的编写提供了借鉴。

张山雷十分重视临床经验的积累，他的《中风斠诠》《小儿药证直诀笺正》《沈氏女科辑要笺正》等都体现了他的教育思想和临证经验。他的学生曹祖培在《中风斠诠》后序中提出："医之为学有二要矣，曰理论，曰经验。理论者，所以探讨病机之原委；经验者，所以昭示用药之准绳。有治验而理论不足以证之，则本末未详……有理论而治验不足以证之，则空言无用。"张山雷还开设医案类课程，他说："医书论证，但纪其常，而兼证之纷淆，病源之递嬗，则万不能条分缕析，反致杂乱无章。"他认为医案是弥补这一不足的重要方式："惟医案则恒随见证为迁移，活泼无方，具有应变不穷之妙用……所以多读医案，绝胜于随侍名医，直不啻聚集古今无限良医而相与晤对一堂，以上下其议论，何快如之。"

二、近代中医教学的人才培养观

随着西医学的传入和冲击，如何正确对待西医学、如何培养出适应时代环境的中医人才成为这一时期中医教育的主题。

（一）人才培养理念——"医学救国""医学强国"

近代十分重视医学人才培养，甚至将医学作为救国强国的一项事业。清朝中医学家、中医教育家、维新派人士陈虬认为，医学教育是强种保国的事业，他的著作《保种首当学医论》明确指出，医学人才培养是强国保种的事业，并提出"医学救国论"。他创办了近代第一所中医学校"利济医学堂"，培养了大量医学人才。清末维新派代表人物、改良主义者郑观应不仅提出了实业救国的主张，对医学教育也十分重视，明确提出："学校者，人才之所由出；人才者，国势之所由强，故泰西之强，强于学，非强于人。"认为医学为实学之一。

（二）人才培养目标和要求——"体用兼备""衷中参西"

早在明朝万历年间，意大利传教士利玛窦等就来到中国，"在中国传播基督教教义的同时，也与中国的士大夫合作，译述了大量的西学著述，将西方科技文化传入中国"。从此近代中医学进入中西医交汇时期，中医人才培养有了新的目标和要求。东西方两种文化的交汇碰撞，使得"中学为体、西学为用"渐渐成为中医教育家们的共识，在编写教材和实施教学计划时，都会考虑中西医学设置问题。近代京师大学堂第一任管学大臣孙家鼐在其《议复开办京师大学堂折》中曾说："应以中学为主，西学为辅；中学为体，西学为用；中学有未备者，以西学补之；中学有失传者，以西学还之。以中学包罗西学，不能以西学凌驾中学，此是立学宗旨。"强调在中医教学中要处处体现"衷中参西"。尤其经历了"中医存废之争"后，中医界空前团结，努力探索中医传承的新方向和新目标，包括中西医汇通派和主张中医科学化的一大批中医人士都清晰地认识到中西医汇通的重要性和必要性。

最早倡导中西医汇通的是明末的方以智，至晚清和民国时期，又涌现出一大批中西医汇通医家，如唐宗海、朱沛文、张锡纯、恽铁樵等。有资料显示，民国时期，中医药期刊上发表的医学文章有近3000篇，都比较中肯地分析了中西医的优劣长短，主张互通互补。如近代医家许半龙在其《中西医之比较观》一文中说："客观分析中西医各自的优长和不足，互补互通，进而发展成'新中医'。"中西医汇通派恽铁樵认为，"中医而有演进之价值，必能吸收西医之长，与之化合"；"中西医化合是必然的趋势"。尤其在学校教育中，从培养目标、课程设置到教材编写都体现了"体用兼备""衷中参西"的思想。

三、近代中医教学的理念与方式

（一）重视继承和整理传统医学

从鸦片战争到19世纪60年代，虽然外国传教士已经来华进行医事活动，但是这一时期对于传统中医教学的影响还不是很大，中医教学大多按照传统的教育模式展开。即使到了中西医汇通时期和中医科学化阶段，中医界对于传统学术的继承也是非常重视的，尤其对于古典医籍的注释和研究、对于四大经典的阐发都是中医教学的重点。

在中医学术的继承发展方面，近代著名医家群体进行了大量卓有成效的探索，留下了一大批理论和经验俱佳的中医著作，为后世中医发展提供了宝贵的财富。

他们综合各家所长，结合实践，指导教学。费伯雄说："吾愿世之学者，于各家异处，以求其同，则辨证施治，悉化成心，要归一是矣"。这既体现了对经典的重视，也提出了对待各家学术的态度。同时他主张学习中医应该理论与实践相结合，不可拘泥于书本，要从实践中探索真知。马培之在其外科实践中说："用药非精熟《灵》《素》，按脉辨证，平章阴阳，无以应手辄效。"

（二）衷中参西互通有无

随着西方文化和科技的传入，中国人开始向西方学习先进的科技文明，曾国藩、李鸿章等洋务派主张"师夷长技以制夷"，他们在"中学为体、西学为用"的思想指导下，为了适应军事和外交上的需要，积极引进西方科技壮大自己。他们十分重视教育，认为教育是培养未来人才的主要途径，相继创办了洋务学堂达25所之多，涉及船政、武备、西医、矿物、工程、机械、翻译等众多领域，比较著名的有天津中西学堂、上海南洋学堂等，为近代培养了大批西学人才。另外，中国传统教育也出现了新气象，上海的格致书院等都是传统书院，但也引入西学内容，表明近代教育体制在潜移默化地改变着。这在一定程度上扭转了"重道轻器"的不足，增加了科技的比重，促进了近代国力的增长。尤其是医学这种"技艺"之学，在西医学的冲击之下，迎来了中西医汇通的新时代。

近代中医教育与古代官办教育为主体不同，出现了大量的民间中医学校，产生了很多有价值的教学思想，传统意义上的师徒传承也发生了一些演变。由于社会文化交流的扩大，中医学的社会普及教育也迎来了新局面。近代中医教育在整个中医教育史上处于承上启下的地位，既有对传统中医教育经验的继承，又有卓有成效的探索和实践，为新中国成立后的现当代中医教育打下了坚实基础。

四、近代中医教学的基本模式

（一）学校教育的新模式

1906年，清政府正式废止科举制，在教育体制上步入了一个新时代。近代启蒙思想家和先进人士都将教育看成救亡图存的重要途径，十分重视人才培养，积极建立各类学校，进行各种演讲，成立研究会，创建图书馆。以中医教育为例，从1901~1911年，各地举办的中医学校、讲习所、学堂就多达10余所，成立了20多个学术团体，自清代《吴医汇讲》开启中医期刊形式之后，近代学术期刊的创办更是多达10余种，促进了中医学的发展。民国时期在教育及思想文化方面的重大变革就是使民主、共和思想深入人心。1913年"壬子学制""癸丑学制"等新学制颁布，展现了蔡元培等近代教育家培养德智体美全面发展的人才观。

1919年"五四运动"爆发。"五四运动"高举"科学""民主"两大旗帜，主张德先生与赛先生，促进了民众思想的解放。与此同时，马克思、恩格斯、列宁的思想传入中国，唯物主义思想为革命者指明了方向，为中国近代社会找到了出路。1921年中国共产党诞生，毛泽东主席鼓励青年人与工农相结合，建立民族的、大众的和科学的文化，这对近代教育体制产生了影响。

近代中医的学校教育也展现出一些新的特点，在教育体制上借鉴和吸收西方模式，教学内容上增加了西医学内容，采用中西医汇通的方式进行教学。

1931年南京政府创建了"中央国医馆"，组织一批中医学者成立了中央国医馆学术整理委员会，成员有施今墨、陆渊雷、时逸人、隋翰英、郭受天、谢利恒、裘吉生、杨伯雄、张山雷、周伟呈等12人。1933年《中央国医馆整理国医药学术标准大纲》颁布，之后又发布了《统一病名建议书》。这些标准的制定力图以西医学的知识体系领中医学，对中医的课程设置、学科分类及教材编写都产生了一定影响。比如中医学的学科分类，也仿照西医学的学术体系分为基础学科和应用学科。基础学科列有解剖生理学、病理学、卫生学、诊断学等；应用学科分为内、外、妇、儿、针灸、正骨、按摩、法医等，教学内容中西医学兼顾。

1933～1936年，国民政府相继颁布了《中医条例》，设立了"中医委员会"。1937年国民政府通过了《中医教育规程》，正式将中医教育纳入全国教育系统，1938年颁布了《中医学校通则》等政策法令。

（二）师承教育的发展

据统计，近代以来，各省市著名的医生中师承的比例相当高，尤其是江浙一带，师承授受仍是中医教育的主要方式。《中国医学百科全书·医学史》中记载的近代50位著名医家中，有师承背景的就有32位。这一时期的师承教育呈现出一些新的特点。

首先，随着西方文化的传入和世界文明的交融，师承教育的规模有所扩大。如近代孟河医派名医丁甘仁定居上海后，名扬天下，其门人、弟子一度多达数百人，且遍布全国各地。晚清名医柳宝诒，悬壶京师，门下弟子达100余人。苏州名医李畴人，传授弟子多达百人。1930年他还组织门人成立了"义致社"，旨在传播医术，整理古籍，钻研医学理论。近代名医学派林立，名家遍布，与这种规模化的师承方式不无关系，极大地促进了中医理论的发展和医术的传承。

其次，对于门户之见、秘术不外传等传统观念，近代医家也有一定突破。博采众家之长，不拘一门之术，学术交流和传承的封闭性逐步被打开。如孟河名医丁甘仁的师承背景就很特殊，除家承医术外，还辗转学医于马文植门下，另私淑费伯雄医术，可以说汲取了众家之长。而马氏家族中也有人学医于丁氏门下。可见这一时期的师承教育已打破门户之见，呈现出开放包容、多元互动的特点，促进了中医学的传承。

第三，中医教育呈现出多种教育形式相互补充的多样化发展趋势，学校教育、师承教育互为补充。如近代名医江育人、朱良春毕业于上海中国医学院，后又师从沪上名医徐小圃和章次公。这种教育形式对于培养知识全面、眼界开阔、融会贯通的中医人才起到了积极的推动作用。

第四节　当代的中医教学思想

中华人民共和国成立后，中医教育进入了新的历史时期，创办中医院校、开展中医进修教育、促进师承教育发展等，使中医教育得到了空前发展。

一、当代中医教学的核心思想

中华人民共和国成立后，党和国家十分重视中医药发展，相继制定了一系列方针政策，使中医教育步入了全新的轨道，获得了前所未有的发展。

这一时期大致可分为三个阶段：第一阶段1949～1978年，提出"团结中西医"的方针。1958年，毛泽东主席在回复卫生部党组在"西学中"班的总结报告上批示："中国医药学是一个伟大的宝库，应当努力发掘，加以提高。"主张团结中西医，共同发展传统医学，挖掘中医药所蕴藏的宝贵经验。第二阶段1978～2003年，主要是强调"中西医结合"和"中医药现代化"。1978年党的十一届三中全会以后，国家加大了支持中医药发展的力度。1986年，国家中医管理局成立（1988年更名为国家中医药管理局），专门管理中医药事业发展。第三阶段2003年至今，国家颁布了一系列政策法规，为中医药事业的健康发展提供了更加有力的保证。2003年，国务院颁布《中华人民共和国中医药条例》，这是我国政府第一次以立法的形式保证中医药发展。2016年，国务院印发《中医药发展战略规划纲要（2016—2030年）》，为中医药事业发展提供了制度保证，明确了中医药事业发展的方向和基本原则，并推出中医诊所备案、确有专长人员医师资格考核等改革举措，搭建起推动中医药高质量发展的"四梁八柱"制度体系，是中医药发展的又一座重要里程碑。

中医教学论

（一）中医教学思想的内涵建设不断加强

中华人民共和国成立后，中医教学的内涵建设成为重中之重。如何发挥中医药的优势和特色，按照中医学的特点和规律传承；如何优化中医教学内容和方法，提高教学质量；如何吸收现代科学技术，这些都是中医教学需考虑的问题。经过多年探索，我们逐渐摸索出一套适合中医学特点、兼顾社会变化和需求的中医教学体系，形成了多学科交叉、中西医结合的中医教学模式，培养出适应现代社会需求、中医学理论扎实、实践能力强的合格中医药人才。许多中医药院校在课程建设、教材建设、教学质量等方面均取得了突出成绩，并与各中医医疗机构、科研院所、企事业单位开展协同办学，推进产学研结合，促进理论与临床结合，提高了办学水平，为社会培养出了大量有用人才。

（二）中医教学思想的创新发展

现代中医教学思想大致经历了三个历史时期，即1949～1966年中医教育奠基时期、1966～1976年"文革"时期和1976年以来的新发展时期。经过各个历史时期，中医教育积累了很多宝贵的经验，更加注重社会主义教育思想的确立，明确了中医教学必须服务于社会主义现代化建设，必须用科学的理论指导中医教学实践，中医教学思想有了新的飞跃。当代中医教学思想主要体现出以下特点。

1.注重继承传统

中医药学是传承了几千年的宝贵遗产，是中华民族优秀文化的重要组成部分，具有独一无二的优势与特色。如何保持中医药的传统优势，继承其精华特色，是中医教学要考虑的首要问题。一般来说，对待这个问题有两种思路，一种是以继承为主，以经典为重，认为中医教学应以经典课程为基础，强调医儒相通，注重考据训诂，尊经法古思想较重。另一种是强调继承与发展并重，传承与创新并存，认为中医学就是在不断吸收融合其他学科知识基础上不断完善的，是开放性体系。中医药要发展，就要不断适应时代环境，进行变革，就要与社会不断融合，继承与发扬是统一的。中医教学既要继承传统，又要注重吸收现代科学思想和教学理念，不断提高教学效果和教学质量。中医学只有积极吸收相关学科知识，与生理学、病理学、药理学、药化学等学科相互融合，才能更好地挖掘其宝贵经验，使之转化为社会广泛应用的技术成果。

2.强调实现理论与实践结合

中医学是经验医学，具有较强的实践性。自古以来，临床实践就是中医生命力的所在，是中医学创新发展的根基。"早临床、多临床、反复临床"是中医教学反复强调的重点，增加临床课程的教学时数、增加实践课程的比例、提高学生的实践能力是中医教学的内在需要，让学生体验临床实践过程、参加社会实践活动、增设医案分析类课程等，都是提升学生临证能力的有益探索。

中医师承教育是历史悠久且生命力最强的一种教学模式，现代中医教学积极融合师承教育模式，注重因材施教，在课间见习、临床实习、规范化培训、继续教育、岗位培训等方面充分体现现代中医教学注重实践的理念，使人才培养质量得以提高。

3.倡导中医教育与现代教学理念结合

现代教育理念强调素质教育，如何强化素质教育是多年来中医教学一直在探索的。教育部印发的《关于加强大学生文化素质教育的若干意见》，中共中央　国务院颁布的《关于深化教育改革　全面推进素质教育的决定》都强调了大学生素质教育的重要性及具体内容，主要包括思想道德素质、心理素质、专业素质教育和人文素养等教育。对中医人才培养来说，专业性与人文性是不可分割的，只注重专业培养而忽略人文素质培养，是培养不出合格的中医人才的。只有两者结合，将人文素质教育融入中医教学，才能培养出符合社会需要的合格人才，培养出社会主义事业的建设者和接班人。

二、当代中医教学的人才培养观

当代中医教学面对的是新时代有思想的医学生，要使传统医学与现代医学有机结合，使中医学走向世界，实现教学目标，就要坚持"以人为本""守正创新"，提升医学生的中医文化素养，加强医学生的中医药文化自信，增强融合创新能力。

1.强调"以人为本"

当代中医教学强调"以人为本"，主张通过教学模式改革，提升教学能力；通过实施双导师制和学徒制，实现多元化培养。当代中医教学的人才培养观体现在以学生为中心，注重发挥学生的主观能动性，通过制定教学质量评价体系，促进教学质量的提升。在临床能力培养方面，强调通过制定多层递进的实践教学体系和多位一体的素质养成体系，培养"会临床、会诊疗、会康复、会养生"的复合型人才；通过沉浸式教学、虚拟临床等教学方式，促进医学生临床能力的提升。

2.注重"守正创新"

当代中医教学注重突出"守正创新"。所谓"守正"就是以中华优秀传统文化、传统美德和人文精神作为教育基础，将传统文化与中医思维培养相结合，在坚守中医传统的基础上学习中医、实践中医、发展中医，培养具有坚定的中医自信、能够保持中医本来面貌的"守正"人才。所谓"创新"是在"守正"的基础上创新中医教学理念，既要继承好传统，学习好经典，也要注重在教学方式方法上与现代科技结合，使医学生成为中医理论扎实、具备现代素养的复合型人才。

三、当代中医教学的原则

教学原则是教学中必须遵守的纲领和准则，是教学思想的集中展现。当代中医教学的原则可概括为以下几个方面。

（一）教学与医疗实践及科研相结合的原则

中医学属于经验医学，中医教学离不开临床实践，离不开科学化、现代化。中医教学必须紧紧围绕医疗、科研的需要而展开。只有将中医教学与临床相结合、与科研相结合，才能培养出热爱中医事业的合格人才。

（二）思想性与科学性相结合的原则

中医教学必须充分体现思想性与科学性相结合，注重培养德才兼备、又红又专的中医药人才，为社会主义现代化建设提供人才储备。中医学具有浓厚文化特色，中医教学必须坚持以中华文化为主体，要面向未来、面向现代化、面向世界，为社会主义事业建设、实现"科教兴国"战略而服务。

中医教学只有将思想政治教育与专业教育相融合，才能更好地展现育人功能。这就要求教育者要以身作则，既教书又育人，将思想性和科学性贯穿教学始终。

（三）传授知识与培养能力相结合的原则

教学乃传道授业解惑之活动，"学以致用"是中医教学的重要原则。中医教学不仅要传授中医学知识，使学生打好坚实的理论基础，更要注重其社会性和实践性，把学生培养成中医基础扎实、临床技能过硬的复合型人才。中医教学必须注重实验教学环节，注重提高学生的专业技能，以及科研能力、创造性思维和创新能力的培养。

（四）教学相长的原则

现代中医教学注重培养学生自主学习的能力，强调改变以教师为中心和书本为中心的传统教学模式，主张"以学生为中心"的教学活动，让学生参与到教学活动中，变死知识为活知识，变书本知识为实践知识，通过案例教学、实践教学等方式，激发学生自主探究的能力，调动学生自主学习的积极性和主动性，学会自我教育和自我管理。

中医教学强调建立教学相长的双向关系，教学者既要搞好教学工作，提高教学能力，又要向受教育者学习，做到教学相长。

（五）共性教学与个体化教学相结合的原则

所谓共性教学就是所有教学活动都必须遵循的统一规范，如统一的教学大纲、教学目标和教学计划。只有制定宏观的教学原则，才能保证中医教学的方向性和稳定性。在此基础上，中医教学强调因人施教、因材施教。

四、当代中医教学的模式

在国家中医政策的支持下，中医教育表现出前所未有的繁荣势头。自1956年国家在北京、上海、广州、成都创建4所中医学院后，西医院校也陆续开办中医系，开设中医课程，中医教育正式纳入国家高等教育体系。之后各省也纷纷创办中医学院。随着规模的扩大和办学条件的改善，自1993年起，各中医学院陆续升格，中医药大学为国家培养了大量的中医药人才。加上各地陆续创办的中医药高职高专，以及各类中医药进修班、研究班、继续教育（函授、夜大、自学）等，中医药高等教育经过近70年的发展，已形成了专科、本科、硕士研究生、博士研究生、博士后为一体的人才培养模式。

随着改革开放的逐渐深入，中国文化逐渐走向世界舞台，在国际上的影响逐渐扩大。中医药作为中国传统文化的重要组成部分，也走上了国际舞台。

中医教育的国际传播始于1975年，20世纪80年代后持续发展。目前，各中医药院校都招收留学生，留学生的培养规模和培养质量逐年提升，其中研究生的比例在逐步增加。

近年来，中医的对外教育，一方面通过招收留学生展开，另一方面则是借助孔子学院。如黑龙江中医药大学与英国伦敦南岸大学合作，于2008年建立了全球首家中医孔子学院，现已派遣数名中医教师和学者去英国开展教学活动。随后，南京中医药大学与澳大利亚皇家墨尔本大学合作建立了中医孔子学院，上海中医药大学与美国佐治亚瑞金斯大学合作建立了美洲第一所中医孔子学院。中医孔子学院通过讲授中医内容，对外传授中医药理论知识与临床技能，中医学中的哲学思想、辨证思维、太极八卦、阴阳五行、针灸按摩等都对外国学生产生了极大的吸引力，不仅促进了中医药的传播，也使外国人体悟了中国文化的博大精深。中医药在走向世界的同时，不仅为各国培养了大批中医人才，促进了中医文化在世界的传播，也让世界人民感受到中医文化的魅力和中医医术的神奇。

第三章　中医教学目标

在中医药发展的历史中，不同时期受不同思想的影响有着不同的教学目标和教学特点。随着西医学进入我国，在传统中医教学的基础上，中医教学也参照西方教育模式发生了变化。中医教学目标是中医教学活动的出发点和归宿，是中医课堂教学的核心和灵魂，确立科学合理的教学目标关乎整个教学的效果。

第一节　中医教学目标概述

一、中医教学目标的概念

教学目标是指在教学活动中所期待得到的学生学习的结果。在教学过程中，教学目标起着十分重要的作用。教学活动以教学目标为导向，且始终围绕实现教学目标而进行。教学目标是教学的重要组成部分，它不仅指导教学的内容和方式，还用来评估学生的学习成果。

教学目标的内涵包括三个方面：一是知识和技能目标：即每门学科的基本知识和基本技能；二是过程与方法目标：即让学生了解学科知识形成的过程，"亲历"探究知识的过程，学会发现问题、思考问题、解决问题的方法，学会学习，形成创新精神和实践能力；三是情感、态度和价值观目标：即让学生形成积极的学习态度、健康向上的人生态度，具有科学精神和正确的世界观、人生观、价值观，成为有社会责任感和使命感的社会公民。

规范的教学目标应包含四个要素：①行为主体：必须是学生而不是教师。②行为动词：必须是可测量、可评价、具体而明确的，否则就无法评价。③行为条件：是指影响学生产生学习结果的特定的限制或范围，为评价提供参照的依据。④表现程度：是指学生学习之后预期达到的最低表现水准，用以评价学习表现或学习结果所达到的程度。

中医教学目标是指在中医教育中，为了使学生能够熟练掌握和灵活运用中医理论和技能，通过系统的教学过程，设定的教育目标。中医教学目标包括以下几个方面：①知识目标：是指学生应该掌握的中医基本理论、知识、方法和技术。②能力目标：是指学生能够运用中医理论和技能开展临床实践的能力。③素质目标：是指学生具有的中医专业素养和职业操守，包括医德、责任、协作能力、医患沟通能力。④创新目标：是指学生具备创新意识和能力，能够结合现代科技和临床实践，探索中医的新理论、新技术、新方法，推动中医的不断发展。

二、中医教学目标与教学目的、教学任务的关系

（一）中医教学目标与中医教学目的的关系

中医教学目标与中医教学目的之间的关系，可以理解为目标与目的之间的关联。中医教学目的是指教学活动的整体目的和意义，是为了满足教育和社会需求而设定的高层次目标。中医教学目的关注的是培养学生的综合素质、扩展学生的知识视野、培养学生的创新能力等，旨在培养具有中医知识和思维方式的医学人才，以适应社会发展对中医人才的需求。

中医教学目标是在实现教学目的下具体的子目标，是对学生所需达到的能力和素质的描述。中医教学目标关注的是学生在中医知识、技能和实践能力等方面的具体要求。中医教学目标可以进一步细化教学过程，指导具体的教学任务和评价方式。

中医教学目标与中医教学目的关系表现在三个方面。

1. 中医教学目标为中医教学目的服务

中医教学目的是指导中医教学的总体目标，中医教学目标则是在这一目的下的具体实现要求。中医教学目的的确立为中医教学目标的制定提供指导，确保教学活动符合教学目的，使教学活动更具针对性、可操作性和有效性。

2. 中医教学目标与中医教学目的相互关联

中医教学目标的设定应与中医教学目的相一致并相互支持。具体的教学目标需服务于更广泛的教学目的，以实现中医教育的整体目标。

3. 中医教学目的影响中医教学目标的制定

中医教学目的的要求和期望影响中医教学目标的设定。中医教学目的强调培养学生的综合素质和能力，因此中医教学目标需要与这些方面的要求相

一致。

（二）中医教学目标与中医教学任务的关系

中医教学目标是对教育活动的预期结果的描述，是教学的长远目标，是对学生所要达到的预期能力和素质的描述，强调学生在整个学习过程中所需掌握的知识、技能和能力。制定中医教学目标是为了引导教学活动的开展和学生的学习行为，明确教学的方向。

中医教学任务是实现教学目标的具体行动步骤，强调具体的教学内容、教学方法和教学组织等方面的安排。中医教学任务是通过合理安排教学资源，以及学习活动和教学环节，培养学生的能力。

中医教学目标与中医教学任务之间的关系主要表现在三个方面。

1.中医教学目标指导中医教学任务

中医教学目标能够明确学生所需达到的能力和素质，指导教师选择适当的教学方法，保证教学过程符合预期结果的要求。

2.中医教学任务支持中医教学目标

中医教学任务是实现中医教学目标的实际行动和具体步骤，通过合理的任务设计和教学安排，学生可以有针对性地进行学习，进而提高其所需的知识、技能和能力。

3.中医教学目标与中医教学任务相互作用

中医教学目标和中医教学任务之间是一个相互调整和反馈的过程。中医教学任务的确定和实施对中医教学目标的实现产生影响，中医教学目标的评价和反馈会影响教学任务的设计。

因此，中医教学目标和中医教学任务是相辅相成的，它们相互关联、相互支持，共同构成中医教育的教学体系。中医教学目标为教学提供方向和目标，中医教学任务则是实现中医教学目标的具体步骤。

三、制定中医教学目标的意义

合理制定中医教学目标的重要意义主要体现在以下几个方面。

1.保障实现教学目的

只有制定科学的中医教学目标，才能真正实现中医教学目的。中医教学目标是中医教学目的的实现的体现，如使学生掌握中医知识、技能和实践能力。

2.明确和落实教学任务

中医教学目标决定着具体的教学任务，具体的教学任务支撑目标的实现。中医教学任务要以中医教学目标为依据，中医教学目标是"的"，中医教学任务是"矢"，有了明确的教学目标，教学任务才能"有的放矢"，切实有效。

3.确定学习重点和方向

科学的教学目标，可以使学生明确学习的重点和方向，帮助学生建立起系统、完整的中医知识结构。中医教学目标明确而具体，有助于教师合理组织教学内容和安排学习活动，并使学生有针对性地掌握所需的中医知识和技能。

4.提高学习动机和学习效果

明确的教学目标可以调动学生的学习积极性，使他们认识学习中医的重要性，进而主动投入学习中。同时，教学目标还可以帮助学生清楚地了解自己的学习进展和成果，增强学习的满足感和成就感，从而提高学习效果。

5.促进能力培养和综合素质提升

中医教学目标的制定涵盖知识、技能和态度等方面的培养，制定多样化的教学目标，可以培养学生的中医诊断、治疗和预防能力，提高他们的临床实践水平。同时，关注学生的职业道德、人文素养和创新思维等的培养也是制定教学目标的重要内容，有助于全面提升学生的综合素质。

6.评价和监控教学效果

科学的中医教学目标有助于评价和监控教学效果。教师通过中医教学目标，可以对学生的学习成果进行准确评价，及时发现问题，进而调整教学策略，提高教学质量。评价结果也可为学生提供反馈和指导，促进他们不断改进学习方法和提升学习效果。

中医教学目标的制定对于促进学生全面发展、提高教学效果和质量具有重要的意义。

四、中国传统文化对中医教学目标的影响

中国传统哲学思想对中医教学目标的确立有着深刻的影响，早在《灵枢·师传》中就有记载。学医的目的是"上以治民，下以治身，使百姓无病，上下和亲，德泽下流，子孙无忧，传于后世，无有终时……"这种"医乃仁

术"的观念，规定了仁爱慈心、救死扶伤是中医教育的目的，也是中医教学的最终目标。

（一）中国传统哲学思想对中医教学目标的影响

中国传统哲学思想，虽学派众多，百家争鸣，丰富多彩，但最有影响的则是儒、道、佛三家。中国古代哲学史，从某种意义上说是儒、道、佛三者及其相互影响的历史。儒、道、佛鲜明的特性构成了中国传统文化的核心内容，尤其是儒学，成为中国传统文化的主导。孔子是儒家的创始者，提倡"仁"和"礼"。"仁"是道德品质，他认为，仁者应具备恭、宽、信、敏、惠、知、勇、忠、孝、悌、爱人、守礼等修养。"礼"是伦理制度，其实质为"君君臣臣父父子子"。"仁"和"礼"既有思想基础的丰富性，又有规范和制度的严肃性，因此，成为我国传统文化的基石。孔子主张"当仁，不让于师"，必要的时候，甚至可"杀身以成仁"。孟子继承并发扬了孔子的思想，把儒家思想系统化。孟子重义，主张"士穷不失义"，"穷则独善其身，达则兼济天下"，在生与义不可兼得的时候，力倡"舍生取义"。董仲舒改造孔孟之学，提出了"天人感应"的神学目的论，使儒学宗教化。程朱理学发展了儒学，又吸取了佛、道两家的内容，创立了理学，其"存天理、灭人欲"的思想表现出残酷的伦理道德色彩。除儒家外，老子较为重视自然，主张清静无为、恬淡虚无，产生了道教哲学。主张"甘其食，美其服，安其居，乐其俗"，提倡小国寡民。佛教讲善恶，主张真、善、忍。直至今天，传统的伦理观念不仅深深地影响着人们，而且影响着中医教育和教学。

"医乃仁术"，是古今医家所遵守的准则，医疗的目标是让人们健康长寿，"拯黎元于仁寿，济羸劣以获安者，非三圣道，则不能致之矣"。伏羲、神农、黄帝之书，为医者之宗，强调"医方者，所以除疾病保性命之术者也"。医者必须具备良好的道德品质和聪明才智，"夫医者，非仁爱之士，不可托也；非聪明理达，不可任也；非廉洁淳良，不可信也"。"无恒德者，不可以作医"。作为医生，必须"先发大慈恻隐之心，誓愿普救含灵之苦"，这样才能"上以疗君亲之疾，下以救贫贱之厄，中以保身长全，以养其生"。

（二）儒家思想对中医教学目标的影响

医儒相通，在中国医学史上，成名成家的大医很多是儒医。王国光在为《卫生针灸玄机秘要》作的序中说："尝闻医道通于儒，而其功与相等，得非以儒者运心极而齐量之，能使天下和平，与医之起瘵兴疴，跻天下于仁寿，其事与功均也。"医学本来研究的是人的生理病理、疾病的治疗，但在传统哲学的影响下，先哲们将这个自然科学的内容赋予了人文科学的色彩。在传统文化的观念中，医与儒这本来不相及的事物却有着相同的使命，医生的"起病兴疴"与儒者的"匡救时弊"相通，因为前者可"跻天下于仁寿"，而后者可"使天下和平"。从维护社会稳定，使百姓安居乐业的社会功用上看，将人文科学的内容融入自然科学的医学之中，不仅能使医学面对自然本质的探索有着人文异化的影响，使医学的内容人文化，而且会对医学教育的目标形成伦理性规范。正是因为这种观念，许多儒者弃儒学医。传统观念认为医和儒是有区别的，"通天地人者曰儒，通天地不通人者曰技"。这里的"天地"是指自然科学，而"人"则是社会科学。如此看来，儒者既要通晓自然科学，又要通晓社会科学，而其他"技艺"者，仅通晓自然科学即可。在百技之中，医有着特殊的使命。虽然"儒者助人君、顺阴阳、明教化，此亦通天地人之理"，但医者也要"论病以及国，原诊以知政"。因此医者不仅要行好医、治好病，还要胸怀"鸿鹄之志"，做好安邦定国的高参。历史上儒医兼备者不乏其人。朱震亨便是其中的一位。他把自己的医学著作命名为《格致余论》，并解释道："古人以医为吾儒格物致知一事，故目其篇曰《格致余论》。"朱震亨始终以儒者而自豪，但他确实又是一位大医家。正因为医儒这样的特殊关系，故而医家们在研究医学问题时也常常使用儒者治学之法。如吴有性对温疫病的研究，就是"静心穷理，格其所感之气，所入之门……"

医儒相通还有一个客观原因就是中国古文字深奥难懂，没有深厚的文化底蕴是无法理解古医籍的。朱震亨说："《素问》，载道之书也，词简而义深，去古渐远，衍文错简，仍或有之，故非吾儒不能读。"正因为医儒相通，所以古代的医学教育不仅要求医学生学习医学，还要学习儒学。如宋代太医局的医学生考试就有儒学的内容；元代要求医学生必须精通《大学》《论语》《中庸》《孟子》《毛诗》《尔雅》《春秋》等，严令不精通四书者不许行医。至于私人授徒，亦强调先读儒书以明义理。所以孙思邈说："不读五经，不知有仁义之道。"只有如此，才能"先发大慈恻隐之心，誓愿普救含灵之苦"，才能做一名好医生。

（三）谋生导向对中医教学目标的影响

在传统文化中，人们往往只强调医学教育的伦理性，而对以医为业获利则耻于谈及，这是受儒家义利观影响的结果。儒家一直把"君子喻于义，小人喻于利"视为修身立命的典范。孔子认为，"君子义为上"，作为一个君子，以义为重，而这里的"义"即为"仁"的概括。孔子为"仁"可不惜一切，可"杀身以成仁"。孔子认为"不义而富且贵，于我如浮云"，他虽不否认"富且贵"，但一定要以"义"为基础，要"见利思义"。

孟子曾到梁国，梁惠王问他："叟，不远千里而来，亦将有以利吾国乎？"孟子回答说："亦有仁义而已矣，何必曰利。"其实，孟子并不完全否定"利"，只是在"义"与"利"矛盾的情况下选择"义"。"生亦我所欲也，义亦我所欲也，二者不可得兼，舍生而取义者也"。这里的"生"是与生命相关的最大的"利"。

到了宋明时期，程朱理学把孔孟的义利观极端化，他们提出"存天理，灭人欲"，"利"是人的一大欲望，当然也在"灭"之中。在传统文化观念中，言利者必定是小人，所以行医虽然是个职业，但却"尽在不言中"。事实上，医家们都是以医为业的。大哲学家陆象山就是医药世家，"家素贫，无田业，自世为药肆以养生"，开药铺为的是生存，是谋业的手段。然而医生这个职业不仅仅是谋生的手段，还能为社会创造财富。因此，谋生需求也是医学教育的一个重要目标。

第二节　中医教学目标的分类

现代中医教学目标可分为知识与技能目标、过程与方法目标、情感态度与价值观目标。

一、知识与技能目标

（一）知识目标

知识目标强调知识、能力、素质的协调发展。《黄帝内经》要求医生必须具备渊博的知识和精湛的医技，《素问·著至教论》说："上知天文，下知地理，中知人事，可以长久。"《素问·示从容论》亦云："夫圣人之治病，循法守度，援物比类，化之冥冥，循上及下，何必守经。"要求医生不但要对本学科有较深的造诣，还要了解天文、地理、人事，博览群书，掌握多学科的知识，灵活运用已有的知识。20世纪90年代，国家针对办学特色不明显、千校一面的情况进行高等教育改革。经过改革，各中医药院校结合社会需求和自身实际，更新教育观念，改革人才培养模式，注重能力和综合素质的培养，强调医学生知识、能力、素质协调发展，取得了显著成效。

2012年6月，教育部颁发了《全面提高高等教育质量的若干意见》，此被称为"高教质量30条"。第一条即提出："牢固确立人才培养的中心地位，树立科学的高等教育发展观，坚持稳定规模、优化结构、强化特色、注重创新，走以质量提升为核心的内涵式发展道路。"这是国家在总结新世纪以来高等教育跨越式发展的成就、经验与问题的基础上，促进高等教育转型发展的科学规划与方向性要求，标志着高等教育进入内涵发展阶段，中医药高等教育也因此走上内涵式发展道路。

中医教学的知识目标主要包括以下几方面。

（1）掌握相关的人文社会科学、自然科学基本知识和方法，包括具有中国传统文化特色的哲学、文学、史学等知识。

（2）掌握中医基本理论及中医诊断、中药、方剂、针灸、推拿等基本知识。

（3）掌握中医经典理论，了解中医学发展史和各家学说的主要观点。

（4）掌握中医药治疗常见病、多发病的诊疗知识和技能。

（5）掌握中医养生、保健、康复等基本知识。

（6）掌握必要的西医学基本知识。

（7）掌握必要的药理学知识和临床合理用药原则。

（8）熟悉心理学与医学伦理学知识，了解减缓病痛、改善病情和残障，以及心身康复和生命关怀的有关知识。

（9）熟悉预防医学与全科医学知识，了解常见传染病的发生发展、传播规律和防治原则，以及中医全科医生的工作任务、方式。

（10）熟悉国家医疗卫生工作方针、政策和法规。

知识目标是中医教学，尤其是理论课教学的重要指导，学校在编制人才培养方案和专业、课程教学大纲以及教师开展教学中都要逐一落实目标要求。

（二）技能目标

知识是载体、是基础，技能是展现、是升华，素质是核心。《黄帝内经》指出医者要沉着细致地观察患者，分析病情；要"诊合微之事，追阴阳之变"（《素问·方盛衰论》）。诊断疾病时要四诊合参，坚决反对"诊病不问其始，忧患饮食之失节，起居之过度，或伤于毒，不先言此，卒持寸口"（《素问·征四失论》）。医者不仅要有严谨的工作态度，还要有精湛的医技。

中医教学技能目标主要包括以下几方面。

（1）具有运用中医理论进行病情诊察、病史采集、病历书写及医患沟通的能力。

（2）具有运用中医理法方药、针灸、推拿等方法治疗常见病、多发病的能力。

（3）具有运用医学知识进行体格检查的能力。

（4）具有合理选择现代临床诊疗技术、方法和手段对常见病、多发病进行初步诊断、治疗的能力。

（5）具有对常见危急重症进行判断及初步处理的能力。

（6）具有与患者及家属进行有效沟通的能力，具有与同事和其他卫生保健专业人员等交流沟通与团结协作的能力。

（7）具有对患者和公众进行健康生活方式、疾病预防等方面知识宣传教育的能力。

（8）具有信息管理能力，能够利用图书资料和计算机数据库、网络等现代信息技术研究医学问题及获取新知识与相关信息。

（9）具有阅读中医药古典医籍以及搜集、整理、分析临床医案和医学相关文献的能力。

（10）具有运用1门外语查阅医学文献和进行交流的能力。

对于中医学生来说，临床技能是中医教学的核心。

二、过程与方法目标

古代医者对自身学习有很高的要求。医之为道，非精不能明其理，非博不能致其得。吴鞠通《温病条辨》云："生民何辜，不死于病而死于医，是有医不若无医也。学医不精，不若不学医也。"《素问·疏五过论》云："圣人之治病也，必知天地阴阳，四时经纪，五脏六腑，雌雄表里，刺灸砭石，毒药所主，从容人事。"作为医者，要"行医一时，鞠躬一生；不求闻达，但求利人"。

（一）过程目标

过程目标是学生在教学过程中需要完成的任务和活动。教师通过设定明确的教学目标，促进教学的有效开展及学生的全面发展。在中医教学中，师者要设计适合学生发展的学习活动和任务，选择合适的学习资源，以促进中医教学的有效开展。龚廷贤在《万病回春·医家十要》中提道："一存仁心，二通儒道，三精脉理，四识病原，五知气运，六明经络，七识药性，八会炮制，九莫嫉妒，十勿重利，当存仁义，贫富虽殊，药施无二。"

首先要激发学生的学习兴趣。要达成过程目标，积极主动学习是必要条件之一。师者要能引起学习者积极学习的好奇心，激发其学习兴趣。其次师者要多加引导，落实"过程性目标"，重视探索新知的经历，以及获得新知的感悟与体验，重视实践能力与创造能力的培养和思维品质的锻炼提升。在整个教学过程中，师者要懂得"收"与"放"，除了必要的引领外，还要让学生主动进行望、闻、问、切，主动参与到整个中医学习的过程中。

（二）方法目标

方法是掌握各类知识与技能的学习方式。《素问·示从容论》提出，既要"循法守度"，又要"援物比类，化之冥冥"。《素问·移精变气论》指出，"去故就新，乃得真人"。中医学的发展是无止境的，总有许多未知数等待人们去探索，故《灵枢·九针十二原》指出："言不可治者，未得其术也。"

中医方法目标主要包括以下几方面。

1.具有运用不同方法正确进行病情诊察、病史采集、病历书写及语言表达的能力。

2.具有运用不同学习方法有效学习中医基础、诊断、中药、方剂、针灸、推拿等基本知识的能力。

3.具有运用中医知识和技能进行系统体格检查的能力。

4.具有运用不同学习方法掌握中医药治疗各种常见病、多发病的能力。

5.具有运用不同学习方法掌握中医养生、保健、康复等基本知识的能力。

6.能够运用不同的学习方法熟悉必要的心理学与医学伦理学知识，了解减缓病痛、改善病情和残障，以及心身康复和生命关怀的有关知识。

7.能够运用不同的学习方法熟悉预防医学与全科医学知识，了解常见传染病发生发展、传播的基本规律和防治原则，以及中医全科医生的工作任务、方式。

8.具有运用多种方法与患者及家属进行有效沟通的能力；具有与同事和其他卫生保健专业人员等交流沟通与团结协作的能力。

9.具有有效使用信息和技术资源获取中医知识的能力，能够利用图书资料和计算机数据库、网络等现代信息技术研究医学问题及获取相关信息。

10.具有运用多种方法阅读、搜集、整理、分析中医古典医籍、医案和医学相关文献的能力。

三、情感态度与价值观目标

中医教学过程不仅是"传道、授业、解惑"的过程，也是师生情感交流、心灵碰撞的过程，更是学生浸润中医的过程。《素问·方盛衰论》曰"诊有大方，坐起有常，出入有行，以转神明，必清必净，上观下观，司八正邪，别五中部"，强调医生的态度、表情、语言甚至服饰仪表都会对患者产生一定的心理影响，而患者的心理活动往往会影响到临床疗效。医生的言行常常能反映其内在的品德修养及医术的高低，所以《黄帝内经》要求医生在诊治时要态度严肃，品行端正，作风正派。德国著名教育家第斯多惠说过："教育的艺术不在于传授知识和本领，而在于激励、唤醒和鼓舞。"所以中医教学强调以情入手，以情换情，以情激情，这样才能开启学生的心扉，才能展现出中医独特的教学艺术。

《黄帝内经》对医学教育提出要因材施教，"各得其人，任之其能（《灵枢·官能》)"，并对医技传承提出严格要求。《素问·金匮真言论》指出："非其人勿教，非其真勿授。"《素问·气交变大论》亦说："得其人不教，是谓失道，传非其人，慢泄天宝。"指出不愿奉献，不是有志于医学的人，不宜传授其医术。只有严格选材，方能最大限度地保证医生的水平与临床疗效。医技传承，本质上是对医生素养的要求，对于学生应培养社会责任感和价值观。

情感态度和价值观目标主要包括以下方面。

1.具有正确的世界观、人生观和价值观，具有爱国主义、集体主义精神，诚实守信，忠于人民，愿为人类健康而奋斗。

2.热爱中医事业，能够运用中医药理论、方法与手段，将预防疾病、祛除病痛、关爱患者与维护民众健康作为职业责任。

3.重视患者的个人信仰、人文背景与价值观念差异，尊重患者及家属，与患者及家属能够进行良好的沟通。

4.尊重生命，重视医学伦理问题。在医疗服务中，贯彻知情同意原则，保护患者隐私，公正平等地对待每一位患者。

5.具有终身学习的理念，具有自我完善意识与不断追求卓越的精神。

6.具有实事求是的工作态度，能够主动寻求其他医师的帮助。

7.尊重同事，具有团队合作精神。

8.具有依法行医的观念，能够运用法律维护患者与自身的合法权益。

9.诊疗过程中能够充分考虑患者及家属的利益。

10.具有科学的态度和批判性思维。

第三节　中医教学目标的设计原则

中医教学目标设计既要遵守教学规律、中医药学的特点，又要符合教学实际、学生学习实际和社会发展需求，目标设计要严谨，具有前瞻性、科学性和可行性。

设计科学、合理的教学目标，是取得教学成功的先决条件。因此。要明确教学目标设计的基本原则，确保教学目标的合理性、可行。中医教学目标设计要遵循以下原则。

一、科学性与思想性相结合的原则

在教学过程中，教师既要向学生传授科学知识，又要对学生进行思想品德教育。而思想道德品质教育是以科学性为依据的，能够体现传授知识与思想品德教育这两个基本任务的关系，就是科学性与思想性相结合的原则。

教学是师生双方教与学的共同活动，本身就具有教育性。中医教学是建立在中医学知识、中医药传承规律和教育教学规律的基础上的，其具有思想教育的作用。科学性与思想性具有内在的统一性，但二者的结合并不是自发的，中医教学需贯彻科学性与思想性相结合的原则。

中医教学首先要保证知识传授的科学性。教师传授给学生的知识，无论规律、定理、原则都要准确无误。概念的说明、原理的论证、术语的运用、公式的推导、数据的处理及各种分析都要保证科学的严肃性。

其次思想性要从科学性中引申出来。教师在传授知识的同时，要寓德育于智育。教师对学生的影响是潜移默化的，教师的教学态度可以转化为学生的学习态度，教师对学生的态度可以转化为学生对病人的态度，教师要深入挖掘中医学知识中所蕴含的思政元素，将科学性与思想性有机结合。

二、知识积累与智能发展相结合的原则

传授知识与培养智能是密切相关的统一过程，学生的智能是其认识、适应和应变外界环境的能力，要在掌握知识的过程中得以发展，否则，发展智能就成为无源之水、无本之木。另外，知识是在后天获得的、是无限的，掌握知识与运用知识必须要有一定的智能，而智能的发展又会促进知识的增长。一般而言，知识的积累与智能的发展是一致的，但有了知识不等于就能"自然而然"地发展智能，"知识多"并不等于"能力强"，智能的发展有其自身规律。

中医教育是一种专业教育，学生不仅要掌握中医理论知识，还要有独立分析病例、治疗疾病的能力，更重要的是中医思维的培养，因此加强医学生的智能培养十分重要。

三、理论联系实际的原则

中医教学过程中，学生所接受的知识，大量是前人的经验、书本的知识，中医本身也是实践性较强的学科。因此教学目标设计要注意理论联系实际，引导学生获得广博的知识，培养学生运用理论知识解决实际问题的能力。

中医教学过程，从本质上说是一种认识过程。它必须符合人类认识的一般规律：从实践到认识，从感性认识到理性认识，再从认识到实践。理论与实际的联系是人类认识活动的普遍规律，但以院校教育形式出现的中医教学过程则是一种特殊的认识过程，学生主要学习间接的书本经验和理论知识。大学生要在短短的5年里，学习过去千百年来积累的知识，不可能实践知识的

全过程。这种间接经验的学习就容易脱离实际。如果长期习惯于从书本上获得知识，就会导致学生满足于抽象的理论，而不去探索理论与它所能产生的实践的内在联系，不重视把理论运用于实践中，因而比较容易产生理论脱离实际的学习效果。这就要求中医教学必须注重理论联系实际。

四、系统性与循序渐进的原则

教学目标的设计，要充分考虑教师的教学与学生的学习心理，要以中医学科体系为依据，要考虑学生的接受能力，由浅入深，逐步深化。教师必须按照课程体系进行教学，使学生掌握中医基本知识、基本理论和基本技能，注重课程体系的完整性和教学内容的循序渐进，充分考虑学生的学习心理过程，由易到难，由浅入深，由简单到复杂，做到系统性与循序渐进相结合。

五、统一要求与因材施教相结合的原则

中医教学不但要考虑学生一般的年龄特点、知识程度、能力水平，还要考虑学生的个体差异，因材施教。

学生的智力发展水平有高低，能力发展有快慢，兴趣、性格、气质等个性心理特点更是千差万别。因此教学设计必须根据学生的个体差异采取适当的措施，注重因材施教。中医教学有统一的培养目标、统一的教学计划和教学大纲，以保证培养的人才达到统一的标准，但中医教学的形式是多样化的，故教学设计要注重统一要求与因材施教相结合。

第四章　中医教学原则

　　教学原则是不以人的意志为转移的事物间的内在联系，它是客观存在的，发生在教师与学生中教与学的复杂活动内。中医教学原则是指导教学实践的原则，其实质是教学的理论。在中医教学中，有时把对教学过程的要求浓缩为教学原则，甚至把有些教学原则当作教学规律来约定教学。一般而言，教学原则是教学规律的反映，教学理论指导教学原则，教学规律制约教学过程。因此，把传统的中医教学基本约定与现代高等中医药院校教学过程要求统一起来，这不仅是教学实践发展的需要，也是确立中医教学原则的基本出发点。

第一节　中医教学原则的形成与特点

一、中医教学原则的形成

　　中医教学在我国已有两千多年的历史，它不仅是中医药学术传承的基本形式，更是中华优秀传统文化传承的重要载体。中医药教育自产生以来，就有完整的教学过程，并在反复的教学实践中形成了教学理论，尤其是师徒授受过程中形成的独具特色的教与学关系，成为中医教学的基本关系准则。

　　中医教育最早的教与学的关系是"家传"，即父子传承。"家传"的内涵是以家庭为单位传授中医药学知识与技能。其特点是家中长者在医疗实践获得的中医药学理论与实用技术得到患者认可，并不断形成了经验和方药等。因家庭生计需要，一般不外传，只传给家中有传承能力的人，并传子不传女，传承过程要求非常严格。"家传"在不同的历史时期都有很多出色的表现，如汉代张仲景师从张伯祖，为近亲而传；以后徐之才的九代家传，叶天士的吴门医派、孟河医派都是家传授受的代表。家传授受促进了师承授受的发展，并成为中医教学的主流方式，逐渐形成了择徒原则、习染原则、践悟原则、学思知行原则及医德并举原则等，奠定了师承授受教与学的教学原则基础。

　　同样，中医教学的一切活动都是教与学关系的基本表达。中医教学过程

中医教学论

由教师（师父）、学生（徒弟）和教学内容三个要素构成。古代的教学是以师承教育方式完成的，现代教学是以院校教育方式呈现的。在教与学的活动中，教师、学生与教学内容之间形成复杂的运动，使教与学成为一个动态的统一的过程。在这个过程中，教师传授教学内容、学生掌握医药知识，师生双方共同活动，达到教学目标，完成教学任务。高等中医药院校创立之后，积极推进院校教育方式与师承教育方式相结合，传承师承教育的精华，完善中医教学过程，以院校教育与师承教育结合的方式，使中医教学过程所表达的教学原则更符合中医药知识传承特点，更有效突出中医药学科的特色与特殊性教学。

随着中医教学过程的完善，中医教学原则不断丰富，不仅约束了教学活动，也约束了师生的教与学的行为。历史上，中医师承教育的师父（教师）虽然没有现代的科学研究任务，但也始终博采众长，择徒而教，学生则边学中医理论边跟师临床实践提升能力。高等中医药院校的教师不仅肩负着教学和临床任务，还承担着科学研究、文化传播及创新创造之责。随着中医人才培养标准和培养目标的确立，现代中医药教师必须拥有扎实的知识基础，能够站在时代的前沿，了解本专业领域的最新动态。这也是培养高质量中医药人才对师者的要求。同样，在中医教学过程中也形成了对学习者的要求，现代的医学生与传统中医教育培养的习医者不同，他们大多数是生理、心理基本成熟的20岁左右的青年，在确定了专业方向后，他们具有独立的创造意识和独立的人格，具有独立自主学习能力，能够完成教与学过程给予的任务，实现教与学相长。

中医教学的发展不仅体现在师生关系上，也使教学内容发生了变化，逐渐呈现出中医教学的专门化和专业性。教学内容不仅要有广度、深度，更要有系统性、创新性和复合性。教学内容与人类生命、生活、生产和医疗服务紧密联系，只有教师能全面掌控教学内容的教授、学生精准掌握教学内容的学习，教与学协同，才能促进学生知识、能力和素质的协调发展。

二、中医教学原则的特点

（一）要求认识已知与探索未知相统一

中医教学的目的是使医学生正确认识客观世界，认识生命过程与天地人的关系，认识生命与健康，并在教师的指导下将已知与未知统一起来，促进创新思维的发展。已知和未知的统一反映在教与学的过程中就是教学与研究相结合，这对医学生的初步科研训练十分重要，教师必须坚持教学过程中实行科学研究反哺教学，这是现代中医教与学过程实现中医药学术传承、创新、发展的基本特征。

（二）要求认识生命与诊疗疾病相统一

中医的教学过程是在一定条件下人为设计出来的，这就是培养目标。在人才培养方案确定后，教师不仅要使学生认识人类的生命变化，生命的自然和社会属性，要尊重生命，还要认识人类的生老病死规律，认识新的科学技术。而认识生命过程的目的就是为了诊治疾病，培养中医思维，提高分析问题和解决问题的能力，通过深入生活、深入临床实践和科学实验，提高医学生的认知水平，从而拓宽视野、增强能力、改造世界，实现认识生命过程与正确诊疗疾病相统一。这是医学教育教学特点所决定的。

（三）要求医学专业与人文底蕴相统一

中医药高等教育专业性很强，但专业教育不仅仅是"工匠"教育，不能只教会学生一套辨证施治规程与适宜技术就够了，而是除了培养医学生专门的临床实践及实际操作能力外，还要具有深厚的人文底蕴，既医文并举、医儒兼通，为科学研究、精诚服务患者打下基础。此外，中医专业教育是有标准、有专业目标的教育，要求中医药人才全面发展，要在专业教育的基础上，设计出未来人才和社会需要的综合课程体系，以满足学生全面发展的需要。因为未来社会不仅生命科学、信息科学、人工智能迅速发展，而且新学科不断产生，旧学科不断分解，自然科学与社会科学呈现新的交叉渗透，这给现代中医药高等教育带来了发展的新机遇与新挑战。"新医科"还要求，中医药高等教育在加强基础教育、强化专业培养的同时，必须充分体现教与学过程中医学专业教育与人文底蕴培养相统一。

（四）要求个体认知社会化与社会认知个体化相统一

从中医药教育的历史看，教育过程就是把师承授受看作是习医者个体认识的社会化过程。在社会生产力落后、经济社会发展水平不高的条件下，学医是为了生存，是一种职业需要，是为了在社会有立足之地。这就要求习医者的能力发展要适应社会需求。而社会进步构建的知识能力结构及社会变迁对中医教学的影响，使中医人才培养必须站在社会认知的制高点上，强化习医者的社会化。现代中医药人才培养不仅要实现个性与共性的社会化，还要体现教学过程的一致性与多样性。由此，教学过程个体认知的社会化与社会认知的个体化相统一成为高校教学的一个重要特点。因为高等中医药院校专业多、学科庞杂，社会辐射领域宽，教育模式、教学模式及人才培养模式多样化，因此必须根据社会需求培养多样化人才，从医学生的思想、道德、知识、能力、素质等方面予以干预，从个体认知社会化和社会认知个体化这两个方面完善教学过程，如此才能满足专业教育对社会变化的多样性需求。

第二节　中医教学原则制定的基本要求

中医教学原则是教学规律的反映。不同历史时期的中医教学经验总结，凝结着我国古代优秀中医药名家及教育家的思想结晶，如中医药的知识传承规律、人才成长规律、师徒授受规律等。中医药高等教育是我国高等教育体系的重要组成部分，所制定的教学原则既要传承中医教育教学的精华与特色，也要符合现代高等教育教学的时代特征。中医教学原则要处理好教学过程中科学性与思想性、知识积累与智能发展的关系。

一、正确处理科学性与思想性的关系

中医教学就是要在教学过程中既要向医学生传授科学、准确的医药专业知识，培养医学生严谨的科学态度，认识中医药学的发展趋势，又要把马克思主义的思想、方法和科学认识论渗透到教学过程，引导学生树立正确的世界观、人生观和价值观，修炼思想品德，培养大医品质，将所学知识造福百姓。这也是传统中医药专业教育要求的德业相辅教学规律。中医教学要正确处理科学性与思想性的关系，实现德业相辅，就要求教师不断提高教学水平和科研能力，推进中医药学术传承与创新发展，引领医学生走在科学发展的前沿，坚持真理，具有批判精神，发扬传统，走大医之路，实践大医精诚，促进创新精神和创业能力发展。

二、正确处理知识积累与智能发展的关系

医生的执业能力要求医学生必须具备扎实的基本理论、基本知识和基本技能（简称"三基"），教师教学要注重培养学生的"三基"，为成为合格的医生打好基础。古代对中医人才的要求非常严格，不仅要通文理、明史哲，还要医文并举、医儒兼通，更要达到熟读经典，具备合格医生的知识体系。中医药院校在培养医学生扎实的基础知识的同时还须重视其智能的开发，培养医学生将所学的医药专门知识转化为临床应用能力，在跟名师实践的基础上，处理好知识掌握与智能发展的关系，通过学思践悟，实现智力与能力的统一。

三、正确处理理论与实践的关系

中医教学强调理论与实践相结合。中医的师承教育是理论与实践有机结合的最佳方式，这是我国古代中医教育教学的精华。早在秦汉时期，中医师承教育就坚持"知行统一"的教学与学习规律，这一规律一直延续至今。现代中医院校教育曾一度强调"三段式"教学模式，导致理论课不能体现实践，实践课搬到讲台，使医学生的理论学习与实践相脱节。因此医学生的培养必须正确处理理论教学与实践教学的关系，重视训练学生用理论知识解决临床实际问题的能力，提高学生分析问题和解决问题的能力。

四、正确处理批判继承与发展创新的关系

中医药学在传承的过程中，历代医家都始终坚持观今宜鉴古、无古不成今的思想，从扁鹊、张仲景、华佗到金元四大家及各个中医药学术流派，均倡导不守旧才能批判、有批判才能继承、有继承才有发展、有发展才有创新这样的传承规律。中医药高等教育将科学研究引入教学，这既是专业教育的要求，又是中医教学与科研关系如何处理的问题。因此，中医教学强调教师要努力提高科学研究水平，正确处理教学与科研的关系，练就对中医药学批判、继承、发展和创新的真本领，能够对医学生进行科研方法和科学研究的训练，使医学生端正科研态度，掌握科研方法，养成科学精神，具有独立探索问题和进行科学研究的能力，为传承、创新、发展中医药学打下坚实基础。此外，中医教学还要引导学生广泛阅读古医籍，学习各家学说，研究历代学

术流派，实现批判性继承、创新性发展。

五、正确处理循序与渐进的关系

中医教学既强调知识的系统性，也注重学生的个性化发展。在制定人才培养方案时，注重根据中医药的知识结构进行课程设置，达到整体性与循序渐进的统一。中医师承教育最反对的是传授过程杂乱无章，不根据知识的深浅难易程度和内在逻辑有序地进行教学，强调基础和文化底蕴，在此基础上再跟师实践，再屡验方药，再独立行医。古代师承教育还强调中医人才培养要博约结合，综合贯通。现代中医教育注重按顺序教学，由浅入深，由简单到复杂，由一般到特殊，先基础后专业，先理论后实践，先感性后理性，达到循序与渐进的统一。

六、正确处理智力因素与非智力因素的关系

医学生一入学就存在个体差异，这是客观存在的。我国古代中医教育注重徒弟的选拔，《黄帝内经》更强调对习医者的考察，历代医家在师承授受中也十分关注学生的个体差异，并有诸多论述。

教学对象的个体差异除性格差异外，还有知识背景、智能结构、认识兴趣、能力倾向等的差别。这些差异表现在观察力、记忆力、思维力、想象力和实践力等方面的属智力因素；表现在情感、意志、动机、愿望、性格等方面的属非智力因素。中医教学就是不断调整知情意行的关系，这是一条基本教学规律。

医学教育是专业教育，有专业教育标准、专业培养目标、课程目标与能力目标。教师在教学中既要了解学生的个性差异，又要努力寻找其共性，做到共性与个性的统一。要实现智力因素与非智力因素的融合，就要坚持因材施教与目标要求相统一。中医师承教育注重要范择徒，专门培养，要求徒弟知文理、明哲史、读经典、跟名师，这是统一的要求。现代高等教育要求教师在教学之前要了解学情、区分差异，采用针对性强的策略施教。同时在人才培养标准和培养目标上，要因材施教，促进医学生德、智、体、美、劳全面发展，实现中医人才培养目标。

只有遵循中医教学规律，才能更好发挥中医教学原则的作用。中医教学

有其自身的客观规律，其也会对教学原则产生影响。中医教学原则指导中医教学实践，它既与其他学科的教学有共同的一般规律，也有与其他学科不同的特殊规律。研究中医教学原则与教学规律的关系，对于促进中医药高等教育发展具有十分重要的意义。

第三节　中医教学的基本原则

一、坚持现代院校制教学与传统师承制传授相结合

院校制教学是现代教育制度的产物，实现了人才培养的目标化、标准化和规模化。中医药院校的建立实现了多形式、多规格、多层次、多专业培养中医药人才的目标，基本满足了社会对中医药各类人才的需求。院校制教学采取的是班级授课方式，班级有统一的教学规范、统一的学期、统一的时间、统一的教学组织与管理，同时按照专业教育教学标准和统一培养目标及课程体系培养学生，毕业生理论基础较扎实，知识面较宽，整体素质较高。但班级授课是以每门课程为单元，课程是按阶段讲授的，在一定程度上限制了理论学习与实践训练相结合。由于临床时间不足，师生实践互动少，学生的临床能力提高较慢。

师承制传授是我国传统的医学教学方式，特点是拜师后，师傅根据徒弟的年龄、学识、私塾水平、习医基础及思维能力等实行个体化授受。这一方式有利于理论联系实际，便于发挥师生两方面的积极性。师傅言传身教，学生容易直接学到师傅的学术思想和临床经验，临床技能提高较快。不足的是培养目标不够明确，老师经验相对单一，学生知识面窄，难以标准化培养人才。比较两种教学方式，院校制教学与师承制传授各有优势和不足，都不能完全满足当代中医药人才培养需要。只有将院校制教学与师承制传授有机结合，院校制教学汲取师承制传授之长，补己之短，才能进一步提高医学生理论联系实际的能力，提高教学质量，满足社会对人才培养的需求。

从目前中医药院校教学改革实践看，院校制教学与师承制传授两者优势互补，就是在班级授课的基础上实行全程导师制。中医药高等教育近70年的教学实践证实，无论是教学内容还是临床实践，最终都落在了教师采取什么

方式进行教学和带教上。实践证明，中医药传承必须遵循自身规律，必须根据教学内容选择教学方式，这样才能提高医学生的学习能力和临床能力。虽然国家强调要将师承教育贯穿中医药人才培养全过程，但中医药院校不可能取消班级授课制，也不可能完全采用师承制，只有两者有机结合，才能完成中医药人才培养根本任务。全程导师制能够取两种教学方式之长，更符合中医教学原则。实行全程导师制应根据教学内容和教学阶段的不同，采用大班上课与小班上课相结合、集体指导与个别指导相结合的方式，使课堂教学与师承授受有机结合，注重提高学生自主学习的能力，让学生学会学习，实现全面发展。

二、坚持理论教学与临床教学相结合

要将中医理论教学与临床教学相结合落实到教学的各个环节。这里的教学环节是指中医药人才培养过程的每一个教学环节，不仅仅指课堂教学。中医理论教学与临床教学相结合，是用理论指导实践，用实践验证理论，使学生从理论与实践的结合中理解中医药知识，掌握中医药技能，并在这个过程中学会运用理论知识举一反三地解决实践问题。以往院校的理论教学常常脱离临床实际，而师承授受则从教授理论之初就不离开临床。院校制教学的各个环节和各个阶段，将中医药学的知识体系分割开来，而只有将理论与实践结合起来才是培养中医药人才的有效途径。中医药理论来源于实践，反过来又指导实践并受实践的检验。对学生而言，他们所学的知识是经前人临床实践证明了的间接经验，而这些间接经验只有与临床实践相结合，并不断提高认识和实践能力，才能真正被掌握。中医药院校的教学原则要求理论联系实际，落实到教学上就是各个教学环节的理论教学均要与临床教学相结合。理论与实践结合得越紧密，学生的理论水平和临床能力就提高得越快。

要坚持理论教学与临床教学相结合，就先要搞好理论课教学，把理论知识讲透讲活，让学生把握其实质，这样才能有效指导临床。中医经典是中医理论的源泉，是中医理论体系的核心内容。中医"四大经典"《黄帝内经》《伤寒论》《金匮要略》《温病学》几千年来指导着中医临床实践，中医药院校的理论教学要以中医经典为主，要把中医经典理论讲深讲透，让学生掌握其精髓。

要做到理论联系实际，其一，必须将中医"四大经典"列为理论提高课，将教学重点放在四大经典产生的背景、源流、学术思想，以及对后世中医学发展的影响。可建立以"四大经典"为中心的中医基础理论课程群，以加深学生对经典理论的理解，进而有效地指导临床实践，实现理论与实践的有机结合。

其二，实现中医基本知识、基本理论、基本技能教学与临床实践教学的统一，通过"三基"教学紧密结合临床实践，进一步掌握六经、脏腑、卫气营血、三焦辨证理论及其对临床的指导作用，培养学生的中医思维和实际动手能力，既提升经典课程的教学质量，又提高中医基础理论临床应用能力。

其三，坚持"早临床、多临床、反复临床"的理念，把"三段式"教学进行整合，将临床课与临床实习合并，采取边上理论课边实践的方法，使理论教学与临床实践融为一体，相得益彰，改变先讲理论课然后再实习的做法。这不仅是中医师承几千年留下的宝贵经验，更是师承授受最有效的遵循。

其四，中医药院校教育的每个教学环节都应坚持"实践第一"的思想，把临床实践作为第一要求，无论是理论教学还是临床实践，抑或考核评价等，都要以实践为主导，用实践检验教学水平。

三、坚持统一共性教学与因人因材施教相结合

统一共性教学是指教学要根据学生的共同特性和社会需求，对全体学生提出的整体化的普遍要求。由于受专业教育的标准约定，中医人才培养要达到德、智、体、美、劳全面发展，使学生掌握专业必备的知识和技能，就必须进行统一共性教学。

因人因材施教是根据学生的个体差异与特质，有针对性地教学，使每个学生的志向、才能和特长都得到发展。

统一共性教学是保证教学任务顺利完成和人才培养规格的前提条件，因人因材施教是突出以学生为中心，进行个性化培养的依据。这也是大学教学因材施教与统一要求相结合的原则，两者相辅相成。

就中医教学而言，由于中医学科体系的多元性与独特性，中医药传承、创新、发展及现代化要求必须与多学科交叉渗透，中医学也必然通过现代科技手段挖掘原理，发展提高。中医药事业既需要大量合格的普通医师从事基

本的医疗服务，也需要多样性、个性化和创造性人才，服务中医现代发展。

坚持统一共性教学不但要按照党和国家的教育方针，使中医学人才得到全面发展，还要在教学过程中严格按照教学大纲组织教学，根据不同专业和教学计划要求，达到培养目标。同时要遵循教学规律，既不能迁就少数学生而降低标准，也不能为了满足拔尖学生而随意增加难度，超出标准要求。统一共性教学还体现在同一学科虽然专业方向不同，但都要系统掌握中医学基本理论、基本知识和基本技能。只有具备扎实的中医学理论基础，将来才能真正有所发展，更好地为社会服务；只有在统一共性教学的基础上贯彻因人因材施教原则，才能实现个性化教学，为学生提供更加广阔的发展空间。

坚持统一共性教学与因人因材施教，要求教师在落实培养目标的基础上，尊重学生的个体差异。教师要全面了解每个学生的性格特征、兴趣爱好、心理素质、学习要求等诸多个性因素，帮助学生建立适合本人个性特点的智能结构、学习方法和发展方向。教师要有针对性地进行教学，实行多样化和多种知识交叉渗透，让学生根据自己的需求进行选择。教师要帮助学生制定个人学习计划和学习方法，推荐有关参考书籍和资料，进行个别辅导，引导学生涉猎相关知识，掌握更多的技能。

坚持统一共性教学与因人因材施教，可考虑将学年制改为学分制，在时间和选课上给学生更大的自由，增加选修课比例，使学生按照自己的兴趣、爱好和特长选修课程，促进学生综合素质的提高和身心的全面发展。

四、坚持"仁心"与"仁术"相结合

中医学根植于中华优秀传统文化，其理论体系和思维方式与中华优秀传统文化一脉相承。中医学始终高扬"医乃仁术""医者仁心"的人文主义旗帜，是自然科学与人文科学的有机结合。

"仁"含有爱自己、爱他人、博爱之意。仁学是儒家的本质，"仁"也是儒学伦理思想的核心。孔子认为，"仁"不仅是一种道德情感、心理状态，也是一种主观修养境界。《孟子·离娄上》说"仁，人之安宅也。义，人之正路也"，把"仁"作为人的本质要求。"仁"在客观实践中表现为恭敬、忠于等道德行为。"仁"作为人的一种自觉行为，是内在修为不断提高的动力源泉。《孟子·梁惠王上》提出："无伤也，是乃仁术也。"医道也主张"无伤"，即西医伦理学讲的"不伤害原则"。

中国历代医家都以"医乃仁术"作为行医宗旨和基本原则。"仁"是"术"的前提，规定"术"的发展方向，并靠"术"来实现其宗旨和归宿。"术"是中性的，其结果的善恶标尺就是"仁"。"医乃仁术"是让授医者尊重生命，敬畏生命教学，要爱人、爱己、救人济世。而"医者仁心"是指习医者，当以仁心为德。庄子曰："医者，道之脉，仁之源也。"明代申斗垣说："夫医自上古以来，岐黄分于内外，实相表里，未有不以仁而施于道者也。"其说明了"仁心"与"仁术"的统一性。

现代高等中医教育强调知识传授与思想教育相结合，坚持知识教学与思想政治教育形成有机的整体，在教学中贯彻科学性与思想性相结合的原则。中医教学坚持"仁心"与"仁术"的统一，实质上是坚持知识传授的科学性与思想教育及道德教育的有机结合。教育是人的教育，是做人、立人的教育。"仁心"与"仁术"与社会主义道德观并不矛盾，目的是提高人的素质，达到全面发展。

中医教学强调"仁心"与"仁术"相结合，既体现了传统师承教育的特色，也是现代院校制教学必须坚持的教学原则。从古到今，人们都把中医视为"仁术"，而要施"仁术"，必修"仁心"。中医学的每门课程和知识体系都体现着"仁心"，只有坚持"仁心"，才能正确实施"仁术"。

"仁心"与"仁术"相互关联，相互支持，相互制约，推动着中医药人才成长。中医教育不仅是"成才"的教育，而且是"成人"的教育。"成才"就是通过教学，用人类优秀文明成果武装学生，使他们掌握中医的理论和技能，用于服务社会。"成人"就是用人文精神塑造学生，使学生懂得做人，懂得为人，完善自己。中医人才必须具备"仁心""仁术"，这是对中医药人才的基本要求。

五、坚持中医专业教学与文化素养教学相结合

无论是古代的师承教育、家传教育、官办教育，还是现代的院校教育，始终坚持专业教育与人文教育的统一。古代对中医药人才有很高的要求，要求"上医医国，中医医人，下医医病"；"留神医药，精究方术，不为良相，便为良医"；"传承医道，济世仁民，利济群生，修身立德"；"医德并修，医

文融合，医儒兼通，寓德于医"。同时强调习医与习文并重，援儒于医，以儒学作为中医药的重要内容，"既通医道，又明人道"。由此孙思邈强调："若不读五经，不知仁义之道；不读三史，不知有古今之事；不读诸子，睹事则不能默而识之；不读《内经》，则不知有慈悲喜善之德。"将医学与人文紧密结合，融入一体，是中医药人才培养的核心标志。

《古今医鉴·明医篇》进一步明确了人才培养要求。云："今之明医，心存仁义，博览群书，精通道艺，洞晓阴阳，明知运气；药辨温凉，脉分表里，治用补泻，病审虚实，因病制方，对证投剂；妙法在心，活变不滞，不炫虚名，惟期博济，不计其功，不谋其利，不论贫富，药施一例；起死回生，恩同天地，如此明医，芳垂万世。"

21世纪是人与自然、社会协调发展的时代，医学生人文精神的塑造既是当代教学质量的要求，也是中医教育可持续发展的必由之路。中医教育中的文化素养教育，并不局限于文化知识的传授，而是人的文化素质、文化修养和文化品位等的综合性教育。它是从医者一切素质的基础，对于人的思想品质、医道医术的掌握和运用均具有很强的渗透力和影响力。

中医专业教学与文化素养教学相结合是中医药学术传承的本质属性。中医学是科学与人文相结合的产物，教学将其贯彻其中是传承、创新、发展中医药的根本目的。高等中医药院校不断深化教育教学改革，通过加强通识课教学，增加经典和古籍等教学内容，实现了中医专业教学与文化素养教学的有机结合。同时强调每门课程和各个教学环节与文化素养教学有机结合。因为只有坚持中医专业教学与文化素养教学的统一，才能使中医教育与人文教育相融合，促进医学生树立正确的世界观、人生观和价值观，培养献身医学、救死扶伤、仁爱助人、廉洁勤俭、诚实宽容、严谨认真、乐学善思、自强不息、尊重他人、善于合作、甘于奉献的人文精神，最终形成良好的道德修养和科学素养，成为中医药事业的传承人。

六、坚持教师主导与学生主体相结合

教师主导与学生主体相结合原则是现代教育理念的重要组成部分。它强调教学过程中既要充分发挥教师的主导作用，又要充分尊重学生的主体性，使两者相辅相成，共同促进教学效果的提升。这一原则也是中医教学的基本原则。为了更好地体现教师的主导性作用，除继承传统师承教育的跟师实践，强化学生学思践悟、举一反三外，还要坚持以人为本的现代教学理念，要求教师从学科本位、知识中心的教书匠转变为学生学习的组织者和引导者，教学的重点由重知识传授向促进学生发展转变。

教师主导性与学生主体性相结合是教学过程中相互联系、相互作用、相互影响的统一体。中医教学中教师的主导作用关键在于"导"。

一是导向。即把握教学的目标方向和进程，科学设计教学方案，合理组织课程内容、讲授方法、实施教学等。二是引导。即使学生树立正确的学习动机，端正学习态度，激发学生学习中医学的兴趣，最大限度地调动学生的积极性，把引导学生如何学医做人贯穿教学始终。三是导教。即采用启发式教学，尤其是中医学中的抽象概念、理论不能强行灌输，而要因势利导，促其内化，注重传承。教学方法有问题中心教学法、情境教学法、体验教学法、案例教学法等。四是导学。即贯彻有效教学的"学习中心论"和"学会学习"原则，培养学生观察、记忆、想象等思维能力，注重智力和非智力因素的开发，使学生养成自主学习的习惯，实现"教是为了不教"的教学新理念。五是导创。即激发学生的创新创业意识，培养创新素质，营造有利于创新的环境，使创新成为每个学生可持续发展的素质和能力，以更好地适应当代医学发展和岗位的需求。

坚持学生主体性教学就是树立现代教学主体观，确立学生的主体地位，尊重学生的主体人格，培养学生的主体意识，满足学生的主体要求。在教学计划、课程安排、教学方法及考试考核等一系列教学和管理活动中突出学生的主体地位。

学生的主体地位主要表现在学生自主学习上。所谓自主学习，就是积极主动、有计划、有目标的以自我为主的学习。我国古代的家传师授特别强调学生自学，所谓"师父领进门，修行在个人"，读经典，背药性、方歌，跟师出诊，不定期考核是徒弟学习的常态。自主学习是现代高等教育区别于初中等教育的关键点，是大学教学改革的目标，因此中医教学强调将教师讲授为主转变为学生自主学习为主。

因此，在中医教学过程中，教师和学生需要共同参与、相互配合，形成一个紧密的教学共同体。教师为学生提供明确的学习方向指导，关注学生的学习动态和需求，学生积极响应教师的教学安排和要求，主动学习，提升学习效率，两者在互相促进中共同提升、共同发展。

七、坚持中医思维培养与创新能力培养相结合

中医思维和中医思维方法是中医学理论与方法的核心，是中国古代哲学及朴素辩证法的集中体现。中医思维和中医思维方法对于揭示人体生理病理现象及其疾病变化规律，对于指导预防、诊断、治疗都具有非常重要的作用。但中医教学曾在较长的一段时间忽视了中医思维培养，没能很好地贯彻中医思维对中医人才培养的特殊作用。

中医人才培养只有掌握中医思维和中医思维方法，才能真正学懂中医、弄通中医，才能在实践中将所学知识运用自如，从而提高临床疗效。掌握中医思维和中医思维方法是继承中医学术、正确诊治疾病的前提，是一名中医大夫的基本功。概括起来，常用的中医思维方法有整体思维、形象思维、变易思维、中和思维、动态思维、逆向思维、顺势思维、综合思维，等等。古代师承教育强调中医思维的养成，在人才培养过程中将其渗透在读经典、跟名师、做临床、悟妙道中，通过大量的临床实践，使学生形成中医思维，并在临床辨治过程中观察中医思维的利用程度。

创新能力是中医发展的重要动力，包括创新思维、创新方法和创新实践等方面。中医思维与创新能力在中医药发展中相互促进，共同推动中医药学术发展。中医思维为中医创新能力培养提供理论基础和创新灵感。

中医思维培养与创新能力培养相结合的实质，就是中医专业教学的常规性思维培养与创新能力培养相结合，它要求教师在教学中处理好两者的关系，使学生做到既善于传承又勇于创新。中医创新性思维培养，对于医学生继承和发展中医药学术具有重要意义。培养学生的创新能力，就是在教学中坚持掌握知识与发展智能相结合的原则，重视基础知识教学，培养学生学习中医学的兴趣，使其处于积极的思维状态，促进知识向智能转化，发展能力，提高思维水平，达到中医思维培养与创新能力培养的有机结合，提高学生的专业能力和综合素质。

八、坚持传统教学手段与现代教学手段相结合

教学手段是教学的组成要素，是师生相互传递信息的工具。目前，中医教学手段可分为传统教学手段和现代教学手段两种类型。

传统教学手段借助的是黑板、粉笔、课本、挂图、教学笔记、幻灯、录音等媒介，以及教师的一张嘴，教师讲课本、学生记笔记为主要教学形式。现代教学手段是指电、光、形、声结合而成的记录、储藏、传输和调节教育信息的教学手段。信息化社会的到来和科学技术的快速发展，为教学手段的现代化带来了重大机遇。现在数字音像技术、卫星广播电视技术、交互网络通信技术、人工智能技术和虚拟仿真技术的出现，使教学媒介有了新的特点，表现为教学信息显示多媒体化、教学信息处理数字化、教学信息储存光盘化、教学过程智能化和教学信息传输网络化。目前，多媒体技术和计算机网络已广泛用于中医教学。多媒体教学就是把教学内容通过图像、文字、动画、声乐等独特的表现形式，把教学内容组成有序、开放的信息集合体。多媒体教学从视觉、听觉等方面强化了课堂知识对学生的刺激，增强了学生对教学内容的感性认识，能够把抽象的、板书难以表现的内容采用形象、动态、音像并茂且可重复播放的形式表现出来，在有限的时间内增加了课程的信息量，使教学更加生动活泼，教与学双方更加轻松自如，激发学生学习的主动性和积极性。

要真正发挥互联网和多媒体的作用，还必须做到教学方法改革与课件开发紧密结合。新冠疫情后时代的到来，改变了人们的生活方式，也促使教学方法进行改革。线上线下结合与虚拟仿真的教学方式，打破了原有的班级授课、教师面授一统天下的局面，使传统教学手段与现代教学手段的有机结合成为常态，正确把握和准确运用好传统教学手段与现代教学手段已成为教学改革、提高教学质量的关键。

九、坚持传承精华与守正创新相结合

在中医人才培养过程中，传承、创新、发展始终在进行着，但论争从未停止，特别是教学活动的传承创新常成为论争的议题。国家颁布了《中华人民共和国中医药法》，中共中央　国务院下发了《关于促进中医药传承、创新、

发展的意见》，习近平总书记对中医药发展提出了"传承精华，守正创新"的要求，这就解决了传统中医教育与院校教学中先继承、后发扬，先整理、后提高的问题。这是一个对立统一的辩证过程，因为没有继承就没有创新，而继承与发扬、传承与创新的内容与方式多种多样，是对立、辩证、矛盾运动的统一体。中医学传承的内涵是取其精华，中医创新发展的内涵是坚持和遵循科学规律。

中医药高等教育坚持教学与科研相结合的原则，就是在教学过程中落实传承、创新、发展相统一的原则。中医教师要在教学中努力提高科研水平，既要有文献研究能力传承中医学，又要有实验研究能力创新中医学，还要有推进中医药现代化发展的能力，及时将科研成果引入教学，以科研反哺教学，提高学生的传承、创新、发展能力。中医教师要在教学中不断提出中医药学传承、创新、发展的新问题，引导学生自己提出问题，营造创新解决问题的情境，形成具有创造性的课堂气氛，使学生始终处于积极的探索状态，激发学生的创造力。同时中医教师要通过科研训练和实践，努力培养学生正确的科学态度，养成良好的科研品质及坚忍不拔的科学追求精神，以中医药历代名医名家为榜样，实现中医教学的传承、创新、发展。这是中医教学必须坚持的原则。正是因为中医教学始终坚持传承、创新、发展，才使中医药院校培养出一批又一批高、精、尖人才，有效推进了中医药现代化，并被世界所认可。

十、坚持职前教育与职后发展相结合

传统教育观念把人一生的教育分为两个阶段：第一阶段为职前教育，第二阶段为毕业后教育，将受教育时间与工作时间截然分开。随着经济和科技的快速发展，社会对劳动者的素质提出了更高要求，传统的一次性教育观念已无法解决在校有限的学习时间与无限增长的知识需求的矛盾。有调查显示，一个人在大学只能学到10%的有用知识，其余90%的知识要通过工作不断补充获得。当前，知识更新的速度在加快，知识"老化"的程度在加速。中医学作为医学科学，其理论体系和知识体系博大精深，学派众多各有所长，大器晚成、周期较长是中医人才成长的规律。而新技术革命加速了医学理论与技术的更新，中医学也要在继承的基础上，广泛吸纳现代科学技术和方法，使中医药理论和知识得以升华，这是中医药现代化和走向世界的必然选择。

　　中医药院校的中医教学不仅要按照培养目标要求培养中医药人才，还要与执业医师、执业药师考试相衔接，与岗位胜任力相呼应，通过教学的知识目标、能力目标、素质目标等培养学生自主学习的能力，使学生养成终身学习和终身追求职业发展的习惯，并将学校的职前教育与职后教育相结合，为未来成才奠定基础。中医药人才只有不断再学习，接受再教育，随时掌握科技发展新动态，不断吸收现代医学知识完善自己，把知识更新作为终身任务，才能不断适应时代需求。

第五章　中医教学主体

　　教学主体是指在教育活动中有意识地认识和作用于客体的人，与"教育客体"相对（《教育大辞典》）。教育理论界对教学主体的认识观点不一，主要有3种观点：一是指教育者，主要是教师，即"教师中心论"，以赫尔巴特等人为代表，认为教师在教学活动中起着主导作用。二是指受教育者，主要是学生，即"学生中心论"，以卢梭、杜威等人为代表，认为学生在教学过程中不是被动地接受教育，而是具有主观能动性，教师不过是指导者、辅导者。三是指教育者和受教育者。这种观点认为，教师和学生都是有主体意识的人，二者都是教学主体，只是在教学活动中的地位和作用不同。随着时代的进步，现代教育提出了"以学生为本"的观点，认为谁获取知识谁就是教学主体，以学生发展为本是现代教学观的核心理念。教育工作者应秉承"一切为了学生、为了学生的一切、为了一切学生"的教育理念，全员、全方位、全过程地开展教学工作，面向全体学生，做到因材施教，注重每个学生的成长，发展每个学生的个性。"以学生为本"的教育理念，将主体地位还给受教育者本身，强调在有效的教学工作中提升教学水平，加大创新型人才培养力度，促进学生全面发展。

　　在教学中，教师既是主导力量，又是促进学生接受教育、传递信息的主体，是主导与主体的辩证统一。学生是教学对象，是最主要的客体，更是学习活动的主体，是客体与主体的辩证统一。教师和学生是平等的个体，教师的"教"和学生的"学"都应是主动的、积极的，教师从学生的发展中获得满足感和成就感，学生有学习的需要，也从中获得乐趣。

　　中医教学活动是从师承教育模式下的拜师学艺开始的，一直延续到现代的院校教育，为中医药传承、创新、发展培养了大量人才。中医教学活动是由教师的"教"和学生的"学"共同构成的，如何正确理解教师和学生在中医教学中的地位与作用，树立正确的师生观，使教师"导"之有方、学生"学"之有效，是中医药高等教育值得深入研究的问题。

第一节　中医教师的专业发展

百年大计，教育为本；教育大计，教师为本。古人云："师者，教人以道者之称也。"（《周礼·地官司传序》）"师也者，教之以事，而喻诸德者也。"（《荀子》）"师者，所以传道、授业、解惑也。"（韩愈《师说》）"师者，人之模范也。"（扬雄《法言·学行篇》）这些多是从功能、作用和品行等方面来反映教师职业的某些特点的。近代教育家对教师的概念认识得更加全面，苏联教育家加里宁（Kalinin Mikhail Ivanovich）认为："教师这个词有两种含义，按狭义解释，是专门学科的讲授者；按广义解释，是有威望的、明智的、对人们有巨大影响的人。"英国哲学家培根（Francis Bacon）认为："教师是知识的传播者、文明之树的设计者。"《中华人民共和国教育法》和《中华人民共和国教师法》对教师的职责和使命做了明确的规定：教师是履行教育教学职责的专业人员，承担教书育人、培养社会主义事业建设者和接班人、提高民族素质的使命。教师不仅承担着培养人才的任务，还肩负着促进和提升国家科学技术水平和社会主义物质文明、精神文明建设的责任。

中医药高等教育教学改革对教师而言，既是挑战也是机遇。随着教育教学改革的不断深入，教师的角色也在发生转变，人们对教师提出了更高的要求，促使教师向专业化方向发展。中医教师的专业化发展是现代中医教育的重要议题，关乎中医教育质量和学生培养质量的提升，以及中医学的传承、创新、发展。

一、中医教师专业发展的内涵

教师专业发展又称"教师专业化"，于20世纪70年代提出，现已得到普遍认可，并成为教师发展的方向。教师专业发展是指教师作为专业人员，在专业思想、专业知识、专业能力等方面不断完善的过程，即从一般教师发展到专家型教师。教师专业发展强调教师是潜力无穷、持续发展的个体，把教师视为"专业人员"，要求教师成为学习者、研究者和合作者，并注重发展其个性和特长，使其潜质得以充分发挥。

中医教师专业发展是中医教育工作者为了提高中医教育质量，促进中医学传承、创新、发展而采取各种措施推动教师专业成长的过程。这一过程强调中医教师的教育素养、中医知识和技能的不断提升，目的是更好地引导学生传承发展中医学。中医教师专业发展有两方面的含义：一是将中医教师界定为专业，中医教师是专门从事教育教学的群体，在伦理、品质、德行、专业知识和技能等方面分别设立标准；二是指中医教师在自身的职业生涯中，通过培训和学习，维持个人成长的过程。除此之外，中医教师专业发展的内涵还具有鲜明的个性特征。由于培养对象是从事医疗卫生事业的高级专门人才，关乎人民的生命和健康，所以要求教师具备良好的职业精神，能够落实立德树人根本任务，培养出具有高尚道德情操的医学生。同时，中医教师还要有终身学习的自律，通过自主性学习，不断完善知识结构，更新专业知识，提高自身的教学技能，开展教学创新，在教育教学中把握主动权，引领、启迪和培养学生，提高学生的综合能力。

二、中医教师专业发展的内容

（一）专业理念

专业理念是指教师对其职业的认知及履行教育教学职责过程中应具备的信念、思想和观念。教师的专业理念是教师对教育活动的基本信念，以及对教育活动的目的、价值、原则和方法的基本看法。专业理念是教师职业素养的灵魂，直接或间接地调节着教师的教育教学活动。教师教学选择什么内容、采用什么方法、对教学对象持什么态度、有什么期望等都受其专业理念的影响。

目前，国内常提及的"专业理念与师德"包括4个方面的内涵。①对职业的认知。中医教师需贯彻党的教育方针，尤其是中医药教育的方针政策，遵守教育法律法规，理解中医药教育的意义，热爱中医药教育事业，具有崇高的职业理想和敬业精神；认同中医教师的专业性和独特性，注重自身的专业发展；具有良好的职业道德修养，为人师表；具有团队精神，能够积极开展协作与交流。②对学生的态度与行为。中医教师要关爱学生，重视学生的身心发展，保护学生的生命安全；尊重学生的独立人格，维护学生的合法权益，平等对待每一个学生；尊重个体差异，主动了解和满足学生的不同需要；信任学生，积极创造条件，促进学生自主发展。③对教育教学的态度与行为。

中医教师需树立育人为本、德育为先的理念，将学生的知识学习、能力发展与品德养成相结合，重视学生的全面发展；尊重教育教学规律和学生身心发展规律，为每位学生提供适合的教育；激发学生的求知欲和好奇心，培养学生的学习兴趣和爱好，营造自由探索、勇于创新的氛围；引导学生自主学习、自强自立，培养学生良好的思维习惯和社会适应能力。④个人修养与行为。中医教师需富有爱心、责任心、耐心和细心；乐观向上，热情开朗，有亲和力；善于自我调节情绪，保持平和心态；勤于学习，不断进取。

（二）专业知识

中医教师的知识结构一般包括医学专业知识、中医药文化知识与人文素养、中医教育教学知识。

1.医学专业知识

中医教师的专业知识是指与其教学相关的医学知识，扎实的医学知识是中医教师完成教学任务的基本条件。中医教师的专业知识有较强的系统性和层次性，这是由教学和学生的特点决定的，即人们常说的"一桶水"与"一滴水"的关系。医学生需学习哪些课程、内容和要求是什么，教学大纲都做了明确规定，然而中医教师的专业知识无论在深度上还是广度上都要远远超出教学大纲的规定范围。随着疾病谱的不断变化，中医教师不仅要谙熟中医经典、了解学科发展的最新成就，更需研究如何将中医经典、中医学科发展和中医思想传授给学生。

2.中医药文化知识与人文素养

中医学是科学与人文高度统一的学科，既有自然属性，也有人文属性。中医教师除具备丰厚的中医学专业知识外，还要具备广博的人文素养和中医药文化知识。从中医学术体系的构成看，中医学包括哲学思想（含方法论）、医学科学和医疗技艺三个层次，既有科学性又有技艺性。中医学在医理、医技、医文、医德等方面都有鲜明的美学特征，这是因为医和艺有着共同的哲学基础。"天人合一"既是医学理论的基石，也是中华审美的灵魂。自古就有"杏林多翰墨"之美誉，医学家深厚的文化底蕴与艺术修养、深邃的审美追求及医学家与艺术家相通的气韵、风格等，无不折射出古代医学教育中美育的特殊意义。这就要求中医教师既要有精深的中医专业知识还要有深厚的文化底蕴和美学熏陶。

3.中医教育教学知识

中医教师要有效地向学生传授中医学及相关知识，促进学生智力发展，完善医学生人格，树立"为医"的品德，还必须掌握学生的身心特点及发展规律，清楚医学生接受知识的特点和掌握知识的能力，擅于运用中医教学方法和技能。对中医教师而言，医学专业知识是教学的基本内容，教育科学知识是传授教学内容的必备工具。中医教师只有运用科学的教学方法，了解中医教学的客观规律，了解医学生的身心特征，才能有的放矢地促进学生主体作用的发挥，取得理想的教学效果，有效提升教学质量。

（三）专业能力

中医教师的专业能力是指中医教师在教育思想指导下，在已有知识经验的基础上，通过实践练习和反思体悟而形成的顺利完成教学任务的一系列教学行为方式和心智活动方式。

1."教"的能力

中医学的"教"是指教师尊重教学规律，科学设计教学目标和教学计划，合理利用教学资源和方法组织教学过程，营造良好的学习环境与氛围，激发学生的学习兴趣，通过多种方式有效实施教学，有效调控教学过程，引导学生独立思考和主动探究，全面发展学生综合能力。中医学的教学过程要求坚持"教师主导"与"学生主体"相统一。"教师主导"是指在中医教学过程中，教师的"教"与学生的"学"这对矛盾中，教师所处的地位和所起的能动作用，是指教师在教学过程中处于领导者、组织者和教育者的地位。教师的主导地位是由社会主义教育性质、国家的教育方针和中医教育教学的本质所决定的。"学生主体"是指教学过程中，学生与教材这对矛盾中学生所处的地位和所起的主动作用。医学生在学习并掌握教材知识的过程中，在教师的指导下主动学习，积极思维，消化课本知识为自我精神财富，在这一学习过程中学生是主体。

中医教师是中医学及相关学科知识的教授者，要求专业知识丰富，既懂得教育教学规律，又具有丰富的教学经验，能够科学设计教学内容，采用独有的教学艺术"教"学生。

2."育"的能力

中医教师需具备"育人"能力。教书与育人相统一是教学过程中一条重要规律。它既是中医教师传授书本知识的过程，也是对医学生实施思想品德教育的过程，是传授专业知识与思想品德教育相结合的过程。教书育人这是中医教学的必然。首先，教学过程以实现教育目的为指向，通过传授书本知识来培养人和教育人，既教又导。其次，中医教学内容包含大量的人文与道德元素，"医乃仁术"，因而中医教学要引导学生形成一定的思想观点、道德品质，并用这些观点和品质去认识和理解医学专业知识，两者互相渗透、互相促进，不可分割。再次，在中医教学过程中，师生的知识、能力、思想、情感、意志、性格等必然会相互影响，如教师对学生的言传身教、潜移默化作用，学生对教师的鼓励和促进作用，即师生双向的相互作用。教书与育人始终是相统一的，医学生学习相关知识的同时，教师总会自觉或不自觉地对其思想感情、立场观点和意志行为等施加一定的影响，医学生也会受到一定的品德与思想政治教育。

在教学过程中，中医教师需正确认识教书与育人的规律，遵循国家的专业设置和培养目标等相关要求，在传承和传播中医学及医学相关知识和技能的同时融入思政元素，加强医学生的品德教育，培养医学生的中医自信和文化自信，既教书又育人，既教又导，将传授知识与育人相统一，帮助学生树立科学的世界观、人生观、价值观，培养全面发展的高素质医学人才。

3.科研能力

随着医学科学与技术的快速发展，中医教师只有具备一定的科研能力，才能符合时代与职业要求。中医教师需运用自身丰富的中医学及医学相关知识、医学技术等优势，积极开展或参与医学科学研究，对人类难以攻克的疾病进行深入探索，找到更好的治疗手段与方法，研发出新药。在开展科学研究的过程中，中医教师需及时了解医学发展动态，不断提高学术水平和诊疗能力，并及时将研究成果和前沿知识引入教学，实现科研反哺教学，拓宽学生的视野，激发学生的研究热情与潜能，丰富教学内容，培养医学生的科研思维和科研能力。

4.继承与传播中医文化的能力

中医教师肩负着继承与传播中医文化的重要使命。中医学富含人文文化、人文精神，中医教育与人文教育始终是融为一体的。中医教师需将中医学专业知识与中医药人文知识融贯渗透，引导学生建立"传道、修身、济世"的中医价值观和以"人命至圣"的中医神圣感，将理想与使命紧密结合起来，培养医学生形成正确的医学道德观，促进医学生身心健康发展，将医德与自身素养提升到新的高度。中医教师在授业中需将人文精神、哲学思想、方法论融贯于各学科教学中，以张仲景、孙思邈等大医精神激发医学生的职业道德感和民族自豪感，并通过言传身教，传承中医药文化，推动社会精神文明进步。

（四）专业态度与专业动机

1.专业态度

专业态度是指中医教师对中医教育教学工作所表现出的长期性和稳定性观念。专业态度通常决定并影响教师所从事的专业活动行为，并在教育教学活动中得以表现。教师的专业态度不仅受个人兴趣、自我期望、能力、价值观等方面的影响，也受到教师本人对教师这个职业认知的影响，包括工作环境、福利待遇、未来发展机会等方面的认知。除此之外还会受社会因素的影响，如教师的社会地位、认可程度都在一定程度上影响着教师的专业态度。教师个人的工作责任感，如对个人能力的提升、对医学人才培养的责任、对国家教育发展的信任都有助于教师树立稳定的专业态度。

中医教师对教育工作的稳定性态度，能够坚定其专业信念。中医教师对中医药的浓厚兴趣、对中医教育事业的热爱、对中医教育的认知，以及社会对中医教师的要求，都有助于其树立正确的教师观。而正确的教师观，能够促使中医教师保持坚定的责任感，激励其不断提升教育教学能力、现代教育技术能力和科研能力，胜任教育教学工作，逐渐形成终身从教的意向。稳定的专业态度，有助于教师树立正确的学生观，在教育教学中坚持以学生为本，促进学生全面发展，实现对个人和社会的责任。

2.专业动机

专业动机是教师选择将教师作为自己职业的基础和出发点，是教师职业生涯规划的起点。专业动机直接引起并维持教师从事教育教学的活动，是实现一定教育目的和一定培养目标的内在动力。美国哈佛大学的研究表明，个体在工作情境中的三个动机为权力动机、成就动机和亲和动机。这三个动机也表现在中医教师的教育教学工作中。中医教师对教师权力动机的认识，有助于其通过中医教学成长为一名优秀的教育工作者。较强的成就动机能使中医教师有很强的"自我效能感"，从而努力工作，不断追求，实现培养优秀中医人才的目的。

专业动机能够激励中医教师主动利用各种机会学习中医教学方法与策略，通过教学设计、教学实践提高自身的综合能力，在注重传承中医药知识与技能的同时，积极学习现代教育技术，提高教学效率；主动参与中医教育研究和医学科学研究，提高科学研究能力，并将其反哺于教育教学，实现成为优秀教师的专业动机。专业动机能够激励中医教师自愿利用业余时间学习所教学科的专业知识及相关学科知识，提高教学技能，培养学生的综合能力，促进医学生全面发展。专业动机还能促使中医教师主动收集和分析相关教学信息，不断进行教学反思，认真探索和研究教育教学中的问题与现实需要，制定专业发展规划，参加专业培训，不断提高自身的专业素质。

三、中医教师专业发展的特点

（一）多样性

高等院校历来是更新知识、创造知识的基地，中医教师除肩负着为社会源源不断输出中医人才的重任外，还担负着医学科研工作，其工作的复杂性决定了中医教师专业发展的多样性。

（二）自主性

随着高等院校对教师队伍要求的不断提升，中医教师的学历水平普遍较高，中医药院校作为医学知识传承和创新的发源地，中医教师更容易接触中医学术发展前沿，这种优势有利于中医教师的专业发展。中医教师教授的对象是思维活跃、朝气蓬勃的医学生，他们有较强的创新意识及思维能力，较易接受新的思想及知识，这便倒逼中医教师要不断接受新事物，不断追求前沿知识，拓展知识领域，开阔视野，自主学习，促进其专业发展。

（三）持续性

教师专业发展是一个持续不断的循序渐进的动态过程，且贯穿于教师的整个职业生涯，因而中医教师的专业发展既是一种状态，又是一个持续不断深化的过程。社会与科学的发展，新知识、新技术、新手段的不断涌现，对中医教师提出了更高要求，要求中医教师必须树立终身学习理念，持续加强学习，主动参与继续教育和培训等，不断完善知识结构，实现专业发展目标。

四、中医教师专业发展的范式

教师专业化范式，是指促进教师专业化发展的一些基本取向、模式、视角和看法，它不是具体的方法技术，而是整体性、原则性架构。教师专业化范式有不同的分类，从教师"专业基础的形成与发展"角度，可分为外在客体式和内在主体式两种，或称知识技能训练范式和实践反思范式。前者强调教师通过外在的专业知识、理论学习和技能训练形成和发展专业化，后者强调教师通过自主实践、反思而形成和发展专业化。从教师专业赖以发展的"场域"看，教师专业化范式可分为个体取向和群体取向（生态取向）。前者认为教师专业发展的关键是个人努力，后者则更看重教师群体的作用。随着人们对教师专业化认识的转变，尤其对"实践性知识"的再认识，超越技术，回归教师专业化的本真状态渐成共识，内在主体式与生态取向构成教师专业化的两翼共生共长。

专业特质决定着专业发展范式，不同的专业化范式体现了对教师专业发展的不同要求。中医学是一门实践性很强的学科，在几千年的师承教育中从未脱离临床实践。"师"带"徒"临床诊病，师导徒学，师验徒悟，师徒共勉，不泥古训，博采众方，形成了各自流派，为中医学的传承发展和创新作出了不可磨灭的贡献。《黄帝内经》以互问互答的形式阐释医理，学术争鸣者之间实现了经验、精神、意义和智慧的共享，使中医学得以传承几千年而不衰。在师承教育模式下，历朝历代均涌现出无数名医大家。中医学体系包含医、文、哲、史等知识，强调"凡大师者，必修经、史、子、集"，知"古今之事"，行"仁义之道"，怀"慈悲喜舍之德"。古有"医不三世，不服其药"之说，这是对中医学传承性和实践性的一种表达，也是中医学对历代医家的内在要求。因此，为师者要在已有经验的基础上，不断学习并自主建构，形成自身的实践性知识，实现主体性发展。同时，师者又要通过学术争鸣，与各家学说、各个门派之间进行合作，分享经验，实现交流性发展。中医师者在临床经验的传承中，通过交流与体悟，实现专业发展。

中医学的社会性与医理融为一体，强调"医乃仁术""仁术济世"；"上医医国，中医医人，下医医病"；医者要"济世，活人，报国，修身"。医者在成才之路上要"精勤不倦""博采众方"，要做到"医贵乎精，学贵乎博，识贵乎卓，心贵乎虚，业贵乎专，言贵乎显，法贵乎活，方贵乎纯，治贵乎巧，效贵乎捷"。这些要求促进了中医教师的专业发展，并逐渐转变为教师自身的成长，促进了理论学习与临床实践的交融。中医师承教育中教师的专业发展范式对现代中医教师专业发展具有一定的示范性和现实性，为现代中医教师专业发展提供了借鉴。

五、中医教师专业发展的策略

（一）完善教师准入机制

教师准入制度是一个国家"为保证教师教育质量，对教师的基本素质、入职条件及入职程序所制定的行为准则"。我国从1998年开始实施教师资格认定，加强了对教师的管理。《国家中长期教育改革和发展规划纲要（2010—2020年）》提出，要完善并严格实施教师准入制度，严把教师入口关。教师是立教之本、兴教之源，中医药院校要不断完善教师选聘机制，选择高素质的教师。要打破人才评价的"唯学历论"，坚持学历与能力相结合，除要求中医教师具备过硬的中医学及相关学科的专业知识外，还要具备较强的教学能力和专业技能，有良好的政治素质和品德修养，这是中医教师的基本条件。此外，中医教师还必须具有资格证，并经过试用，期满后，经综合考核师德师风、专业能力和教学能力后，方可确定是否转正。

（二）强化师资培训

1996年4月教育部颁发了《高等学校教师培训工作规程》，中医教师培训工作不断尝试新的方式，通过全国高校发展联盟等组织，依托学校教师工作部或教师发展中心等部门，将中医教师专业发展纳入工作重点，立足国内，在职为主，充分利用现代信息技术建立教育资源云服务体系，帮助中医教师自主学习，助力中医教师专业化发展，逐步形成"政府宏观指导，培训机构依法施训，教师自愿学习"的机制。

中医教师多为中医药院校毕业，未系统学习过教育教学理论和接受过教学技能训练，因而教学技能相对薄弱。教学管理部门和教师发展中心需加大对中医教师的培训力度，按照岗位职责要求，科学设计培训内容，提高中医教师的教学能力和综合素质，并将培训常态化，为教师专业化发展奠定基础。

（三）鼓励教师开展科学研究

教师的教学科研能力是教师立足自身、实现专业发展的需要，是学校可持续发展的重要条件，也是学校提高教学科研水平和教学质量的关键。中医药院校不仅要重视中医教师开展自然科学研究，还要鼓励教师开展教学研究。要组织教学研究项目申报工作，为中医教师提供教学研究平台，在政策和资金方面予以支持，鼓励教学创新，提高中医教师开展教学研究的实效性。同时，积极推进教学成果转化，实现科研反哺教学，使中医教师形成自己的教学风格，逐渐成长为教学名师。

（四）激发教师专业发展内驱力

教师专业发展的关键在于激活教师的自我发展意识，并在此基础上自我规划、自觉反思、自主学习，并内化为不断进取的内驱力。激发专业发展内驱力是中医教师专业发展的核心，中医药院校要主动思考，建立健全激励机制，提高教师待遇，保证教学的中心地位，引导教师将更多的精力投入到教学当中。要采取声誉激励机制，如国家启动的"长江学者奖励计划""优秀青年教师资助计划""留学回国人员科研启动基金"等，中医药院校开展的"教学名师评选""优秀教师评选""教师教学新秀""中青年教师教学优质奖评选"等，这些都是激发教师教学积极性和内在驱动力的有效措施。中医药院校要将业绩考核与职称评定、岗位晋升、评先选优挂钩，建立合理、多维的人才评价和奖励机制，让教师的人生价值得以充分体现，有获得感和存在感，激励教师努力实现自我发展。

（五）遵循教师发展规律

1.坚持教育内容与教育形式相统一

教育内容决定教育形式，也决定中医教师专业发展范式。中医学专业有其特殊性，完全照搬西医教育模式已不能满足中医教育的需求。中医教师的专业发展需注重传承历代中医名师的人生观、知识观和学习观，除传承中医学相关知识外，还要传承师承教育的特色，实现内容与形式的统一，实现中医教师的科学发展。

2.坚持外在规定性与内在主动性相统一

国家对教师专业发展制定了很多政策法规，但关键要靠教师内在主动性的发挥，只有自上而下、由外到内，才能使教师提高专业发展自觉，发挥内在主动性。内在主动性的发挥是中医教师专业发展的基本动力，因为教师是专业发展的主人。中医药院校要为中医教师专业发展制定符合实际的规划，促进教师自觉、主动和可持续发展。

3.坚持个性化与合作交流相统一

巴特勒（ButlerD.L）指出："教师学习教学的过程以及教师专业知识的建构首先是一种社会性的交往和对话活动，教师不是在真空中建构知识，他们的知识、信念、态度和技巧是在一定社会文化情境中形成的。"教师的专业发展需要同行、学生、家长、专家和行政人员共同合作，这是教师实现专业发展的必要条件。因此，教师专业发展需要个性化与合作交流相统一。

4.坚持实践性与情境性相统一

中医教师专业发展的实践性包括教学实践和临床实践。中医研究对象的特殊性决定了实现中医教学目的较其他自然科学难度更大，这也决定了中医教学的特殊性，即中医教学内容的整体性、综合性、实践性及教学形式的多样性。中医学历来重视实践教学，注重情境下的交流与体悟。中医教师只有依托具体情境研究教育理论和教学方法，才能提高教学效果，激发学生的学习热情。只有实践性与情境性相统一，互为补充，中医教师的专业发展才有生机。

第二节　中医学生的素质提升

中国古代称学生为弟子，之后又有太学生、监生、贡生、廪生、生员或从学者等称谓，明清科甲出身的官员对主考官亦称学生。学生在古代也是一种自我谦虚的称呼，多用于晚辈对长辈请教或学习或尊师等行为。学生亦称学子，《诗经·郑风·子衿》曰："青青子衿，悠悠我心。"《毛诗故训传》云："青衿，青领也，学子之所服。"从广义上讲，学生也指学习他人东西的人，接受他人的教导并帮助传播和实行的人。"学生"一词还强调了学生的责任，即先学而后生。老子讲，"道生一，一生二，二生三，三生万物"。这里的"生"是生、化的意思。作为学生，应先学而后生，不仅要学习、领会老师的知识和智慧，还要在此基础上有所升华、有所提高。中医学生是指在中医药院校学习的各类中医学相关专业的大学生。他们刚刚步踏入大学，思想活跃，但对大部分医学生来说，成为一名医生是心中难以割舍的梦想。

一、中医学生综合素质的内涵

大学生的素质是综合性的，目前，对大学生所具备的素质已达成广泛共识，包括思想道德素质、业务素质、文化素质、身体素质和心理素质等，这是高等教育人才培养的共性要求。但就中医药高等教育而言，中医学生的培养有其特殊性。中医学生毕业后要从事的是医药行业，肩负着治病救人的责任，"健康所系、性命相托"的医学誓言，决定了中医学生与其他院校的学生有明显不同。中医学生的综合素质主要包括思想道德品质、学习能力、沟通交流能力、创新能力、实践能力、综合分析能力等。

中医学强调医者的道德修养，强调怀"慈悲喜舍之德"，行"仁义之道"，这正是中医教学活动必须传承和注重的。学习能力是中医学生通过不断学习总结而获得的方法与技巧，是其他能力的基础。中医学知识体系包括中医学、中药学、经络学、康复学等诸多知识，只有具备较强的学习能力，才能学好各类知识，成为对社会有用的人。沟通交流能力是中医学生在情感、价值取向和意见观点等方面的沟通和交流本领。未来要成为一名医务工作者，就要具备良好的沟通能力，与患者建立和谐的医患关系，更好地为患者服务。创新能力是指中医学生需具备创新思维。随着社会环境的变化，疾病谱也发生了变化，这就要求中医学生要突破固有思维，灵活解决实际问题。中医学实践性很强，它要求中医学生必须具备很强的实践能力，早临床、多临床、反复临床，通过实践，体悟老师的经验，并将其转化为自己的能力。综合分析能力是指中医学生要具备综合运用所学知识和技能解决复杂问题的能力。

二、中医学生综合素质提升的路径

（一）认识中医学生的本质特点

了解中医学生的本质特点是中医教育成功的前提。中医教师要完成培养中医学生的使命，做到以学生为中心、一切为了学生、为了学生一切，把学生培养成合格的"大医生"，就必须了解其特点和身心发展规律。

1.中医学生是发展中的人

刚刚踏入校门的医学生，其生理和心理发展尚未完全成熟，具有很强的可塑性。一方面，中医学生具有很大的发展潜力。在中学至大学阶段，他们的身心发展迅速，思维活跃，视野开阔，可塑性很强；另一方面，中医学生有自身发展需要。他们对外界表现出浓厚的兴趣和旺盛的求知欲，希望通过自身努力实现梦想，因而中医教师在教学过程中，既要了解中医学生的发展潜力，又要把握中医学生的发展需要，促使他们在发展中走向成熟。

2. 中医学生是具有主体性的人

中医学生既具有自然属性，又具有社会性和主体性。马克思指出："人的本质并不是单个人所固有的抽象物，在其现实性上，它是一切社会关系的总和。"中医学生在各种社会因素的影响下成为社会的人，具有社会关系所决定的社会性。在社会因素的影响下，中医学生会做出不同的选择和反应，体现出其主体性。主体性即主观能动性，包括独立性、选择性、创造性和自我意识等。中医学生的主体活动是根据自我调节水平对内外刺激进行有意义的构建过程，是其发展的源泉。因此，中医教师需注重调动学生的学习自觉性和积极性，引导他们主动参与教育教学活动，发挥他们在教育教学活动中的主体作用。

3. 中医学生是完整的社会人

中医学生并非是单纯、抽象的学习者，而是富有个性的完整的人。中医学生的学习过程并不是单纯地接受知识和训练技能，而是伴随着交往、创造、追求、选择、意志和各种情感等的综合活动，需要整个身心全面参与。因此，中医教育不能仅仅把学生作为受教育者或学习者来对待，而应当把学生作为完整的社会的人来对待，既要培养中医学生专门的知识和技能，也要培养其道德情感、行为习惯和身心素质；既要着眼于"成才"，也要致力于"成人"。

4. 中医学生具有个体差异性

每个个体都有其独特性，这种差异称为个性差异，即个性。它具有主体性、独特性、社会倾向性和完整性等特征。在中医教学中，教师需尊重学生的个性，根据每个学生不同的兴趣、能力、气质和性格特点因材施教，让每个学生的个性、心理品质和能力等都能得到长足进步，培养具有独特个性和创造性的中医人才。

（二）确立中医学生的主体地位

在教育教学活动中，学生是教育的主体，是主动的探索者，所有的教育教学活动都要服务于学生主体，充分调动学生主体的自觉性，引导学生积极主动参与教育教学活动，确立其在教育教学过程中由教到不教、由受教育走向自我教育的主体地位。

中医教师需坚持以学生为中心，充分调动学生的主观能动性，相信每个学生都有主动发展的愿望，"寓教于乐""寓医于德"，采取友爱、诚恳、友善的态度，对学生始终如一，引导学生发现自身特长，通过鼓励、表扬让其感受到成就感，从而增强自信心。同时，营造积极向上的氛围，形成良好的师生关系，促进学生学习质量的提升。

（三）认识中医学生的独特性

中医学生不仅是发展中的人，而且是具有个体差异的人。中医教育要承认、尊重和接受学生的个体差异，认识其独特性，为学生发展创设良好的教育条件，鼓励学生发挥特长，发展个性，使学生学会做人、学会生活、学会学习、学会发展。

学会做人，即通过思想政治教育、行为规范训练，在校纪校规及社会道德的约束下提高学生的思想品德修养，使他们做一个堂堂正正的人。学会生活，即培养学生养成良好的生活习惯，学习必要的生活常识，掌握生活自理能力、独立谋生能力和经受挫折并不断奋进的能力。学会学习，即培养学生善于发现问题、提出问题、解决问题的能力，引导学生从学习中得到乐趣，变不愿学为乐学、好学。学会发展，即鼓励学生充分发挥自己的特长，培养创造性思维和人格。正如苏霍姆林斯基所说的："教师要帮助学生在无数的生活道路中，找到一条能鲜明发挥他个人的创造性和个性特长的生活道路。"

（四）多维度培养中医学生的综合素质

中医学生的素质培养是中医高等教育的任务。素质教育不是单一和孤立的，而是一个多因素、多层次、多形式、多向量、多功能的多维结构体系。在这个体系中，各要素之间相互联系、相互影响，因而中医学生的素质培养也是一个全方位、多维度的系统工程。

素质教育包括思想道德素质、业务素质、科学文化素质、身体素质和心理素质。这些要素不是孤立的，而是相互作用、相互影响、相互渗透、相互联系的有机整体。只有加强对中医学生进行德育、智育、体育、美育、劳育综合素质教育，才能培养出符合社会需要的中医专门人才。

素质教育包括他育（学校教育、社会教育、家庭教育）和自我教育，两者之间相互影响。很多知识，特别是人文社会科学知识，需要自己去体会、理解和认同，然后融会贯通，内化为自己的东西。素质教育可分为第一课堂、第二课堂和第三课堂。第一课堂是素质教育的主阵地和主渠道，以传统的课程教学为主；第二课堂是指通过多种活动项目和活动方式，综合运用所学知识，开阔学生视野，提高创造力，是素质教育的重要阵地；第三课堂是指隐性课程与文化对学生的影响。中医教育教学活动，不仅要抓好第一课堂，也要重视和搞好第二、第三课堂，形成和谐共生、相互促进的完整的课堂体系，推进中医学生的素质教育。就中医学生而言，素质教育既包括医学知识学习，也包括实训实践，是一个连续的过程，应做好衔接，合理安排教学进度，使学生的综合素质得以提高。

（五）实行发展性教学

传统教学向现代教学发展是社会进步的必然。中医传统教学模式，无论是教与学还是讲和练，都只重视知识的传授，强调学生死记硬背，虽然也注重提高教学质量，但却忽视了根据学生个性特点因材施教，忽视了学生能力的培养。随着教育教学模式的变化，以知识武装学生已满足不了时代需要，教师必须在传授知识的同时，注重发展学生的智力、能力、情感、意志、性格等个性品质。苏联著名教育家、心理学家赞科夫（1901—1977年）提出了"教学与发展"的新教学思想。他提出，教学要以"尽可能大的教学效果促进学生的一般发展"，即促进学生的个性发展。美国心理学家、教育学家杰罗姆·布鲁纳（1915—2016年）也十分重视发展性教学，提出教学在于促进学生掌握"知识结构"，"帮助每个学生获得最好的智力发展"。目前，发展性教学已成为学校教育的主流，正如苏联一位教育学家所说的"发展性教学已经成为现代学校教学的中心课题了"。

中医教学既是向学生传授医学知识和技能的过程，也是促进学生智能发展的过程，更是学生个性发展的过程。为了有效开展中医教学，必须处理好以下几个关系。

1.处理好传授知识、技能与发展智力、培养能力的关系

中医教学中，知识、技能和智力、能力之间是相互依赖、彼此制约和促进的。智力、能力是掌握知识的条件或"武器"，知识、技能是发展智能的基

础或"粮食"。离开智力和能力，掌握知识和技能将无从谈起；智力和能力水平低下，则知识和技能将很难掌握。相反，离开了知识和技能，发展智力和培养能力也是枉然；如果知识缺乏，则智能发展也要受到影响。因此，中医教学要处理好两者关系，做到既重视传授知识，又注意发展智能；通过传授知识来发展智能，以发展智能为着眼点来传授知识。

2.处理好传授知识、技能与发展个性的关系

中医教学中，学生对知识的掌握程度与非智力因素等个性品质密切相关。掌握知识、技能有助于个性因素的发展，而个性因素的发展又能促进知识、技能的掌握。学生对教师的情感可以直接转化为学习动力，激发学生学习这门课的兴趣和热情。列宁说："没有'人的情感'，就从来没有也不可能有人对于真理的追求。"如果学生有很高的学习热情，就会不知疲倦地学习知识和技能。其中意志力在掌握知识和技能的过程中也有非常积极的作用。中医学知识繁冗复杂，只有拥有坚强的意志力，才能做到刻苦钻研，排除干扰，有效掌握知识和技能，从而取得优异成绩。

3.处理好发展智能与发展个性的关系

中医教学既能促进学生的智能发展，也能促进学生的个性发展。智能与个性互为因果、互相促进。智能是个性发展的前提或基础，良好的个性又是智能发展的必要条件。一个智能水平高的学生，如果其情感、意志、性格等个性因素没有得到发展，那么他的学习能力和成绩就会受到影响。相反，一个智能水平中等的人，如果性格坚强、学习热情高，也能促进学习能力和成绩的提高。因此，中医教学既要注意发展学生的智能，又要重视培养学生的个性。

（六）注重培养学生的中医思维

中医学是"以中医药理论与实践经验为主体，研究人类生命活动中医学、健康与疾病转化规律及其预防、诊断、治疗、康复和保健的综合性科学"。中医思维是中医学的灵魂，构建中医思维，有助于探明中医学的特点和内在规律，从而有效指导实践。中医思维方法是以整体观为指导，以辨证论治思维方法为核心的医学方法论体系，主要包括整体论的认识论；"司外揣内"的功能观察和"取类比象"的逻辑推理的唯象思维方法；在医疗实践经验基础上形成的"灵感"。中医教师需通过教学，培养学生建立中医思维。

1.重视传承经典，法古求新

中医学是中华文明的产物，具有连续性和民族性等特征，重视经典传承，是学生建立中医思维的有效途径。中医经典，如《黄帝内经》《伤寒论》《金匮要略》及温病学、各家学说等著作，包含着广博的中医学知识，蕴含着丰富的中医学思想。中医教师只有坚持经典传承，才能逐渐使学生建立起中医思维。与此同时，还要注意"法古求新"。所谓"法古"是指对中医学理论与经验的继承；"求新"是指中医学与传统文化一样要发展、要更新、要创造。"法古"而不泥古，尊经不必宗道；"求新"而不能离经，即不能离开继承而创新。中医教师在教育教学过程中应始终贯彻法古求新原则，坚持继承与发展并重，在传授经典的同时，帮助学生建立中医思维。

2.重视临床，体会医哲相融的医理

医哲相融是中医学的特殊属性。阐明哲理，方能讲清医理，这是中医教学不可违背的客观规律。例如，将传统哲学中的"一分为二"和"致中和"思想用于中医理论，正确理解中医学中的正与邪、虚与实、寒与热、表与里、阴与阳，理解"太过"与"不及"，采用针对性治疗手段，使机体的偏颇归于"中和"与平衡。

中医教学的目的除注重学生中医思维的培养外，还需重视临床能力的培养和动手能力的提高。中医理论来源于防病治病实践，是由实践获得感性知识，然后再形成理论，与西医学用实验方法解释医理并指导防治实践不同。因此，中医教师需强调理论联系实际，通过实践，加深学生对理论知识的理解，提高学生的动手能力。只有坚持医哲相融，才能帮助学生理解中医学的本质。离开临床实践，学生是不能深刻理解中医学的基本理论的。

3.树立终身学习意识，不断完善自我

中医教师需培养学生树立终身学习的理念，重视继续教育。社会与科学的发展，新知识、新技术、新手段的不断出现，对临床医生诊断、治疗及认识疾病提出了更高要求。中医学中蕴含着大量的医学知识与人文知识，中医学生只有树立终身学习的理念，在掌握中医药理论知识的基础上，不断发展创造力，才能适应医学科学的发展需要。

第三节 中医师生的关系

教育是师生交往的过程，处理好师生关系，是保证教育质量的关键。良好师生关系的建立是获得理想教学效果的基础。

一、中医师生关系的内涵

对于师生关系，不同学者和书籍可谓见仁见智。《中国大百科全书·教育卷》的定义："师生关系是教师和学生在教育教学过程中结成的相互关系，包括彼此所处的地位、作用和相互对待的态度等。"《教育辞典》的定义："师生关系是教师和学生相互作用的性质，以及师生相互对待的态度。"就微观而言，师生关系主要指教师与学生在教育过程中的直接交往和联系，包括教育关系（为完成教育任务而发生）、人际关系（以满足交往而形成）、组织关系（以组织结构为表现形式）、心理关系（以情感认识等交往为表现形式）。良好的师生关系不仅能为顺利完成教学任务提供保证，更是教育教学活动中教师及学生价值和生命意义的具体体现。

中医师生关系是指在中医教育教学过程中，中医教师与中医学生之间建立的特殊关系。它是以传承中医教育赋予的目标为目标，在师者与习医者之间通过"教"与"学"的交流活动而形成的关系体系。它包含了诸多的内涵和要素，旨在传承、发展和维护中医学的知识和传统，这种关系不仅对学生的职业发展具有深远影响，也对中医学的传承和创新发挥着关键作用。

二、中医师生关系的表现形式

（一）教育关系

中医药院校教师与学生之间的教育关系，是在中医教育任务、课程计划、学校规章制度和其他行政措施指导下形成的一种特定关系，是师生关系最基本的表现形式，是其他师生关系的基础。师生间的教育关系主要表现在从事中医教师的"教"与中医学生的"学"。在教与学活动中建立良好的师生关系，主要取决于教师需树立以学生为本的思想，真正做到一切为了学生、为了学生的一切，充分发挥教师的主导作用。中医教师必须充分了解学生的实际，反对主观、盲目地教学；必须充分调动学生学习的主动性、积极性，反对注入式教学；师生之间要平等协作，反对压制教学民主。只有这样，师生间才能建立良好和谐的教育关系。

（二）心理关系

心理关系是在师生交往中形成的，其中教师起着决定性作用，中医教育教学活动中的师生心理关系，包括认知和情感两个方面。

师生间的心理关系是建立在认知基础上的。学生希望得到教师的关注、鼓励和表扬，具有向师性，愿意尊重教师、信任教师，服从教师的教导。对此，教师需多给学生以积极、肯定的评价，强化学生积极向上的信心。学生则通过与教师交往，认识自己的老师，并对其做出评价。

（三）情感关系

师生间的情感关系是师生关系的重要方面。教师对学生充满爱的情感，可以使教师形成良好的心态，激发工作热情，从而克服困难，开展创造性工作。教师对学生的正向情感，能够转化为学生主动学习的动力，赢得学生的爱戴和尊重，激起学生对教师的亲近感、信赖感，使师生关系更加协调。教师只有主动接近学生，不断满足学生的合理需求，才能建立真诚和谐的师生关系。

（四）道德关系

道德关系是指教师与学生在中医教学中所确立的有关行为规范和道德准则方面的关系。它具体表现在尊师爱生，这是师生道德关系最准确、最生动的概括。教师热爱学生是最基本的道德品质，是师生沟通的纽带。师生在交往过程中渗透的道德内容，最终都集中反映在教师热爱学生这个根本上。学生道德行为的集中体现是尊师。学生只有从内心尊重教师，才能使自己在思想和学识上不断进步。尊师又可激发教师献身教育事业的积极情感，使其更加热爱学生、关心学生。总之，尊师爱生是中华民族的传统美德，是衡量师生道德水平高低的重要标志。

（五）师徒关系

几千年来，中医学靠师徒授受的教育模式得以薪火相传，《黄帝内经》中岐伯、黄帝的问答可谓师承肇始。

古代师承教育有业师授受、家学相传、私淑遥承等几种形式，其间名家辈出，学派流衍，有与师齐名者，有青出于蓝而胜于蓝者。师傅的学术经验以传承的方式，或师之著述传其弟子，或师之学验由弟子整理，如此使中医学得以传承至今。金元时期，中医学流派纷呈，皆有赖师承。师承教育模式下，对择徒有一定的要求。如"夫子之墙数仞，不得其门而入，则不见宗庙之美，百官之富"。意思是，师者学问高深，求学者必入师门，方可得其门径，"登堂入室"，故学无师无以得高明，术无承无以得传薪。古代择徒，比较注重徒弟的个人素质，尤其是品德、学识和智慧等因素。《黄帝内经》反复强调，对待医学要"得其人乃言，非其人勿传"；"非其人勿教，非其真勿授，是谓得道"；"得其人不教，是谓失道，传非其人，慢泄天宝"；"得其人弗教，是谓重失"。孙思邈强调要有一定的悟性才能学习医学知识。古代医家从医学的特点出发，择徒标准还是很苛刻的，选择徒弟十分慎重。古人认为，学医者一般必须具备以下素质：一是必须具有高尚的医德和仁爱之心；二是不计私利，廉洁尽职；三是要聪明睿智。古代的师徒关系有父子关系、主仆关系等。

三、建立良好师生关系的策略

师生关系作为一种社会关系受到社会、学校、家庭、教师、学生、教学环境等多种因素的影响。良好的师生关系，不仅仅是教师对学生的爱，而是一个系统工程。良好的师生关系不是天然形成的，需要不断地构建和改善。新型师生关系强调教师和学生在人格上是平等的，在交互活动中是民主的，在相处的氛围上是和谐的。其核心是师生之间要心理相容，心灵相通，互相接纳，至亲至爱。

（一）坚持相互尊重原则

师生关系总是建立在一定社会背景之中的。良好师生关系的建立虽然受多种因素的影响，但由于教师是教育教学活动的主要设计者和教学过程的主要调控者，所以师生关系的建立和发展主要取决于教师的工作作风和人格品质。要建立民主平等的新型师生关系，教师就要尊重学生的人格，把学生看作独立完整的社会人，公平对待每个学生，并欣赏和信任学生，让每个学生都能感受到尊重，体验到心灵成长的愉悦。学生在与教师接触的过程中，要尊重教师的劳动，认真听每一堂课，积极参加每一次教学实践，逐步完善自己的人格，学会自我教育、自我完善。

（二）树立"以学生为本"的理念

中医教师要与学生建立良好的师生关系，就要转变理念，树立"以学生为本"的理念。医学生从高中步入大学，他们的学习能力、生活能力及处理问题的能力都还不足，世界观、人生观、价值观尚未完全形成，有的学生对大学的生活方式不太适应，而这些都需要教师予以关注和指导。教师只有树立"以学生为本"的理念，做到一切为了学生、为了学生的一切，才能建立和维系良好的师生关系。教师可采取关心、教育和激励的方式，使学生从内心亲近老师、信任老师，只有"亲其师"，才能"信其道"，才能建立亲密无间的师生关系。在融洽的师生关系中，教师无论是讲授专业知识，还是带领学生临床实践，都会取得事半功倍的效果。

（三）加强师德修养

中医教师要与学生建立良好的师生关系，必须加强自身的道德修养，用高尚的人格感染学生，用真理的力量感召学生，以深厚的理论功底赢得学生，做为学为人的表率，做让学生喜爱的人。师德修养是教师的灵魂，自古以来中医学就以"济世""活人"为己任，"医乃仁术"更是强调仁爱之心。中医教育更强调教师的爱岗敬业精神。中医教师应该是慈爱、友善、温情的，充满智慧，透着真情。教师对学生的教育应该充满爱心和信任，晓之以理，动之以情，用爱培育爱、激发爱、传播爱，通过真情、真心、真诚拉近与学生的距离，使自己成为学生的好朋友和贴心人。师者为师亦为范，学高为师，德高为范。中医教师应该是以德施教、以德立身的楷模，不断注重提高道德修养，提升人格品质，并把正确的道德观传授给学生。

（四）强化教学反思

中医教师要时常反思自己的教学行为，检查教学中是否压制了学生的求知欲望，学生的人格是否受到伤害，是否关心和爱护学生。

中医教师要学会克制自己的情绪，学会宽容，懂得换位思考。对于学生出现问题和错误，要抱有宽容的态度，与他们进行面对面交流，了解其心声，发现长处，表扬优点，鼓励进取，不出现过激行为，维护学生的自尊心。教师在教学过程中要尊重学生，信任学生，让每位学生都能表达自己的看法，只有这样，才能得到学生的尊重，才能建立和谐的师生关系。教师要时刻牢记立德树人根本目标，持续加强师德修养，加强学习，丰富自身阅历，提高人格魅力，以饱满的激情投入教学，以健康的心态教书育人，营造民主、宽松、和谐的课堂氛围，不断提高教学水平。陶行知说，"教育从爱开始，爱是一种伟大的力量，没有爱就没有教育"。作为中医教师，要爱护学生、尊重学生、欣赏学生，从真情出发，营造和谐的教学氛围，使学生在自由、宽松、愉悦的环境中学习。

第六章　中医课程建设

课程是教育领域的核心问题之一，课程建设是教育过程中的关键环节，是塑造学生知识结构的核心手段，直接关系学生的学习效果与未来发展。目前，课程论已经是教育学科群中一门独立的学科，有独特的研究对象和相对成熟的学科体系，且在教育领域的地位有日渐提高之势。

中医课程建设旨在通过精心设计的课程体系，提升中医教学质量，帮助学习者建立系统的中医学术体系框架，掌握中医理论知识和临床诊疗技能，提高中医思维水平和实践能力，培养综合素质，激发创新精神，增强社会适应性。因此，应充分认识中医课程建设的必要性与重要性，加强研究，不断优化中医课程体系和课程资源，为培养优秀的中医药人才、提高中医药教育质量作出贡献。

第一节　中医课程的内涵、本质与功能

课程作为教育活动的基础与核心内容，是理论研究与教学实践关注的焦点，其定义多元、内涵复杂，对课程内涵与本质的不同陈述反映着不同的研究思维取向。理解中医课程的内涵与本质是认识中医课程的出发点。作为中医教育的核心要素，中医课程有其特殊的内在价值与外在功能。

一、中医课程的内涵

课程是教育领域中内涵最复杂的概念之一，要给课程下一个精准定义很难。从词源学的角度考察，西方"课程"（curriculum）一词首先出现在英国教育家斯宾塞于1859年发表的《什么知识最有价值》中，派生自拉丁语跑道currere一词，由此引申出西方早期课程的内涵即"学习的进程"。汉语"课程"始见于唐代经学家孔颖达为《诗经·小雅·巧言》中"奕奕寝庙，君子作之"一句所做的注疏，"教护课程，必君子监之，乃得依法制也"（《五经正义》），后世学者朱熹、杨应之、吕祖谦、真德秀等人都在其著作中提及"课程"一

词，主要内涵为"应修习的课业"。

随着研究的不断深入，"课程"一词被赋予了越来越丰富、多元的内涵。20世纪70年代，美国学者鲁尔和波特黎曾分别对课程文献进行梳理，结果显示，当时学者们给出的课程定义已达120种之多。

课程的概念虽纷繁复杂，但却隐含着不同的课程思想、课程取向和课程价值观。据此将课程定义进行分类，其内涵大致包括以下几方面。

课程即学问、学科和教材；课程即学习经验；课程即书面的教学计划及有计划的教学活动；课程即预期的学习结果或目标；课程即教学内容及其进程；课程即文化的再生产或社会再生产。

中医课程是现代中医教育的核心组成部分，依据现代课程论，中医课程的内涵可表述为是中医教育工作者根据中医药人才的需求及受教育者掌握中医药知识体系与实践技能的必备科目而制定教学目标、选择教学内容、规划教学进程，帮助受教育者将中医药知识与技能转化为中医理论与临床诊疗能力过程的总和。

课程论在对课程内涵的不同表述背后，蕴含着不同的理论取向，具体到中医课程，由于中医学独有的学科特点，使不同的理论取向得到了较为均衡的体现。

在文化知识学术性取向方面，中医课程注重向受教育者传递中医药文化，强调帮助学习者建立内容完整和逻辑严谨的知识体系，将学习者培养成中医药专门人才。中医学的学术体系从古至今一脉相承，中医药文化不仅具有历史价值，更是今天把握中医药理论与方法、建构中医思维的前提和基础，不了解中医药文化传统，就无法理解诸多中医概念、内涵、推理方式和诊疗思路。中医学是理论与实践高度结合的学科，如果受教育者不全面掌握中医学的理法方药体系，不理解中医知识体系之间的内在逻辑，则临床诊疗就无从开展。

在过程效能技术性取向方面，中医课程注重在有限的时间里，通过对方法的合理设计与运用，帮助学习者高效掌握中医药知识与技能，从而实现学习效果的最优化。中医学经历数千年的发展，积累了不可胜数的实践经验，形成了系统完备的学术体系，中医药典籍更是汗牛充栋，各专科医技灿若繁星，如果没有恰当的技术手段与方法，不能有效地对学习资料进行整理并提供给受教育者，则学习者无法在有限的时间内完成中医理论知识与实践技术的学习。因此，中医课程强调总体规划。

在个体经验取向方面，中医课程重视受教育者的成长过程，注重为学习者提供有助于其发展的诊疗理论与技术经验体系。中医学的特殊性表现为高度的灵活性与个性化，因此中医自古便有非其人不传的理念。当今的中医教育以院校教育为主、师承授受为辅，院校教育注重课程设置的整体规划有序，并为学习者提供选修课，使学习者根据自身兴趣和需求选择相关课程，学习方式更加灵活，师承授受模式下的课程设置则更偏重对学习者进行个性化安排。

在适应和改造的社会化取向方面，中医课程注重课程内容与社会之间的联系，强调课程内容既要适应当下社会对中医药学发展的要求，又要对推动医疗事业发展、护佑人民群众身心健康发挥作用。医学是实践的科学，其学术发展不能脱离社会现实。纵观中医学发展史，其学术体系中新思想、新理论、新方法和新经验的出现无不伴随着历史环境与疾病谱、死亡谱的变化，而这些反过来又影响了中医学的发展走向。随着时代的演进，人类疾病谱一直在发生变化，不少疾病已退出历史舞台，但也有很多新的疾病是从未遇见的，因此中医课程需要时刻关注社会发展，有针对性地增设新的课程，如近年诸多院校增设的"中医疫病学"课程就是强调社会化取向的结果。

二、中医课程的本质与特征

（一）中医课程的本质

尽管课程概念广泛，内涵丰富，定义多样，但其本质具有稳固性、不变性和不可选择性的特点。

中医课程在本质上具有双重属性：一为课程属性，其涵盖课程中各基本要素及要素间的结构关系；二为学科属性，中医课程需满足该专业对人才素质的基本需求，以及中医药领域所必需的理论知识、技术手段、经验知识及相关联的学科内容。

探讨课程本质时应考虑相关的静态和动态问题。传统课程理论通常将课程视为一种内容预先确定的计划或设计，从这一角度说，课程是静态的。近年来，随着对课程本质研究的不断深入，越来越多的观点认为课程也可视为一种动态活动。而就中医课程来说，应该是静态与动态的统一体。中医课程需传递的内容历史悠久、体量丰厚、专业度高、技术性强，要在有限的时间内完成人才培养目标，离不开预先对教学内容与教学进程进行合理规划。中医课程在实施过程中不是一成不变的，中医学本身具有高度的灵活性与个性化的特点，因此开展中医教学，需兼顾学生的个体差异与学习程度，需根据实际情况不断调整教学设计。

对课程本质的分析还应阐明课程是系统的知识、经验体系的计划，还是目标体系计划。

首先，中医课程是一种系统的知识和经验体系的计划，它由中医教育工作者根据中医学科的知识结构和人才培养目标，对中医药理论知识与实践技能进行组织，并选择适宜的教学方法和评价标准，使学习者快速、有效地掌握中医药知识与技能。其次，中医课程也是一种目标体系计划，其目标与中医教育目标相关联，旨在帮助学习者成为掌握中医思维方法、具备扎实理论基础和出色诊疗能力的中医药临床人员或科研人员，满足人民群众对中医人才的需求。

课程是有意的、客观的还是无意的、主观理解的也关乎课程本质问题。就课程内容与进程的安排而言，中医课程是中医教育工作者根据中医学科的学术范式与结构特征，以及中医教育教学目标而统筹规划和设计的，它不受个人主观意愿或情感的影响。从这个意义上说，中医课程是有意的、客观的。从课程实施的角度看，在具体教学过程中，不同的中医教育者有着独特的教学风格、教学理念和教学方法，使得中医课程以不同的面貌而呈现；而不同的学习者亦有各自的兴趣方向、人生经验和知识背景，对中医课程有不同的解读和领悟，从这个意义上讲，中医课程又有无意、主观的一面。理想的中医课程应该是主观与客观的动态平衡。

（二）中医课程的特征

了解中医课程的特征，有助于理解中医课程的本质。

1.中医课程具有经验性

课程是通过前人间接经验构成的知识体系与学生直接经验获得的情感体验。中医课程不仅重视学生对间接经验的继承，尤为强调学习者的直接经验。中医学术体系除拥有独特的思想系统、完备的理论说明外，还具有丰富的技术操作系统，而此系统的特殊性之一即是其经验性。自古以来，中医教育十分强调实践的重要性，官办医学教育的课程设置中实践内容占有重要地位。今天的中医课程更是突出"以学习者为中心"，重视受教育者在方法、技术、情感等方面直接经验的习得，以利于学生临床能力的提高。

2. 中医课程具有统整性

统整性是指课程的完整性，既中医课程涵盖课程计划、课程标准、教材等显性课程，又包括隐含的、非计划的、不明确或未被认识到的隐性课程，二者共同发挥对学生的教育作用。中医显性课程中的课程计划、课程标准、课程内容、教材等都是经过精心选择的，具有系统性、连贯性和科学性，有助于学习者掌握所需的中医理论和实践技能。中医隐性课程中的中医文化、医德医风对学习者领会中医内涵、构建中医思维、提升临证能力也是必需的。这些课程需要学习者在跟师过程中通过反复观察、实践才能领悟其内涵。中医课程的统整性要求在显性课程与隐性课程之间建立有机联系，使二者相互补充、相互促进。

3. 中医课程具有综合性

就内容构成而言，知识虽然是课程最重要的要素，但并非唯一要素，课程是知识体系与其他要素共同构成的综合体。就中医课程而言，中医药学的知识体系是其核心要素，围绕这一核心还有其他诸多要素。从知识角度看，当今的中医课程体系包含了与中医学相关的其他学科，如西医学、中国哲学、传统文化、科学技术等，以保证其传承性、时代性和发展性；从理论与实践的关系看，中医课程不仅需要传递知识，还要培养技能，由于医学是实践的学问，因而中医课程安排有大量的实践环节，如课堂实验、临床实习等；从能力素质养成的角度看，中医课程既要帮助学习者建立中医思维，提高其自主学习能力、科研创新能力、临床诊疗能力、医患沟通能力，又要注重人文精神与职业道德的培养，使其成为合格的中医人才。因此，中医课程是中医药知识体系与其他诸多课程要素互相渗透、融合的综合体。

三、中医课程的价值与功能

课程价值是客体的课程与其主体需要之间的特定关系（肯定或否定）的反映。中医课程的价值包括内在价值和外在功能两个层面。

（一）中医课程的内在价值

中医课程的内在价值指中医课程自身所具有的效用，主要包括以下几个方面。

1.传递中医知识，提高临床能力

课程的核心内在价值之一即是通过知识的传递达到提高学习者能力的目的。中医课程的价值是将中医药学广博的知识与其他学科的丰富知识循序渐进地传授给学习者，使其在有限的时间内掌握相关知识，进而建立完整的理法方药框架。在此基础上，学习者通过精心设计的实践课程，完成理论知识的迁移与跃升，将其转化为临床诊疗能力，并通过反复实践，对知识进行内化、整合与重组，进而形成具有个性色彩的知识体系，为以后进入职业生涯持续成长打下扎实基础。

2.构建中医思维，培养优秀人才

中医课程的价值不仅在于传授中医知识、发展临证技能，还在于通过教学设计训练学习者，培养其以中医的方式看待问题、分析问题、解决问题，逐步建立中医思维。只有构建起中医思维模式，学习者才能更深入地理解中医药理论的内涵，才能灵活地用中医理论指导临床实践，完成患者信息的采集、分析、推理、判断，进而确定理法方药。

3.塑造价值观念，弘扬医德医风

美国教育家杜威曾提出，教育就是要形成完美人格。人格养成与价值观塑造是教育的题中之意，而课程是实现教育目标的有效途径之一。中医课程蕴涵着丰富的核心价值观，中医尊重生命、珍爱生命，讲求"方技者，皆生生之具"（《汉书·艺文志》），认为"人命至重，有贵千金；一方济之，德逾于此"（《备急千金要方·序》），强调"医乃仁术"（《肘后备急方·序》）、"大医精诚"（《备急千金要方》），对医者的道德水平与人格修养提出了极高的标准与要求。这些思想一直延续至今，教师通过课程教学将其传授给学生，使学生树立正确的价值观，养成良好的职业道德，增强社会责任感与使命感，懂得尊重生命、关爱患者。这种医德医风的培育，不仅可以提高中医师的职业素养和道德水平，也有助于提升整个社会的医学人文素质。

（二）中医课程的外在功能

中医课程的外在功能是指中医课程作为工具或中介所能起到的作用，主要包括以下三个方面。

1.规范中医教育内容

中医学历经千载积累，典籍文献卷帙浩繁、汗牛充栋，各家学术争鸣，技术手段丰富繁多。其中哪些内容适合传授给学生，以什么课程顺序、什么教学方式进行传授，是中医药高等院校创办以来从未停止的争论。中医课程能对中医学术体系诸方面的内容进行系统梳理，对庞杂的中医理论、经验、技术予以规范，能够使医学生循序渐进地掌握中医药学的核心内容，为后续发展奠定坚实基础。完善中医课程设置，可以对中医教育的内容起到规范作用。

2.培养中医传承人才

课程是教育教学活动的基本依据，是教师教和学生学的依据及师生联系和交往的纽带，是实现中医药人才培养目标和培养全面发展的人才的根本保证。在中医学发展史上，以中医课程为核心要素，已经培养出无数不同类型、不同层次的中医药人才。他们在教学、医疗、科研等岗位发挥着重要作用，为中医药事业发展贡献着力量。国医大师、全国名中医、岐黄学者、中医临床优秀人才等的遴选，对中医人才培养具有辐射示范和引领作用。新时期的中医育才岐黄工程、全国名老中医药专家传承工作室等中医传承项目，坚持"传承发展、守正创新"的原则，形成了"上带下、逐级带教"的师承模式，并制定了专门的课程计划和师承内容，营造出良好的中医师承教育氛围，为中医药学术传承赓续力量。

3.传承弘扬中医文化

中医药文化是中国优秀传统文化的重要组成部分，是中医药事业的根基和灵魂，中医药复兴是中华文化复兴的重要方面。中医课程中蕴涵着大量的中医药文化，如中医历史、中医哲学、中医文学等。这些内容有助于学生全面了解中医药学的文化精髓、科学内涵和特色优势，是其学术传承与创新的基础。挖掘整理中医药文化的历史价值与现实价值，是中医教育的重要内容，也是推动中医学发展的动力源泉。开设中医药文化史、中药材鉴赏、中医养生等中医药文化课程，对培养中医药文化传承人、促进中医药文化的国际交流具有十分重要的意义。

第二节 中医课程发展史

中医药教育源流深远，早在先秦时期就已有了明确的医学知识传承。早期的医学教育没有中医药高等教育所定义的课程，但已经有了实质意义上的课程。纵观中医课程发展史，不同的历史时期，中医课程的内容、形式、地位不尽相同，受所处环境的影响，呈现出不同的样态。

一、先秦时期的中医课程

（一）西周以前的中医课程

关于先秦时期的医学教育，目前尚缺乏文献记载。西周以前"学在官府"，此时巫医尚未完全分离，这一时期的医学教育为整体教育形态。有研究者指出，西周医学教育或属"畴人之学"范围，即世袭制度下的职官性科技教育活动。无论是二者中的哪一种，由于中医学术体系尚未完全形成，因此这一阶段的中医课程内容是以朴素的经验性中医药知识与技术进行传授的，尚未见固定的课程形式，多为教育者与学习者之间的口耳相传、手摹心会，这背后的课程思想踪迹可溯依据不足。

（二）春秋战国时期的中医课程

春秋战国时期，天子失官，学术下移，私学教育兴起，有了部分关于医学师徒间的文献记载。《史记·扁鹊仓公列传》记载了扁鹊与其师长桑君，其弟子子阳、子豹等的事迹。从相关记载看，春秋战国时期，中医教育已有民间师徒传承形式，中医课程开始有了"教材"，即"禁方"等文字材料，且带有一定的隐秘性和简单的仪式。"长桑君亦知扁鹊非常人也。出入十余年，乃呼扁鹊私坐，间与语曰：'我有禁方，年老欲传与公，公毋泄。'扁鹊曰：'敬诺。'乃出其怀中药予扁鹊：'饮是以上池之水，三十日当知物矣。'乃悉取其禁方书尽与扁鹊。"

春秋战国时期，中医课程的内容与形式多由教育者根据学生情况而定。长桑君在以简单的仪式将教材全部授予扁鹊后便消失不见，而扁鹊在教授弟子时则是带学生跟诊，在临床实践中获得锻炼，并针对不同的学生教授不同的内容。如"扁鹊乃使弟子子阳厉针砥石，以取外三阳五会……乃使子豹为五分之熨，以八减之剂和煮之，以更熨两胁下"。就课程范围而言，长桑君与扁鹊间的师徒传承是一对一的，而扁鹊则学徒众多，除《史记》提到的两人外，见于文献的还有子同、子明、子游、子仪、子越、子容、子朱等多位弟子。

亦有研究指出，《黄帝内经》中黄帝与诸师徒间就医学内容进行讨论问对的设定，就来自春秋战国时期医学传承的情境描述。据此可以认为，师徒是这一时期中医课程的一种方式。

总体而言，这一阶段中医课程的形式日渐明确，内容愈趋多样，并表现出一定的因材施教思想，课程的重要性逐步凸显。

二、秦汉魏晋南北朝时期的中医课程

（一）秦汉时期的中医课程

秦汉时期是中医学理法方药体系与学术范式确立的时期，以《黄帝内经》《黄帝八十一难经》《神农本草经》《伤寒杂病论》四大经典为代表的中医学著作纷纷问世，这些典籍逐渐成为后世中医课程的核心内容。

此期的中医课程，"教材"已开始显露，仓公淳于意习医之初，曾自习医方，然"试之多不验者"，后师从公乘阳庆，拜师仪式后，首先获得的即是秘传医书。"臣意即避席再拜谒，受其脉书上下经、五色诊、奇咳术、揆度阴阳外变、药论、石神、接阴阳禁书，受读解验之，可一年所。明岁即验之，有验，然尚未精也。要事之三年所，即尝已为人治，诊病决死生，有验，精良。"由此可见，淳于意医术有成的关键在于公乘阳庆的指导和对"教材"的钻研，以及临证中的反复揣摩。

师徒传承是此期中医教育与课程实践的主要方式，诸多著名医家如仓公、郭玉、张仲景、华佗等，其师徒间的传承关系都有详细的文献记载。

这一时期非其人不传、因材施教的思想被明确提出。《黄帝内经》（以下简称《内经》）强调"得其人乃言，非其人勿传"，并进一步指出，应根据学生特点选择适当的课程内容。"明目者，可使视色；聪耳者，可使听音；捷疾辞语者，可使传论；语徐而安静，手巧而心审谛者，可使行针艾，理血气而调诸逆顺，察阴阳而兼诸方。缓节柔筋而心和调者，可使导引行气；疾毒言语轻人者，可使唾痈咒病；爪苦手毒，为事善伤者，可使按积抑痹。各得其能，方乃可行，其名乃彰。"而淳于意的自述也证实了这一思想的落实情况，如："临菑人宋邑，邑学，臣意教以五诊，岁余。济北王遣太医高期、王禹学，臣意教以经脉高下及奇络结，当论俞所居及气当上下出入邪正逆顺，以宜镵石，定砭灸处，岁余。菑川王时遣太仓马长冯信正方，臣意教以案法、逆顺、论药法、定五味及和剂汤法。高永侯家亚杜信喜脉来学，臣意教以上下经脉、五诊，二岁余。临菑召里唐安来学，臣意教以五诊、上下经脉、奇咳、四时应阴阳重，未成，除为齐王侍医。"这段文字详述了淳于意根据学习者的资质、秉性、爱好择定相应课程内容，并记录了部分学习者的学习过程和学习结果。

（二）魏晋南北朝时期的中医课程

魏晋南北朝时期，中医人才的培养方式出现了重要变化，官办医学初露端倪。"晋代以上手医子弟代习者，令助教部教之。宋元嘉二十年，太医令秦承祖奏置医学，以广教授。"（《唐六典》）北魏职官中亦有"太医博士""太医助教"之职，皆为医学教育而设。这是中医官办医学教育之先河。随着教育的官方化，在传统师徒相承的教育模式之外，出现了学校式中医教育，严格意义上的中医课程亦由此开始出现。

此时中医课程的内容除了流传的医经、方书外，官方开始有意识组织编撰易于初学者入门的教材，如"更令有司，集诸医工，寻篇推简，务存精要，取三十余卷，以班九服，郡县备写布下乡邑，使知救患之术耳"（《魏书·王显传》）。此虽从带有科普性质的社会化医学教育出发，非特为培养专业医学人才而设，亦不失为最早专科"教材"之滥觞。

除官办医学教育外，此期师徒传承仍然普遍存在。这时家族传承异常活跃，出现了许多中医世家。范行准先生称其为"门阀的医家"，其中影响较大的医学世家有陈郡殷氏、鄂县周氏、东海徐氏、阳翟褚氏、丹阳陶氏、阳平李氏、东海王氏、清河崔氏、吴兴姚氏、高阳许氏等。这些医学世家没有严格的课程形式，但在课程内容方面则体现出不同的家族特色，如陈郡殷氏多关乎军旅疾病，以外科、时疫见长；东海徐氏八代世医，声名隆盛，尤擅针灸与时发诸疾；阳翟褚氏擅研医理、方剂；丹阳陶氏精于养生、本草；吴兴姚氏长于诊断与危急重症治疗。

三、隋唐时期的中医课程

隋唐两代是我国官办医学教育真正得以普及实施的时期。尤其是唐代，从中央到地方已形成了比较完备的医学教育体系，开后世学校教育之肇端。随着学校教育的出现，中医课程逐渐步入专业化、结构化和体系化道路，唐代的中医课程设置已较为规范。唐代由太医署负责医学教育的管理和实施，将中医教育分为医学和药学两大部分，其中医学又分医科、针科、按摩科和咒禁科四科，医科门类下设体疗、少小、创肿、耳目口齿和角法等五个专业。

在课程设置方面，不同专业的学习者人数不同，修业年限各异，课业安排有差别。医学部招收生员最多40人，其他依次为按摩科30人、针科20人、咒禁科10人，药学部招收学生8人。对学习者亦有一定的入学资格限制，为庶人以上通其学者，年龄方面亦有规定，如药学部要求学生年龄在16岁以上20岁以下。不同专业在修业年限上也有差别，如医科下体疗为7年，少小与创肿为5年，耳目口齿为4年，角法为3年；针科、咒禁科、按摩科最长修业年限均为9年。

太医署课程安排较为科学、严谨，无论医学部抑或药学部，都既有理论课又有实践课。医学部的实践课以跟师临床诊疗为主，药学部的实践课以在药园辨药、认药为主。理论课安排兼顾公共基础课和专业必修课，如医学部要求所有学生必须学习《素问》《本经》《脉经》《甲乙经》等，以奠定扎实的医学理论基础。在此基础上，针科学生须修习《流注》《偃侧》《赤乌神针经》等，按摩科学生须修习"熊经鸟伸，延年之术"等，咒禁科学生须修习存思、禹步、营目、掌决、手印等。

太医署对学习者的课业情况建立了严格的考核制度，理论课程"如国子监之法"，月、季、年都有考试，分别由博士、太医令、太常丞主考，实践课程以临床治愈病人数目来定考课。"若术业过于见任官者，即听补替，其在学九年无成者，退从本色。"地方医学教育仿中央立法，唯学生人数略少。

这一时期中医课程的设置层次完备、体系健全、内容合理，且注重理论与实践相结合，对后世中医课程的发展产生了巨大影响。

四、宋金元时期的中医课程

（一）宋代官办医学教育下的中医课程

宋代官办医学教育在唐代的基础上有了进一步发展，中医课程的完备程度有所提高。宋代的医学教育机构从医政、医疗机构中独立出来，专由太医局管辖，学员定额初为120人，实际学生人数常较此为多，熙宁后增至300人。生员年满15岁，有现任官员保荐，可入太医局预科听读1年，经考试合格，可正式入学成为局生。

宋代医学教育共设九科，分别为大方脉、风科、小方脉、产科、眼科、疮肿科、口齿咽喉科、金镞兼书禁科、金镞兼伤折科，各科内容与考核标准不同。

在课程设置方面，所有局生必须修习《黄帝内经》《难经》《巢氏病源》《补注本草》等专业基础课，修完后，不同专业的学生还需进行专业课程的学习，如方脉科类必修大方脉、小方脉、风科，并加习《脉经》及《伤寒论》；针科类必修针、灸、口齿、咽喉、眼、耳诸科，并加习《黄帝三部针灸经》及《龙木论》；疡科类必修疮肿、伤折、金疮、书禁诸科，并加习《黄帝三部针灸经》及《千金翼方》。

在课程结构方面，除理论课外，尚有实践课。太医局学生必须为太学、律学、武学、算学、艺学等其他专业学生及京城各营将士诊治疾病，并在专门"印历"上记录诊疗过程及结果，此项列入学生年终课业考评的内容。

在课程考核方面，太医局学生理论考试有墨义、脉义、大义、论方、假令、运气六项内容；实践课考核以"印历"所反映的诊疗水平为依据，"十全为上，十失一为中，十失二为下"；"不及七分，降舍，未及五分，摒出学"。

与隋唐时期相比，宋代的中医课程体系更加完备，专业划分更为细致，教学内容更加丰富，考核方式更为规范严格，地方医学教育的课程设置也更为系统、完善，地方与中央之间还建立了升贡制度。

（二）金元时期各医学流派的中医课程

金元时期的官方医学教育多因循前制，中医课程没有太多突破性进展。随着印刷术的普及、儒医的兴起和对中医学术经验的反思与理论上的深入研讨，民间医学传承出现了新的形式，各家学说纷纷出现，学术流派方兴未艾。

金元时期，各著名医学流派都有阐述其理论的专门著作，如刘完素的《素问玄机原病式》、李东垣的《脾胃论》、朱丹溪的《格致余论》，等等，这也成为他们教授门内子弟课程的主要教材。有些医家还特意为学习者编写教材，如张元素的《医学启源》就是为学生李杲而特别撰写的。各学派的亲炙弟子除研读本学派的代表著作外，还跟师临床，在实践中观察验证学派的诊疗特点，私淑弟子则主要通过实践揣摩领悟学派内涵。

这一时期，中医课程的特点主要体现在学派特色鲜明，不同的学术流派有着不同的课程内容和组织形式，各家学说的理论争鸣，促进了中医学术的发展。

五、明清时期的中医课程

明清时期的医学教育在课程设置上与前代相类，已明确认识到《内经》《难经》《神农本草经》《脉经》等经典著作对初学者而言理解不易，因此更加注重教科书编写。

这一时期出现了许多中医启蒙教科书，如《医学三字经》《药性赋》《汤头歌诀》等。学生习医之初，以背诵启蒙书为主，随后可进一步习读《医经小学》《医学入门》等入门教材，打下一定基础后，可深入研究明清时期出现的标准医书，如《医宗金鉴》《万病回春》等。这些医籍体系完整，内容全面，持论平正，既注重临床又强调初学，是明清时期民间师徒传承课程的重要教材。

在中医课程学习方面，明清时期"诵、解、别、明、彰"的学习思路已较为明确，无论官办医学教育抑或民间医学教育，多以此进行课业安排。

此外，明承元制，订立严格的户籍制度，医户子弟依律必须修习医术，传承家业，严禁随意脱籍变乱。这种世医制度，一方面使许多家传经验和诊疗特色得以继承和总结，另一方面也使一些世医子弟放松了要求，不利于医学教育的长足发展。

六、近现代的中医课程

清朝末年，西方列强入侵中国，军事上的失利引起了一批先进知识分子对传统文化进行反思。中医学作为传统文化的组成部分，也受到了一定冲击。

1914年，北洋政府教育总长汪大燮提出废除中医中药，1925年，他进一步将中医教育排除在高等教育体系之外，使中医教育发展陷入困境。

尽管这一时期因旧政权的偏见，全国没有成立一所公立的中医高等学府，但中医界的有识之士为发展中医教育作出了诸多努力。1915年，丁甘仁、谢观等创办上海中医专门学校；1918年包识生等创办神州医药专门学校；1920年起张山雷在浙江兰溪中医学校任教；1924年卢乃潼在广州创办广东中医药专门学校；1925年恽铁樵在上海创办中医函授学校；1929年陆渊雷、章次公在上海创办中国医学院；1930年张锡纯在天津创办国医函授学校；1934年萧龙友、孔伯华在北京创办华北国医学院；1934年章太炎受邀担任苏州国医专科学校校长；1936年李斯炽、邓绍先在成都创办四川国医学院，等等。这些中医药学校借鉴现代高等教育模式，在课程设置方面采取先基础后临床的两段式人才培养方式，在课程设计上，既采用课堂教学方式教授传统中医药理论知识，又安排适当比例的西医基础和临床课程等相关课程。为了与新的教育模式相适应，这些中医药学校自行编写了《内经讲义》《伤寒论讲义》《金匮要略讲义》《本草学讲义》《生理学》《解剖学》《病理学》《内科学》和《外科学》等符合近现代学术标准的中医教材。

这一时期的中医课程处于由传统向现代的转型阶段，进行了许多有益的改革与探索，培养出的人才多成为中华人民共和国成立后中医药界的中坚力量，所创造的中西医兼顾的课程体系，为现代中医药课程体系建设打下了基础。

七、中华人民共和国成立以来的中医课程

（一）中华人民共和国成立至20世纪末的中医课程

中华人民共和国成立后，党和政府制定了以"团结中西医、继承发扬中医学"为核心内容的中医政策，在一系列大力发展中医药高等教育的政策支持下，1956年，按照周恩来总理关于高等医药学院批示，北京、上海、广州、成都四所中医学院成立，并开始设立中医学本科专业，学制五年，少数为六年。自此中医教育正式纳入国家高等教育体系，现代中医药高等教育实现了从无到有的历史性突破。

这一时期的中医课程，在继承古代和近代中医药教育传统的基础上，学

习借鉴了苏联的医学教育模式，形成了全新的高等中医药教育课程体系框架，其特点是学科与课程一致，即"以学科为基础的医学课程模式"。

　　1958年1月17日，卫生部发出通知，要求高等医学院校逐步开设中医学课程。为此，南京中医学院（现南京中医药大学）编写出新中国第一部中医学教材《中医学概论》，以满足西医学习中医、各医学院校增设中医课程及中医师带徒的需要。

　　党的十一届三中全会以后，为了满足百姓对医药健康和中医人才培养的需要，卫生部、教育部等部委相继举办了多次中医药高等教育改革座谈会与工作会议，研究部署中医药高等教育改革的方针政策。1978年卫生部中医司颁发指令性计划，要求高等中医药院校统一计划、统一课程、统一大纲、统编教材。1978年修订的中医学专业教学计划中，增加了由《内经》分化出来的"中医基础理论"课程。

　　1987年，国家教委高教司颁布了《全国普通高等学校医药本科专业目录》，进一步明确了各专业主要课程要求。国家中医药管理局和上海中医药大学牵头组织了《中医学科建设及课程设置优化方案研讨会课题规划》，深入研究中医基础学科新体系、中医基础学科课程设置优化方案和教学目标，由14所院校自编、协编了中医基础学科分化教材13种23门，在12所院校投入使用。教材建设推动了课程的分化与整合，促进了教学内容的改革与更新。1993年和1998年国家教委两次调整《全国普通高等学校医药本科专业目录》，使中医药高等教育体系基本形成，并规范了中医学专业设置和课程要求。1998年国家探索医学院校与综合性大学联合办学模式，以促进文、理、医的渗透与结合，制定了《七年制高等医学教育专业教学计划的原则和培养要求（试行）》和《七年制专业基本规范》，对课程体系进行了整体优化，强调面向临床，注重科研，训练思维，适应社会，提高了中医药院校的生源质量和人才培养水平。中医药课程体系开始从"知识－能力"教育向"知识－能力－素质"教育转变。

（二）21世纪的中医课程

　　21世纪，中医药高等教育进入跨越式发展时期。1999～2011年，国家颁布、实施了一系列优先发展教育和提高高等教育质量的措施和政策，为中医药高等教育带来了前所未有的发展机遇。中医药高等教育以质量工程建设为契机，不断深化教育教学改革；以国家规范专业建设为契机，不断提高专业建设水平；以中医学专业试点认证为契机，不断提升专业建设水平，加强课程内涵建设，完善教材体系，促进了中医药高等教育的高质量发展。

中医药高等教育按照《本科医学教育标准——中医学专业（暂行）》修订人才培养方案，以知识、素质、能力协调发展为目标，进一步明确了培养要求，优化了中医课程体系，厘清了各课程之间的逻辑联系，不断改革教学方法，改进教育教学评价体系，注重学生参与教学建设，围绕"岗位胜任力"按临床分科推行OSCE考核体系。

2007年，教育部启动国家级精品课程建设工程，为中医药高等教育课程建设注入了新的活力。中医药院校大力开展课程体系改革，不断优化课程结构，更新教学内容，课程内容更加丰富，开设了中医学导论、中医辨证论治学、医患沟通技能等一批创新性课程，呈现出鲜明的时代性和综合性特征。中医药院校积极开设第二课堂，利用科技创新、志愿者行动、暑期社会实践等拓宽学生视野，提高学生的实践能力与创新能力。2001年黑龙江中医药大学李冀教授主持完成的"方剂学教学模式——多维博约，因方施教"教学成果获得国家教学成果一等奖，这是中医课程建设的最高奖项，课程建设促进了专业建设和学科建设综合实力的提升。

按照21世纪中医药人才"宽口径、厚基础、高素质"的培养原则，中医药高等教育遵循学生的认知规律，围绕培养学生自主学习与终身学习能力，以学生应构建的知识体系为基础，围绕中医学术内涵，根据中医药教育规律及未来中医药国际化发展趋势，突出中医药人才培养"重传承、重实践、重人文、重创新"的特点，按照"重组与整合相结合、理论与实践相贯通、人文与专业相融合"的原则，将探究式学习模式贯穿中医教学始终，形成了一批有影响力的创新课程和特色课程，打造出具有示范效应的一流品牌课程群，建立了一批中医药院校创新课程和探究学习研究中心，出版了与各类课程相配套的各级各类教材。

2018年，新时代全国高等学校本科教育工作会议召开，教育部针对建设高水平本科教育和人才培养质量，提出"以本为本"，推进"四个回归"（回归常识、回归本分、回归初心、回归梦想），并颁布了《普通高等学校本科中医学专业类教学质量国家标准》。教育部面向所有高校、所有专业，全面实施一流专业建设"双万计划"、一流课程建设"双万计划",建设基础学科拔尖学生培养一流基地,在全国高校掀起了一场"质量革命"。同时,以"双一流建设""双万计划"为契机,以大课程观为指导,掀起了课堂革命,以"打造金课、淘汰水课"为落脚点,思政课程与课程思政同向同行,建设了一批"课程思政"示范课,构建了专业课程思政育人体系,推进了课程建设高质量发展。

第三节 中医课程设计

要使学习者在知识、技能、过程、方法、情感态度与价值观等方面朝着教育者所预期的方向发展,必须为其提供特定的教育经验,即教育者需从特定的理论出发,有目的、有计划和有组织地进行课程设计。

当代中医教育作为高等专业教育,在特定教育年限内,对学习者在中医思维方法、基础理论知识、临床实践技能、职业伦理与医德医风等方面所达到的要求都有明确规定,为了更好地完成教育教学活动,合理的中医课程设计不仅必要而且重要。

一、中医课程设计的概念

关于课程设计的概念,不同的学者从各自角度给出了诸多差异化回答。概言之,可归纳为三个维度。

1.从"过程-结果"的维度看,课程设计既是有计划、有组织地安排课程要素,制定课程计划、课程标准或教材等活动的过程,又包括其产生的结果,二者是因果关系。

2.从"理论-实践"的维度看,课程设计既要依据设计课程形式或结构的理论及课程安排的一般原理与方法,又要依靠制定课程计划、课程标准、教材、教学目标、教学内容、教学活动与评价程序等的实践技术,是二者的综合体。

3.从"深度-广度"的维度看,课程设计既可以对课程要素的安排进行调整,也可以重新制定课程方案,进行课程改革;既包括制定某个学程的具体过程,又涵盖所有形式的课程变化活动。

从以上三个维度进行理解，中医课程设计可表述为设计主体以现有课程理论或在研究中医教育教学规律的基础上，采用一定的技术或方法，有目的、有计划、有系统地对中医课程内容、实施和评价等做出计划安排，为中医教育提供实现教育目标所需要的课程产出。

二、中医课程设计的主体

中医课程设计的主体具有多元性和复杂性，在国家、省、地方和学校等都有相关的职能机构和人员。

（一）教育行政层级的中医课程设计主体

这类主体主要包括国家级教育行政部门，如教育部高等教育司，教育部高等学校中医学类专业教育教学指导委员会，教育部高等学校中西医结合类专业教学指导委员会，国家中医药管理局，全国中医药高等教育学会，全国中医学、中药学专业学位教育指导委员会，以及各地方教育行政部门，各地方中医药行政管理机构，各中医药院校，中医药高等教育研究机构等。

（二）参与者角色的中医课程设计主体

就参与者角色而言，中医课程设计主体主要包括五类。

1. 中医教育管理者

这类群体包括国家和地方的中医教育及中医课程决策者，各中医药院校教育教学主管领导等。他们以直接或间接的方式参与或监督中医课程设计，确保国家有关中医药高等教育、教学、课程等的政策得到贯彻落实，保证中医课程设计达到应有的成效。

2. 中医课程专家与教育专家

这类群体包括各教育学领域或课程论领域的专家、学者，中医学类或中西医结合类专业教育教学指导委员会的专家，各中医药院校及中医药高等教育研究院等从事中医教学或课程研究的理论工作者。他们或为中医课程设计提供专业的理论和技术指导，或直接参与中医课程设计工作。

3. 中医学类各学科专家

这是中医课程设计的核心主体，主要包括各中医药院校从事中医药相关学科研究的学者、在综合院校从事中医药相关专业的研究者、在中医药研究机构从事中医药科研的相关人员、各中医药院校教学医院的各科专家等。他们从中医药学的学科发展出发，为中医课程设计的目的、内容、实施和评价等提供建议和帮助。

4.从事中医教育的一线教师

教师参与课程设计的程度直接影响课程设计的质量。无论是基础教育还是专业教育的课程改革，我国都十分重视教师在课程设计中的主体地位。中医学由于其自身的特殊性，决定了它在教学过程中重经验、重实践、重隐性知识的特点，而这需要从事中医药教学或带教的一线教师参与课程设计。

5.其他与中医课程相关的人员

这类群体较为复杂，包括中医课程教材出版者、中医师承培训机构从业人员、中医药文化宣传教育基地工作者、中医诊疗机构从业者、中医学各专业的学生或学徒，甚至部分接受中医诊疗的患者，他们都以不同的角色在某种程度上参与中医课程设计。

三、中医课程设计的原则

中医课程设计原则包括发展性原则、系统性原则、合作性原则、探究性原则和历史性与时代性相统一原则。

（一）发展性原则

所谓发展性原则，是指在课程设计工作中，无论以何种课程理论为基础，都必须坚持以促进学习者发展为先。中医高等教育属专业教育，旨在培养合格的中医药临床、教学、科研和中医药文化传播人才。因此，中医课程设计必须始终坚持以学习者为本，以促进学习者建立中医思维、系统掌握中医药知识与技能为目标；中医课程设计的理论依据，必须符合中医药人才成长规律，满足受教育者的发展需要。

（二）系统性原则

所谓系统性原则，是指中医课程设计的实施，应预先制定系统的设计程序或方案，并在此指导下有组织、有计划、有步骤地进行课程设计。中医课程设计涉及各级各类主体，角色多，组成复杂，课程内容丰富多样，因此要保证中医课程设计清晰准确、有条不紊，需要确立一个能被各级各类主体共同认可的、职责明确的设计方案。该方案包括由哪类主体进行哪部分设计、采用何种理论与方法、遵循怎样的步骤与程序、需借助与整合哪些资源、拟达到什么标准、具体的工作安排是什么，等等，目的是使中医课程设计工作具有连续性和协调性。

（三）合作性原则

所谓合作性原则，是指在中医课程设计过程中必须充分发挥各类设计主体的团队合作精神，共同解决课程设计中所面临的各种问题。美国课程论学者哈夫洛克（R.Havelock）曾指出，成功完成一项课程设计，一般需要管理者、指示者、设计者、训练者、协调者、示范者、观察者等19种不同角色的人共同发挥作用。中医药学属于特点明显的专业教育，拥有悠久的思想渊源和独特的学理特色，想要完成理想的中医课程设计，需要更多的人参与。其中需要协调不同层面、不同主体之间的关系，以形成高度合作的课程设计团队，从而完成复杂的中医课程设计任务。

（四）探究性原则

所谓探究性原则，是指课程设计需通过理论探究解决设计中遇到的疑难问题，具体包括以什么课程理论为基础、如何实现课程理论向课程实践的转化、如何协调各个设计主体的工作、采用什么模式或方法开展课程设计工作、如何确定课程目标与组织课程内容、如何有效进行课程实施与课程评价等。中医药教育有悠久的历史，但纳入高等教育体系的时间不过70年，中医课程理论研究仍处于起步阶段，想要有效解决中医课程设计中的各种难题，不能仅凭历史经验和主观愿望，或简单照搬一般课程理论，而是需要进行深入而广泛的研究，探寻适合中医教育教学与人才培养规律的课程理论依据，设计针对性的问题解决方案。

（五）历史性与时代性相统一原则

所谓历史性与时代性相统一原则，是指课程设计既要继承其在发展中形成的稳定特征，又应与时俱进，融入时代赋予的新特征。中医药学是一门学理特殊的学问，其学术传统与思维方式一以贯之，学术范式历久弥新，理论内涵与经验技术在今天仍发挥应用价值，这需要在课程设计中加以继承。数千年来，中医学随着时代的发展不断整合新的学术内容，各个历史时期都有与时代相适应的新理论、新观点、新技术充实进整个学术系统中。当今社会亦有新的时代特征，西医学传入带来的理论与思维的碰撞、现代科学发展带来的技术与方法的进步，都对中医药学的创新发展产生了重要影响。而这也需要在中医课程设计时加以回应，这是中医药学术发展与中医人才培养的必然要求。因此，中医课程设计既要坚持历史继承性又要兼顾时代发展创新性，使二者相辅相成，共同服务于新时代的中医人才培养。

四、中医课程设计的模式

课程设计模式是以课程理论与教育规律为基础而形成的相对稳定的课程设计思路与操作程序，是连接课程理论与课程实践的纽带。在课程论领域，不同的学者基于不同的方法论、认识论、心理学与社会学理论提出了不同的课程设计模式。其中影响较大的有目标模式、过程模式、情境模式和自然模式，其设计思路在中医教育史上也有或多或少的体现。不同的课程设计模式各有其优势与不足，当代中医课程设计应权衡各种模式的特点，探索更适合中医人才成长规律的课程设计模式。

（一）目标模式与中医课程设计

目标模式是课程设计者以确定教育目标为起点而展开课程设计工作的一种思路与操作程序。该模式在内容选择时，是以"学习者为中心"为依据，因此又称为"学习者中心"课程设计模式。该模式强调目标的重要性与教育的科学性，重视训练，注重学习者对社会生活的适应。由于目标模式更适合技术性内容的传递，故也称为技术性模式。

早期的中医师徒秘传，强调"非其人不传"和"因材施教"，可视为此模式的一种反映。其强调学生的禀赋、兴趣与不同技术门类的适配性，仅提供对学生有价值的课程资源，既强调经验技术的传承，又强调学习者可能实现的发展。

新时期的高等教育强调"以学生为中心"的人才培养模式，中医学作为高等专业教育有较明确的教育目标，因此目标模式课程设计对于中医课程设计具有重要的参考价值。

（二）过程模式与中医课程设计

过程模式是课程设计者并不预先制定目标，而是强调对所要学习的内容、所应采取的方法、活动中的固有标准等进行详细说明，并根据建立的标准对学习者的学习效果进行评价。过程模式在内容选择时强调以"知识为中心"，因此又被称为知识中心模式或学科中心模式。

宋代中医教育的学派传承类似此模式。各学派的亲炙或私淑弟子围绕中医药学的理法方药经典与本学派的核心理论经验进行学习，完成了学派传承甚至学术创新，尤其是私淑传人，其学习更具主动性与灵活性。

过程模式对中医课程设计的指导意义在于，中医药学具有完整的学科体系，而要想让学习者掌握，不能仅仅依靠其知识技能，还要让学习者建立中医思维，获得持续发展的能力。过程模式的难点在于过度强调价值而导致评价和实践难度较大。如果能将过程模式的整体性、灵活性和原则性与目标模式的具体性、清晰性和易操作性相结合，则更有助于中医课程设计。

（三）情境模式与中医课程设计

情境模式又称环境模式，或文化分析模式，是一种将目标模式与过程模式的特征综合化的课程设计理论，具有较强的操作性与适应性，被视为当代最有影响力的课程设计理论之一。情境模式主张结合文化背景与学校环境，既考虑学习者当前的发展需要，又兼顾其未来发展的可能性进行课程设计。该模式的代表人物有斯基尔贝克、劳顿、索基特等。

古代中医教育受中医学整体观与三因制宜思想的影响，无论是家传师授、学派传承，还是官办医学教育，都一定程度地隐含着与情境模式类似的课程设计思路。

情境模式对中医课程设计具有一定的参考价值。今天的中医药学无论是理论还是临床，都与传统的思维取向、话语体系、学术范式一脉相承。情境模式强调将文化背景和学校环境纳入课程设计，因此中医课程设计也不能脱离中医药文化背景和所处的地域环境，要突出中医药内容，体现中医药的传承发展，培养多元的中医药人才。

（四）自然模式与中医课程设计

自然模式是斯坦福大学沃克教授提出的课程设计操作程序。自然模式强调不同的设计主体通过实然与应然的观念沟通，明确课程立场，即共同的准则与信念；在形成课程决策的过程中，不同设计主体可以对其找寻出的决策点提供解决方案并辩护，最终通过整个课程设计团队的审议得出最佳解决方案，而课程设计的结果即一系列决策方案之总和。

古代中医教育未见过这种课程设计模式，但它对当代中医课程设计却有一定的参考价值。由于中医课程设计主体角色众多，因而在观念、价值、学术背景等方面可能会存在一定的矛盾，如中医与西医、基础与临床、医生与患者等，而自然模式有助于设计主体之间更好地沟通，相互理解，从而形成更合理的决策，完成既符合中医药自身发展规律又适应社会与时代要求的中医课程设计。

第四节　中医课程资源开发

广义的课程资源是指能够为课程和课程实施服务的有利于实现课程目标的诸因素之总和，包括各类富含课程潜能、客观存在的资源。根据不同标准，课程资源可分为不同类型。根据功能特点，即是否能够成为教学内容的直接来源，可分为条件性课程资源和素材性课程资源；根据内容性质，可分为自然课程资源和社会课程资源；根据空间分布，可分为校内课程资源和校外课程资源；根据存在方式，可分为显性课程资源和隐性课程资源。

课程资源是课程实施的基础和保障，课程资源开发的水平、丰富程度、利用效率和拓展空间直接决定课程实施的效果。高质量的课程资源能够有效激发学生的学习兴趣，帮助学生快速掌握教学内容，有效提高思维能力与实践水平，实现教学目标。

一、中医课程资源开发的必要性

中医人才的培养离不开优秀的中医课程资源开发。传统中医教育的课程资源包括经典医学著述、医师经验、跟师情况等，资源内涵丰富，极具价值。

自中医药被纳入现代高等教育体系以来，中医课程资源的开发就从未停止。例如，各版国家规划、行业规划、院校特色的中医药教材，众多中医药基础教学、临床、科研一线的教师，国家级、省级、校级精品课程、开放课程、一流课程，可以说，中医课程资源开发已经取得了相当的成效。

中医课程资源开发能够满足教学需求，激发学生的学习兴趣，提高学生的临证能力，有助于学生快速成长为合格的中医药人才。中医课程资源的开发过程也是中医药资源的挖掘和整理过程，对于实现中医药传承发展、推动中医药走向世界具有重要意义。

中医课程资源的开发需与新时代对中医人才的需求相适应，要使学生能够更快更好地将所学的中医药知识和技能用于临床实际，解决临床所面临的新疾病、新情况和新问题。学生的成长环境、学习经历和知识背景不同，故而学习习惯和思维方式不尽相同，中医课程资源开发要结合学生的学情，减少学生学习过程中可能遇到的问题。

中医课程资源开发要充分利用现代信息技术，解决教学中存在的难题。如中医的意象概念对学生的"悟性"有较高要求，而采用虚拟技术可实现将意象性内容具象化，降低学习难度，减少学生花费的时间与精力，增强学生对知识的整体掌握，提高学习效率和教学效果。

新的中医课程资源需要引入前沿的自然科学与社会科学研究成果，以活跃学生思维，拓宽学生视野。中医学术体系从来就不是封闭僵化的，而是拥有广泛的多学科知识，如哲学、文学等。要想实现中医学的传承和发展，推动中医现代化，绝不能固步自封、闭门造车，而是要积极引入现代科学的前沿内容。

二、中医课程资源开发的依据

中医课程资源开发的主要依据为教学目标、课程资源、学情及存在问题等。

（一）中医课程资源开发需符合人才培养目标

开发中医课程资源的目的是培养高质量中医人才，但需弄明白为谁培养人才和培养什么人才这一根本问题。中医学人才的培养目标需符合国家中医药政策，培养中医理论扎实、中医诊疗技术娴熟、具备中医思维、具有创新精神的高素质人才。为此，需制定人才培养方案。各中医药院校的人才培养方案虽略有差别，但大方向是一致的，而要将人才培养方案落到实处，就需要开发课程资源。

中医课程资源开发需从中医人才培养目标、培养方案、课程设置等方面综合考虑，紧紧围绕人才培养目标进行开发。

（二）中医课程资源开发需立足资源的可持续性

中医课程资源开发需立足社会对中医人才的需求和学生的成长需要，课程资源要顺应时代发展，并具有可持续性。

中医学的理法方药学术体系与学术范式具有相对稳定性，中医学的理论、技术和方法创新都是以此为基础的，中医课程资源开发也应立足于此，帮助学生构建中医学学术框架，建立中医思维，师古而不泥，因此中医课程资源开发需立足资源的可持续性。

（三）中医课程资源开发需与学情相适应

"以学生为主体"是当今高等教育的基本遵循，无论是教学设计、教学形式还是时间安排，都要贯彻这一原则，课程资源开发概莫能外。中医课程资源开发必须充分考虑中医学生的学情。

与传统的师徒授受相比，当代医学生入学年龄相对固定，学习时间相对集中，现代科学知识比较扎实，逻辑思维较强，思维更加活跃，但传统文化功底比较薄弱，面临多元、开放的社会和诸多诱惑因素，容易分散注意力，且意志力不够强。对此，中医课程资源开发要充分考虑当代医学生的特殊学情，满足现代社会对中医人才的需求，培养能够传承、创新、发展中医药的优秀人才。

（四）中医课程资源开发需解决存在的问题

经过数十年积累，中医课程资源已具备一定规模，随着时代的进步、医学科学的发展，以及技术手段的更新，现有的中医课程资源逐渐显现出不足，表现为部分资源内容略显陈旧、对学术前沿的跟进有一定的滞后性、课程资源共享明显不足等。为此，中医课程资源开发应充分利用现代科技手段，正视存在问题，丰富资源形式，更新资源内容，加强学术动态推介，实行资源共享。

三、中医课程资源开发的原则

中医课程资源开发的原则主要有开放性原则、针对性原则、统一性与差异性兼顾原则、共享性原则和低消耗性原则。

（一）开放性原则

中医课程资源开发的开放性主要体现在内容的开放性和途径的开放性。

1. *内容的开放性*

内容的开放性是指中医课程资源开发应以开放的姿态对待传统中医理论和实践经验，对待西医学及其学术成果，对待其他自然科学与社会科学知识，以及现代信息技术等。无论古今中外的任何学术成果，只要有利于中医教育教学质量提升，就应纳入其中。

2.途径的开放性

途径的开放性是指中医课程资源开发不应局限某个单一途径，而要多途径开发，如教研项目、课程实践、信息技术、评价方式，等等，不同途径有机结合，才能使中医课程资源充满活力。

（二）针对性原则

中医课程资源开发要避免盲目跟风、全面铺开，要适应时代需求，根据新的人才培养方案和课程目标，探讨传统课程资源的薄弱环节，有的放矢，合理规划。对于质高量少的课程资源、时代所需的课程资源、学生成长成才必备的课程资源、技术传承少甚至面临失传的课程资源，以及独具学术特色的课程资源等都应有针对性地率先开发。

（三）统一性与差异性兼顾原则

中医课程资源作为培养高等专业人才的重要载体与媒介，开发时统一性不可或缺，不仅课程质量应有统一的评价标准，专业术语的界定、理论观点的解读、常用技术的操作等都要有统一的要求和规范。

中医学术充满个性化，不同医学流派有不同的学术主张，不同的地域环境有不同的诊疗特色，因此所开发的各类资源有很大的差异性。如果完全采用统一模式，就会导致课程资源千篇一律，流于形式，反而失去了内涵与灵魂。因此，中医课程资源开发应兼顾统一性与差异性，在保证课程资源质量与学术严谨性的同时，从地域、流派优势出发，强化自身特色，展示资源个性。

（四）共享性原则

优质的课程资源开发往往需要人力、物力、财力，如果开发后的课程资源只在有限的范围内使用，则不能发挥其最大价值。另外，还存在重复开发的问题，这对资源是一种巨大浪费。

中医课程资源开发需依靠现代信息技术，搭建中医课程资源开发共享平台，使优质课程资源更好地发扬其价值，弥补不同地区中医教育水平的不均衡性，提升整体的中医教育水平。通过共享平台，强强之间可互相学习，实现优势互补，共同为实现中医人才培养目标而贡献力量。

（五）低消耗性原则

中医课程资源开发要尽可能降低消耗，包括低经济消耗、低时间消耗和低学习消耗。

低经济消耗是指应尽量提高经费使用效率，用最低的消耗获得最高的产出，在总支出一定的情况下，开发出更多的优质中医课程资源。低时间消耗是指在有效的时间内开发出更重要的中医课程资源，而不是盲目开发所有的课程资源。低学习消耗是指中医课程资源应开发更通俗易懂、能够长期激发学生学习兴趣的课程资源。

四、中医课程资源开发的内容

中医课程资源开发是一项系统而复杂的工程，需要教育机构、专家学者、教师和学生共同结合实际情况和需求进行规划。

（一）教材、教学设计、作业与考核等课程资源

教材是教学的基础，是中医药教学的重要依托，为学生提供系统、全面的中医药知识，是最基础、最重要的中医课程资源之一。中医教材资源的开发，需系统体现中医药学科的理论和相关知识，注意将中医药理论与临床实际相结合，为培养学生的实践能力提供可资借鉴的途径。当代中医教材既要传承历史悠久的中医药文化，又要紧跟现代科学技术发展，将传统理论与现代科研成果融为一体，以满足时代和社会对中医人才的成长需求。

教师在教学过程中需根据课程情况和学生发展需要，对教材内容进行必要调整，充分考虑其他可利用的课程资源，创造性地对教材资源进行二次开发，通过增补、删减、引申、拓展等方式，使之更有利于实现学生的全面发展，这一过程也是中医教学设计的过程。

作业与考核也是一种有效的课程资源。以往中医课程的作业与考核多以口头（阅读、背诵等）、书面（笔记、习题、试卷、论文等）及实践活动（实验、临床观察、实习等）等方式进行，这些方式有助于学生巩固中医药知识，加深对中医药理论知识的理解，增强临床技能，是评价学习效果的有效手段，但往往存在单一性、封闭性和片面性等问题。因此，中医课程资源开发需对学生的作业和考核进行设计，除对中医药知识与技能进行训练外，还应包括中医思维、文化涵养、情感态度、医德医风等方面的培养，使学生完成作业

与考核的过程也是将中医学知、情、行、意进行融合的过程。

（二）动态生成性课程资源

加强中医课程资源建设，不仅要注重显性课程资源的发掘，还需注意动态生成性课程资源的开发利用。动态生成性课程资源是在中医教学过程中，通过师生互动、生生互动甚至医患互动而产生的。动态生成性课程资源往往具有不确定性，会随着教学过程中各种特定因素的改变而发生变化，对其进行恰当把握与利用，有助于教学活动的有效开展。若对此不能做出有效应对，则可能对预期的教学活动产生负面影响。

中医药教育教学实践的动态生成课程资源十分丰富，比其他学科更多。中医学具有直觉感悟的特点，理论说明多采用哲学话语体系对疾病现象进行解释，技术操作具有个性化特点。因此，对于同一理论问题、同一经验技术、同一疾病现象，不同的教师、不同的学生会从自身的思维方式与经验出发，从不同的角度加以阐释，并得出不同的结论。这种碰撞会带来大量计划外的课程资源，若能敏锐地加以捕捉、开发，就会产生诸多有效的动态生成性课程资源。

医学是实践性学科，中医学尤其重视临床实践。医学生在学习中会有大量的实习实训等实践教学环节，而人体是一种复杂的生命现象，临床诊疗中有很多情况是不可预期的，而这些内容恰恰是动态生成性课程资源，需要对其进行开发利用，以提高教学效果。

（三）历代医学典籍等课程资源

中医学经过数千年的发展，医学典籍汗牛充栋，在历代中医药教育教学中，许多经典医籍被作为教材使用，是重要的课程资源。对中医学来说，这些医学典籍具有重要的历史价值，至今仍在指导着临床实践，并有极大的科研价值。对其进行开发利用，提炼其中与中医药教育相适应的课程资源，对于提高中医教育水平和效果，尤其是提高学习者的能力具有重要意义。

中医学术体系的形成借助了中国古代自然哲学的思维方式，使得今天的学习者在阅读医学典籍时常产生困惑。医学典籍中有大量的医案医话，详细记载了古代医家在临床诊疗过程中对具体疾病的分析和诊疗经验，将这些生动的实例转化为课程资源，有助于医学生理解、掌握和构建中医思维，实现从理论到实践的转化。

（四）隐性知识与情境资源

现代高等教育体系下，绝大多数的学科建设是与教育体系改革相伴的。这些学科的知识与技能具备与高等院校教育模式相适应的特点，其知识以显性为主，理论知识和技术操作已高度知识化、概括化与结构化，便于集中讲授。而中医学有独立的学术源流，有悠久且清晰的发展脉络，有自身独特的话语体系与传承方式。中医学特殊的传承历程，使其学术体系中保留了大量的隐性知识，这些内容只能在特定的诊疗情境下，通过观察揣摩才能体悟，只可意会，不可言传，即古人所言，医者意也。这也使得这类知识的传递成为中医药教育的难点之一。因此，进行中医课程资源开发时，需注重对中医药隐性知识的挖掘利用，对其中可以知识结构化的内容加以整理，纳入已有的课程资源当中，对于不易知识结构化的内容，可通过情境资源等，为医学生创造易于领悟的隐性知识条件，使学生真正掌握中医学的知识和技能，领会中医药的学术内涵。

第七章　中医教学过程

　　教学过程是教师与学生按照确定的原则、目标、形式，生成和开展教与学活动的过程。中医教学过程是切合中医人才培养目标，遵循中医人才成长规律，建构、生成、展开有质量的中医教学活动的过程。

第一节　中医教学过程的本质与结构特点

　　教学过程本质是教学论的核心问题。对该问题的追索，是人们对教育过程区别于他事物的根本特点与属性的深入思考；对该问题的不同回答，决定了人们对待教育教学的态度和所采取的方式方法。中医学术体系的特殊性决定了其教学过程中必然体现出自身独有的特点。

一、中医教学过程的本质

　　20世纪30年代末，苏联教育学家凯洛夫在他编著的《教育学》一书中提出了"教学过程的本质"这一概念，认为"教学过程是一种特殊的认识过程，是教师在学生自觉与自动的参与下，指导学生学习、理解与掌握前人已经认识了的文化科学基础知识和基本技能，培养共产主义道德品质的认识过程"。教育学界由此开启了对教学过程本质问题广泛而深入的探讨。不同的教育理论学派和学者基于不同的研究方法与理论基础，提出了迥然各异的学术观点。有关教学过程的本质问题，其理论大致可归纳为10种，即特殊认识说、认识发展说、传递说、学习说、实践说、交往说、关联说、认识实践说、层次类型说和价值增值说。其中较具代表性和影响较大的有特殊认识说、认识发展说、实践说、交往说和层次类型说。

　　目前，教育学界对教学过程的本质问题尚未达成共识，仍处于不断探索、屡有心得的阶段。我们可以概略地认为，教学过程是一种特殊的认识过程和交往实践过程，它以特定的文化价值体系为中介，以师生间的特殊交往活动为基本形态，以教与学关系的形成和发展为运行机制，以促进人与文化的双重建构为根本目的和终极取向。从认识论角度说，教学过程是学生在教师指导下认识世界的过程。教师根据教育目的、任务，引导学生掌握系统的文化科学知识和技能，从而发展学生认识世界的能力。从社会学角度来说，教学活动是人类实践活动的形式之一，是教师根据一定的社会要求改造受教育者的过程。教学过程是学生在教师的指导下，积极主动地掌握知识、发展智能、树立一定的世界观、促进自身社会化的实践过程。

中医药学作为现代教育体系下的一类专门学科，其教学过程的本质亦遵循一般教学论的基本原理，即中医教学过程的本质是中医学生以中国传统文化为中介，通过与中医药教育工作者的有效交往互动，系统学习和理解中医学基本理论知识，培养和训练中医思维，熟练掌握中医临床实践技能，最终成为具备中医文化素养和专业道德水平、能够综合运用中医知识和技能解决临床实际问题、胜任中医临床工作的专业人才。

同时，中医药学作为一门古为今用、历久弥新的特殊学科，其教学过程的本质又具有特殊之处，它不同于一般教学论的地方有二。

其一，因为中医学是中国传统文化的重要组成部分，是打开中华文明宝库的钥匙，所以中医教学不仅仅是帮助学生掌握中医领域的知识和技术，将学生培养成为能够学以致用的专业人才的过程，更是中华五千年优秀文化瑰宝的传承保护并持续推动其创新发展的过程。

其二，中医学术体系具有特殊性，使得其部分内容尚未被知识化、结构化，无法通过课堂教学进行传授，而要实现这部分内容的传承就需借助传统的师徒相承方式，通过师承传授，帮助学生全面理解中医文化的精髓，并将其继续传承下去。

二、中医教学过程的基本环节

教学过程基本环节的展开，虽然遵循"表象感知→辨别比较→关系厘定→概念形成→牢固掌握→熟练应用"的总规律，但在具体学科领域，它并非一成不变，而是根据学科性质、师生背景、教学目的与任务等的不同，形成差异化的教学进程。

根据教师在组织教学活动时所需完成的任务，中医教学过程可分为五个基本环节。

中医教学论

（一）激发学习动机

学习动机是指引发与维持学生的学习行为，并推动学生向特定学业目标努力的一种内部驱动力，通常包括学习需要和学习期待两部分。

当代中医教育作为高等专业教育，其教育对象在入学之际往往已具备一定的学习动机，绝大多数学生或出于对中医的好奇心与求知欲，或出于悬壶济世、治病救人的责任感，从而主动选择中医作为自己的专业。但作为高等教育的受教育者，学习不仅应该是主动的，还应该有深度。在对兴趣爱好的美好想象与专业学习之间通常存在一定的差距，很多学生对中西医学与其他相关专业课程了解后，可能会遭遇专业学习的瓶颈与困难，认识到理想与现实的差异，从而步入一段困惑期，导致学习质量下降。

这时既需要教师通过激励，引导学生渡过迷茫期，明确学习目的，增强继承传统文化、扶救百姓疾苦的历史使命感与社会责任感，重燃对中医学习的兴趣；又需要教师帮助学生养成高阶思维的能力与习惯，使学生具备深入其中、主动参与学习的本领，从而激发学生持之以恒学习中医的积极性与主动性。

（二）传授理论知识

教学过程是一个教育信息传播的过程。任何学科的教育都离不开基础理论知识的授受。医学理论知识的传授是中医教学的中心环节。中医学理论体系历史悠久、内容丰富、特色鲜明，是学生进入临床实践阶段之前必须牢固掌握的重要内容。

在这一环节，教师需引导学生逐渐由感性到理性、由表象到抽象地领悟中医学独特的概念与知识，帮助学生理解与架构起中医学理、法、方、药的学术范式，并发展学生在中医理论框架下进行知识迁移与拓展的能力，为持续发展打下坚实基础。

教师还应指引学生掌握西医学基础知识，熟识西医学理论。这既是临床诊疗的需要，也是通过比较对中医学的特殊性能够透彻理解的必要前提，更是在未来的医疗实践中能够做出科学合理决策，实现患者受益最大化的必然要求。

（三）构建中医思维

建立学生的中医思维是当代中医教育之要旨。对任何一个学科来说，思想观念系统都是其灵魂所在。中医学特别的诊疗方式与理论表达背后，是其殊异的思维模式在起作用。如果不能从根本上理解中医的思想观念，就无法掌握中医药学的理论体系，更谈不上应用了。

中医学生只有真正建立起中医思维，才能实现对中医学知识的深化重构。因此，要培养合格的中医人才，教师就必须通过启发引导，帮助学生逐步把握中医思考脉络，形成中医思辨方式，构建中医思维，实现中医学的传承与发展。

（四）培养临床能力

实践及实践活动后的认识与反思是深层理解学科知识、养成学科思维方式的重要途径，对中医学而言更是如此。中医学理论的发展与技术的进步最终是要解决临床实践问题。中医学是一门实践性很强的学科，临床实践是中医理论孕育与成长的沃土，也是中医思想、学术沿革与演进的终极目标与最后归宿。因此临床实践能力的培养与训练是中医教学的关键环节。

教师要精心设计、高效组织，开展有层次、成体系的中医教学实践活动，引导学生将理论知识转化为实践技能，实现知行合一、学以致用。医学生实践能力的培养应坚持早临床、多临床、反复临床的原则，并将其贯穿于理论学习、临床实习和规范化培训等不同阶段，由少到多、由浅入深、由易至难逐步深入，让学生在跟诊中将理论转化为实践，在实践中深化理论理解，逐步完成知识与技能的有机整合，有效提升临床思维能力和技术操作水平。

（五）评价教学质量

对教学质量进行有效评价是中医教学过程中至关重要的一环。中医教学质量评价应从两个层面进行评估，其一是对教师的教学水平进行评价，其二是对学生的学习水平进行评价。

对教师教学水平的评价应依托其所属的教学单位，根据设计严谨、科学合理的指标体系而常态化进行。保证教师的教学水平是培养高质量中医药人才的前提和基础，只有建立教学质量评价长效机制，经常性开展科学、合理、有效的教学评价，才能保障教学质量的提升。中医教学水平评价尤应注意考量中医特色，尊重中医教学的特点与规律。

中医教学对学生学习水平的评价是以授课、带教教师为基础，根据具体教学情况和教学要求而展开的。教师通过多样有效的考核方式，及时检查学生的学业水平，以获取教学效果的反馈信息，进而动态了解学生对中医知识和技能的掌握情况，及时发现学生存在的问题，灵活调整教学进程与教学策略，提高教学效果。

三、中医教学过程的结构特点

中医教学过程的结构既遵从一般教学过程普遍的内在规定性，又因中医学自身的特殊性而别具特点。

（一）中医教学过程的性质与方向受制于社会对中医药的需求

中医教育的教学目的、任务和内容是由其所处的特定历史时期的特定社会需求，以及社会生产力水平、科学技术知识积累程度、文化价值等共同决定的。历史、社会、文化乃至教学自身的过往都对中医教学过程的运行与演化产生着重要影响。培养什么样的中医人才？如何培养中医人才？为谁培养中医人才？在中医学漫长的传承发展过程中，同样的问题，不同的历史阶段给出的答案是截然不同的。

当今社会经济持续发展，人民生活水平不断提高，人民群众更加重视健康质量，健康需求多样化、差异化，对中医药事业的发展有着迫切的需求。这就要求当代中医教育深入推进院校教育改革，优化人才培养途径，不断改革中医药人才培养模式，提高中医药特色人才培养质量。要建立以中医药课程为主线、先中后西的中医药类专业课程体系，优化专业设置、课程设置，增加经典课程内容，开展中医药经典能力等级考试。要强化中医思维培养，建立早跟师、早临床制度，将师承教育贯穿临床实践教学全过程。同时打造一支高水平、高素质的中医药教师队伍，培养一批具有传承、创新、发展能力的高质量中医药人才，护佑全民生命健康，助力健康中国建设，推动中医药文化走向世界。

（二）中医教学、临床与科研三者之间互相促进与制约

中医学是实用科学，其学术发展与诊疗技术之间是息息相关、互相促进、互为因果的关系。中医教育在教学内容与手段方面受到其影响与制约，反过来，教学的成效又直接影响中医学术和诊疗技术的水平。

中医教学与临床实践的关系，正如恩格斯所说，"科学一开始就是由生产所决定的"。纵观中医教育发展史，中医教学所能企及的上限，即是中医临床

实践所能达到的最高水平，不存在超越实践发展进程的中医教育。中医临床实践能力发展到什么程度，中医教学才有可能进步到相应水平。但中医教育培养出的人才却是具有发展性的，其在临床诊疗过程中可以根据现实情况而想出新办法，提出新学说，做出新发明和新发现，从而推动临床实践的创新发展，进而反哺中医教学。

就中医教学与学术研究的关系而论，其教学内容所依托的基础正是理论研究所积累的成果。任何时期，临床实践创新成果都要服务于教学，只有将其转化为知识化、结构化、系统化内容，才能进行群体化授受。反过来，中医教学内容应及时吸收理论创新成果，这样才能教育出掌握学术前沿、适应时代发展的中医人才。

（三）中医教学过程中教与学互相影响与作用

教与学的关系是教学过程中最基本、最核心的关系，任何教学活动中，教与学的关系都存在两个层次结构，即表层结构与深层结构，中医教学也是如此。

在中医教与学关系的表层结构中，教是矛盾的主要方面，学是矛盾的次要方面，突出表现在教师的主导作用。当代中医教育的教学对象虽然已经成年，但绝大多数仍属于尚未步入社会的年轻人，身心发展尚未十分稳定，人生观与世界观不够成熟，独立思考与判断能力仍有待进一步提高，需要老师的正确引导、启发、培养和帮助。由于中医教育属于专业教育，学生入学前虽然具备一定的学识能力，但已有的知识、技能与中医学术体系之间并不能形成直接的知识迁移，甚至在认知结构、思维模式等方面与中医学大相径庭，因此中医教师必须承担计划者、组织者和教育者的任务，既要遵循中医教学的特点与规律，又要兼顾学生的身心发展水平，预设恰当的教学方案，施行有效教学，从而实现高水平中医人才的培养。

在中医教与学关系的深层结构中，学是矛盾的主要方面，教是矛盾的次要方面，突出表现在学生的主体地位。无论哪种知识与技术的学习，都必须经由学生自身的努力，通过不断的认识与实践才能完成。中医教育自古以来就强调意会、悟者自得，更是突出了学生在教学过程中的决定性作用。帮助学生明确学习中的主体地位，激发学生的学习动力，调动学生的参与意愿，培养学生主动学习的能力，充分发挥主观能动性，将中医知识学习好、运用好、传承好、发展好是中医教学的出发点和落脚点。中医教学目标的制定、教学内容的明确、教学进程的安排、教学任务的设计、教学方法的选择等都应围绕其展开。

教师与学生、教与学，在条件上互为前提，在内在逻辑上互相契合，在进行过程中互相影响，在矛盾发展中互相转化，进而相协并进，共同完成中医教学的全过程。

（四）中医教学过程结果取决于诸要素共同作用

完整的中医教学过程是复杂的、综合的、系统的，由诸多教学要素共同构成。各要素在教育过程中处于不同的地位，具有不同的作用，诸要素之间关系各异，遵从教学运行机制，而处于持续不断的动态变化之中。

在中医教学过程中，诸要素都发挥着一定作用，但最终的教学效果并不是诸要素作用的简单叠加。因为不同要素之间就如同中药七情和合之理，既有促进作用又有制约作用，既能互相配合也能互相牵制，既可互相协同又可互相拮抗，如果不能妥善协调各要素之间的关系，不仅不能形成合力，还可能多方掣肘，降低教学效果。只有充分认识各要素的性质与特点，理解各要素之间的内在联系，调和各要素之间的关系，才能保证教学过程的有效运行，才能实现教学效果的最优化。

中医教学过程的诸要素中，教学目标是方向与标准，教学内容是对象与范围，教学方法是手段与技巧，教学媒体是载体与工具，教学环境是条件与依托，教学反馈是互动与评价。教师应当全面把握诸要素的地位与作用，处理好诸要素之间的关系，维护好教与学的静态逻辑与动态平衡，以最优教学过程，促成最佳教学效果。

第二节　中医教学过程的组成要素与教学生成

中医教学活动涉及诸多要素，在处于静态结构时，不同的教育要素有着不同的内涵、地位与职能，进入动态过程时，诸要素之间则相互联系、相互作用，形成动态平衡的有机整体，进而完成整个中医教学过程。

一、中医教学过程的组成要素

从静态结构的角度分析，教学过程是由若干要素组成的有机系统。关于教学过程所包含的要素，学界存在不同的观点。比较有代表性的有教师、学生和教学内容三要素说；教师、学生、内容和方法四要素说；教师、学生、内容、方法和媒体五要素说；教师、学生、内容、方法、媒体和目标六要素说；教师、学生、方法、目的、课程、环境和反馈七要素说，等等。

基于各个要素的性质和其在教学过程中所处的不同地位，可将其分为构成要素和条件要素。构成要素是教学过程中最基本、不可或缺的组成部分，包括教师、学生和教学内容；条件要素是教学过程得以有效完成的重要影响因素。

（一）中医教学过程的构成要素

1.学生

学生是教学过程中的学习者。在历史上，什么人可以成为中医学生，可以接受中医学教育，经历过复杂的变化过程。魏晋以前，虽然存在师徒互择的情况，但一个人能否成为医学生，仍是由掌握医学知识与技术的教师决定的。南北朝以后，官办医学教育兴起，官学体系中医学生的身份受政府规定限制，唐代明确规定太医署医学生"考试登用如国子监"（《新唐书》）。医学作为技术之学，一般少有高官子弟进学，多以低级官吏或良家庶人子弟为主要生源，且有一定的年龄规定，如"取庶人十六以上，二十以下充药园生"（《名医别录》）。民间医学教育则以医家子弟及医者所择定之徒弟作为主要教授对象。元明时期设立"医户"，医户需规定向政府提供医学生员，而民间则仍存在以家传师授自修等形式习医的学生。

在当代中医教育体系中，学生主要分成两类：一类是进入高等中医药院校或科研院所接受系统中医教育的学生；一类是在当代中医师承体系下跟师进行学习的学生。与一般教育规律一致，在中医教育教学过程中，学生具有教育对象和教学活动主体的双重身份。作为教育对象，无论中医药院校的医学生还是师承体系下的中医学徒，都需接受学校或业师的计划安排，遵循相应的制度规定，努力达到培养要求。作为教学活动的主体，两类学生都要努力发挥自身的主体性，积极学习并实践中医专业知识与技能，通过主动参与

中医教学论

中医教学过程，实现专业学习的目的。

中医教育作为专业教育，其学生往往具备不同的基础教育背景。院校教育体系下的中医学生，在本科教育阶段，既有文科生又有理科生；在研究生教育阶段，既有医学专业继续深造的学生，也有非医跨专业攻读的学生。而师承教育体系下的医学生，其前置学习经历可能更为复杂。因此，中医教学必须充分考虑不同学生的教育阶段、知识背景和个性特点，遵循学生的身心发展规律因材施教，这样才能培养出全面发展、德术兼修的中医人才。

2.教师

教师是引领学生进行学习的人，是教学活动中的主要负责者。中医教育的早期阶段没有专职的医学教师，通常是医生或其他掌握中医学理与技能的有识之士兼任教师，教学效果更多地取决于其业务水平和综合学养。官办医学教育兴起后，开始出现专司医学教育的职业教师。唐代太医署设医博士与医助教之职，主要负责医学生的培养与教育，其他如医师、医工等职亦有辅助教学之责。同时民间医学教育长期与官学伴行，在家传师授的私学传承体系里，中医教育者多兼具医生与教师的双重身份。

在当代中医教育中，教师作为专业技术人员，其从业资质需经有关教育行政部门审批认定。中医教师构成大致分为三类：第一类是在中医药院校或科研院所中承担中医药基础课程教育的教师，其工作以中医药理论知识传授为主，兼顾中医药教学与科学研究；第二类是中医药院校或科研院所附属教学医院中具有教师资质的医生，其工作是诊治患者和指导医学生临床，以及实习实践带教指导；第三类是中医师承教育体系下，经有关部门认定具有带徒资格的指导老师。这类教师一般以临床诊疗为主业，通过传统师徒授受的方式开展中医理论与实践教学，师承期间可带教学生数量有明确限定。

现代中医教师，无论属于哪一类，都要具有扎实的中医药理论知识与实践技能，具备高尚的医德医风、师德师风，掌握丰富的教育理论与教学技能，其教学素养的高低直接影响中医教育的发展方向、水平和质量。

3.教学内容

教学内容是教师与学生实施教学的客体，是师生共同活动的对象。中医教育的教学内容主要围绕中医药学相关的思想、理论、技术等展开。

每个历史时期的中医教学内容，都代表着那个时代的中医文化与中医学术发展的核心成果。早期的中医教育，教学内容由教师根据学生的身心特点而择定，"明目者，可使视色；聪耳者，可使听音；捷疾辞语者，可使传论；语徐而安静，手巧而心审谛者，可使行针艾，理血气而调诸逆顺，察阴阳而兼诸方。缓节柔筋而心和调者，可使导引行气；疾毒言语轻人者，可使唾痈咒病；爪苦手毒，为事善伤者，可使按积抑痹。各得其能，方乃可行，其名乃彰"。（《灵枢·官能》）进入官学医学教育体系后，教学内容由官方规定，通常由共同基础知识、专业理论知识和临床实践技能三部分构成。如唐太医署要求医学生入学皆须先学《黄帝内经》《神农本草经》《脉经》等公共课，在此基础上针科的学生须学习《黄帝针经》《甲乙经》《赤乌神针经》等，按摩科的学生须学习熊经鸟伸、消息导引正骨之法，随后学生可进入临床实习阶段。宋代的太医局注重医学生的医疗实践训练，高年级的医学生还承担为其他"三学"（太学、律学、武学）及各营将士诊治疾病的任务。民间医学教育的教学内容多由业师决定，常为口传心授辅以若干医著讲述，明清以后出现了不少标准医书与医学启蒙专著，为私学教育者所喜用。

当代中医教育的教学内容是经过无数中医学者、临床医生与教育教学专家共同设计和加工而成的，包含了中医学的基础知识体系、实践技术体系和价值规范体系。由于中医学术范式的特殊性，中医教学的内容不能仅局限于中医学本身，还需与传统文化和西医学进行有机结合，这样才能保证中医学学理内涵的传承和未来创新发展的可能性。根据医学生的培养目标和身心发展规律，这些教学内容被转化为适合学生学习的具体对象，经分阶段、分层次的合理配置后，通过教材、课程、实习实训乃至口传心授等方式传授给学生。

（二）中医教学过程的条件要素

1.教学目标

对于教学目标，国内外不同学者有着不同的观点，但清晰而明确的教学目标是顺利完成教学过程的重要条件。

古代中医教育缺乏有意识的教学目标设计，而是基于传统中医学术重实用的特点而制定的，仅以培养具备某些诊治能力与水平的临床医生为大致方向。当代中医教育的教学目标是根据人才培养目标要求而制定的，除了注重中医学知识体系的建构和实践技能训练外，还将学生作为独特的个体，使其身心得到全面发展，并将其培养成为社会主义建设者和接班人。

2.教学方法

教学方法是教师和学生为了实现教学目标、完成教学任务而采取的教与学相互作用的活动方式的总称，是教学过程整体结构的重要组成部分与条件要素，直接关乎教学工作的成效。在各个历史时期，中医教育曾采取过多种不同的教学方法，如口耳相承、禁方秘授、课堂灌输、诵记古籍、言传身教等。其中某些方法随着时代的发展被逐渐淘汰，真正能取得切实效果的方法得以保留。当代社会对中医教学提出了新的要求，中医教育必须与时代需要相适应，既要不断丰富、更新现代教学方法，又要对传统教学方法中行之有效的方法加以继承发展。

3.教学媒体

教学媒体是承载与传递教学信息的工具，广义的教学媒体还包括人本身。中医教学媒体发展大致分为五个阶段：第一个阶段是汉字出现以前，医学知识和经验的传授主要依靠掌握者采用语言、表情、动作等方式，即口耳相承、言传身教；第二个阶段是汉字出现后到汉代以前，因为有了文字，出现了众多医学著述，师徒传承过程中加入了禁方授受环节；第三个阶段是汉代以后到印刷术普及之前，这一阶段随着官办医学的发展，中医教育开始由个别教学向集体教学过渡，医学教材成为中医教育的重要形式，同时出现了人体经络穴位模型、图谱、碑刻等医学教具；第四个阶段是印刷术蓬勃发展之后，大量医书得以刊刻且价格低廉，成为中医教学最有力的媒体之一，其他教具亦有更广泛的应用；第五个阶段是现代电子信息技术的兴起，使教学媒体进入了全新的发展时期，从稍早的幻灯、播音、影视到后来的计算机、互联网+、虚拟现实，人体感官功能被极大延伸，为此当代中医教育善于综合运用各种传统与现代教学媒体，不断提高教学效率与学习效果。

4.教学环境

任何教学活动都有其发生的特殊环境，这是师生从事教学活动、完成教学过程的依托。中医教学自古强调环境的作用，如孟母三迁、墨子悲丝、蓬沙之喻等屡见不鲜。师徒传承的过程中，弟子起居出入几乎都与业师相伴，思想、学问、行为受师者潜移默化的影响，在进行重要理论探讨或医籍授受时，师生更会选择相对干净、安静、隐秘的场所进行对谈或举行仪式。官办医学教育更是巧妙利用教学环境，如宋太医局引入三舍法，充分发挥教学环境对学生的激励作用。今天的中医教学有现代教学理论和教育技术支持，教学环境中的诸种物质要素，如校园规划、教学场所安排、教学设施布局等无不经过科学设计。此外，还需多加关注社会环境，如校风学风、人际关系、社会信息等对中医教学的影响，根据具体教学环境灵活调整教学进程，以取得更为理想的教育效果。

5.教学反馈

教学过程从来就不是一成不变的，而是不断地进行调整和改进。修正教学过程的依据是教学的反馈信息，而教学信息的及时反馈有赖于教学评价与教学管理的有效开展。

中医在进入官办教育前，多由授业老师自行设定考核评价方式，并根据结果调整教学内容、教学方法和教学进度。这种方式的优点是机动灵活，利于因材施教，但难以进行集体教学。实行官办教育后，政府对教学评价与教学管理通常有明确的规定，如唐代太医署在学生评价方面，每月、每季、每年都要进行考试，分别由博士、太医令、承和太常承主考，成绩优异者可以提前毕业，九年仍不合格者则责令退学。在管理方面，学生入学皆需向教师（博士、助教）行束脩之礼，数次不遵从师长教导者责令退学。教师需熟练掌握教学内容，并接受考核评价，不合格者会得到相应处罚。宋代进一步将实习实践内容纳入考核标准，且定时根据综合考核结果调整学生的条件待遇。当代中医教育更加重视教学管理与评价，科学、合理的评价为维持中医教学秩序、提升中医教学质量提供了重要保障。

二、中医教学的预设与生成

纵观整个教学过程，其中最重要的两个要素就是教和学，即所有教育工作者的活动和所有学习者的活动，二者相互作用，共同构成教学过程的统一整体。

在理想的教学过程中，教与学的关系处于动态平衡之中。要把握这种动态平衡，就要处理好教学预设与教学生成的关系。

教学预设是教师在开展教学活动前，对教学过程进行的有目的、有计划的设想与安排。好的教学预设应该是条理清晰、逻辑严谨且留有充分弹性空间的。教学生成则更强调教与学双方在共同参与的教学过程中，根据不同的教学情境，灵活运用多种交流方式，实现教学生成与建构。好的教学生成不是彻底背离教学预设，而是在合理预设、确保完成基本教学任务的基础上，充分发挥生成性思维方式，在不断生成中达到超预期的师生精神建构，实现真正的教学相长。

当代的中医学习者多已具备一定的知识储备和认知能力，能够基于多变的情境与教授者展开积极的互动与思想碰撞，进而不断生成丰富多元的知识信息，完成专业水平的提升和个体的成长。而中医学术体系本身的特殊性亦使其与教学生成理念更为契合。

（一）传统中医学理中的教学生成思想

在中医教育史上，官办医学教育兴起较早，堪称世界之最。但时至今日，师承授受仍无法完全被学校教育所取代，究其根由即在于中医学理之特殊性。

古医籍有言，"若夫医道之为言，实惟意也。固以神存心手之际，意析毫芒之理，当其情之所得，口不能言，数之所在，言不能谕"（《千金翼方·自序》）。自古及今，医家与学者关于"医者意也"的议论不绝于书。重视"意"之背后，是中医对直觉体悟思维方式的强调。中医的概念不是内涵、外延界限明晰的规范定义，而是通过对丰富意象的描述实现对认识对象知觉属性的传达；中医的判断不以标准化框架下对证据的分析而进行，而是依托于经验、形成于思辨、落实于个人体会与直觉；中医的推理也不是从一般到特殊、前提与结论间有明确逻辑必然性的演绎推理，而是通天地之德、类万物之情的取类比象。

在取类比象思维取向下形成的中医学理有其自身特点，如诊法的描述，"脉候幽微，苦其难别，意之所解，口莫能宣"（《旧唐书·许胤宗传》）；"持脉之道，非可言传，非可图状……学者当以意会而精别之"（《刘三点脉诀·自序》）；在用药上，强调法相药理学，"疾生于内，药调于外，医明其理，药效如神，触类而生，参详变易，精微之道，用意消停"（《太平圣惠方·序》）；在遣方上则着重"以其意量而得其节，是知疗病者皆意出当时，不可以旧方医疗"（《外台秘要》）。

这些"只可意会，不可言传"的中医核心学理，使得中医学体系中的很多关键内容至今尚未被知识化。这些不能被知识化的内容则无法借助语言通过讲授式教学方式实现集体教学。因此，在中医教学中，即使教师想要通过灌输式、注入式的教学模式对学生耳提面命，学生也无法习得传统医学之神韵，更遑论将其运用于实践之中。所以中医教育自古格外强调学习者的"悟性"，所谓"口传心授"实为教师"引而不发"，学生"求之而后得，为之而后成"之过程。这种突出学生主体性与能动性的教法正符合今天的教学生成思想，即注重师生共同学习，通过开放互动的多元形式，共同建构与生成对自己、对他人、对中医、对世界的认识。

（二）中医理论教学与教学生成

当代中医教育体系中，学生学习中医之初必须面对包括中医、西医基础知识在内的大量理论课程。要使学生在既定时限内掌握这些理论知识，对师生而言可谓时间短、任务重。所以很长一段时间内，中医理论教学多以传统的讲授式为主，目的是使教师在有限的时间内将大量的知识传授给学生。这种教学模式看似快捷，但不可避免地带有预成式教学所固有的问题，如程式刻板、评价单一、师生关系不平等。当代中医理论教学的特殊性在于，要求学生随时在古与今、中与西不同的思维方式间进行转换，以尽快接受中医学和西医学的双重知识系统。而短时间内高强度的知识灌输往往容易造成思维僵化，不利于灵活应变思维的培养。因此，中医理论教学应在合理的教学预设基础上，给教学生成以充分的空间，实现二者的有机统一。

目前，很多中医药院校对此进行了探索，如在现代教学技术的辅助下尝试混合式教学，将必须掌握的知识内容制成短视频，通过线上教学平台让学生观看，学生结合自身情况进行学习，不受时间、频次的限制。课堂上教师无须投入大量时间重复讲授具体知识点，只需花少许时间检验学生的学习结果，随后根据学生的学习情况，就难点、疑点问题安排学生展开讨论，引导学生深入思考，并就学生的探讨结果进行评价。教师也可根据不同学生的学习深度与兴趣方向，创设问题情境，组织学生分组进行更深入的专题研究与自主学习，允许学生以灵活多样的形式进行交流，教师则通过辅导、点拨等方式把控学习方向。

这种教学模式能够充分发挥学生的学习主体作用，尊重学生的个性化发展，培养中医思维。生成教学下的中医理论教学，突破了以往课堂的时间限制，使大量的知识性内容可以重复学习，逐步消化，而课下积极主动的问题钻研、比较分析，课上师生、生生之间的平等交流，使思想的发展、碰撞、生成、建构成为可能，这不仅有利于学生进行中医与西医思维方式的转换，更为实现融会贯通提供了可能。

（三）中医实践教学与教学生成

与其他专业教育不同，中医教学中实践教学占有极其重要的地位。中医学的特点之一是经验性突出，西医诊断有标准化衡量体系，学生经过理论学习，掌握了某种疾病的指标后，初次临床即可进行明确判断。中医则不然，学生经过理论学习，熟记了某疾病所描述的脉形、脉象，但在初期临床实践中根本无法明确辨识其脉象，亦古人所说的"在心易了，指下难明"。遣方用药亦是如此。孙思邈曾言"世有愚者，读方三年，便谓天下无病可治，及治病三年，乃知天下无方可用"，提示中医教育中，实践教学的效果至关重要。

中医学的实践教学与理论教学不同，不能单纯采用讲授式和灌输式教学，而要实现有效的教学生成，中医实践教学也面临一些难题。

一是如何发挥学生的主体性。中医实践教学多在临床实习实训中进行，学生面对的是真实的患者，其实践结果与患者的健康和性命相关。因此选择恰当的教学生成内容与情境，激发学生的动力与潜能是中医实践教学面临的重要挑战。

二是如何保证师生平等互动。中医学生在临床实践中跟随的老师多兼具医生与教师双重身份，有时教师会将患者放在第一位，难以抽出充足的时间对学生进行细致的指导。为此，临床教师要搞好教学设计，处理患者时，要给学生留好思考题，让学生带着问题寻找理论依据，并针对学生的认知水平加以指导，确保理论与实践相结合，平等地与学生讨论病例，培养学生主动思考和整合知识的能力，培养学生的临床思维和动手能力。

三是如何在技能训练的同时进行人文精神培养。医学是一门特殊学问，古之医者即言"医虽小道，而性命攸关，敢不知慎"；"人命至重，有贵千金"；"德不近佛者不可以为医"。今日的中医教学，伦理道德与人文精神的培育绝不亚于精湛医技的训练，而这不仅需要中医理论教学时教师的谆谆教诲，更需要临床实践教学中教师的循循善诱，使学生在与患者的相处中逐步建构医者仁心，使中医人文素养内化于心、外化于行。

第三节　中医现代教学技术的应用

科学与技术的发展，融合了各种教学新工具和新手段。大数据平台能够整合中医教学资源，将现代教学技术应用于中医教学，与传统教学模式进行有效融合，从而激发学生的学习兴趣，提高学习效率与质量，促进学生全面发展。

一、基于大数据和区块链技术的中医教育资源库构建

中医教育资源是指在中医教学过程中，所能选择利用实现教育目的的各种要素的总和。其一，这些要素必须与中医药学有直接或间接的关联。其二，这些要素必须能够成为中医教育者与被教育者之间的桥梁和纽带。其三，这些要素必须能够承载和传递中医药学术和中医药文化信息。

根据物质和精神标准进行分类，中医教育资源可分为物质教育资源和精神教育资源。中医物质教育资源包括中医药典籍、中医药历史文物、中药与中医诊疗器械，以及中医药从业人员和中医教育工作者等。中医精神教育资源包括中医药理论、中医药文化、中医学术流派、医德医风、中医养生理念等。

现有的中医教育资源集中分布于各中医药院校、中医药科研院所、中医药博物馆、中医药学术团体、中医诊疗机构、中药厂与药店等，部分散见于各类博物馆、图书馆、档案馆乃至民间社会。2021年卫生健康事业发展统计公报显示，我国有中医药本科院校24所，高职（专科）院校10所，中医类研究机构38家，中医类医院5715家，其他中医类门诊部与诊所71583家，中医药从业人员88.4万人。现在这些数字仍在持续不断地增长之中，而隐藏在这些数字背后的是海量的中医药教育资源。但是即使在资源主体内部也存在资源数字化程度低和整合利用效率不足的情况，且不同资源主体之间的资源共享情况也不尽如人意。要想有效利用这些资源，就离不开统筹整合理念及相关技术支持。

现有的中医教育资源完全符合大数据海量、高速、多样、低价值密度、真实性的特征，而这几乎无法通过传统关系型数据库在短时间内完成搜集、清洗和管理。这也是多年来未能实现中医教育资源有效整合的重要原因之一。

近年来，由云计算技术发展而诞生的大数据技术和区块链技术，为中医

教育资源整合提供了可行性技术路线。

　　大数据技术主要包括可扩展存储系统、分布式文件系统、分布式数据库、数据挖掘技术和高速互联网技术。分布式文件系统和可扩展存储系统能够提供存储海量数据的底层存储支持；分布式数据库能为管理海量数据提供管理工具支持；数据挖掘技术能为数据清洗和提取有效信息提供数据处理工具支持；高速互联网技术能为数据传递提供通信技术支持。大数据技术为实现中医教育资源的有效整合提供了一整套可行的解决方案。

　　区块链技术有广义与狭义之分，广义区块链技术是分布式节点共识算法、密码学、智能合约设计的不可篡改、不可伪造的块链式数据结构。狭义区块链技术是一种利用时间戳、密码学设计的不可篡改、不可伪造的链式数据结构。区块链技术的出现解决了数据可能被篡改的技术难题，为保证整合后的中医教育资源数据的真实、准确、可靠提供了有力的技术支持。

　　基于大数据技术和区块链技术的中医教育资源整合系统的整体结构如图7-1所示。图7-1显示，内部的中医教育资源数据存储和传输部分以大数据技术搭建，外部的中医教育资源数据上传部分利用区块链技术搭建。在保证提交数据本身真实的基础上，还可构建信息内容真实性审核机制，增加存疑标识系统，如果有存疑标志则不纳入正式中医教育资源库。

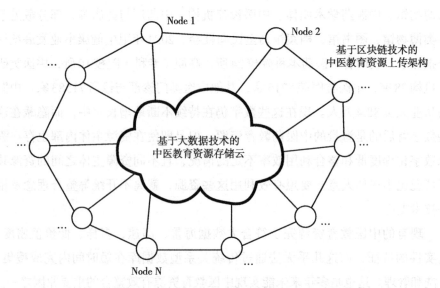

图7-1　中医教育资源整合系统整体结构图

中医教育资源库的构建，需要各资源主体单位（包括但不限于中医药院校、中医医院、中医研究院、门诊部、诊所）的积极参与，配合提供资源数据信息，形成一个以底层架构为核心纽带、用户去中心化的中医教育资源整合体系。在资源库的整合构建过程中，应注意数据收集的标准化与规范化，以确保所上传的中医教育资源的质量与效果，最终形成高水准、高品质的中医教育资源共同体。

中医教育资源库的构建可以有效解决中医教育质量存在的区域差异、教育资源配置不均衡等问题。以中医教育资源库为依托，可以进一步构建中医药院校发展共同体、中医药科研共同体、中医药教学共同体等教研形式，为推动优质中医教育资源交流与共享、助力中医教学改革、促进中医师生发展成长、提高中医教学效果提供有益条件与有力保障。

二、基于虚拟现实技术的中医沉浸式教育环境构建

目前的中医课堂教学，教师通常会借助教材、实物教具、多媒体课件、教学云平台等媒介辅助完成教学任务。这些媒介虽在一定程度上可将教学内容直观化、生动化，吸引学生的注意力，增强师生、生生互动，但学生很难达到沉浸式学习状态。尤其是中医学含有大量的意象性概念，这些内容在传统的教学媒介下是难以直接呈现给学生的。

随着信息技术的进步，现已出现了虚拟现实、增强现实和混合现实等计算机仿真技术。这类技术能够利用计算机图形学、仿真技术、显示技术、人类工程学、心理学、思维科学等学科集成，构建与真实世界相仿的虚拟环境。

虚拟现实技术利用计算机生成一种与真实世界相仿的虚拟环境，能有效模拟真实环境中的视觉、听觉、动作行为，通过不透明的头盔式显示器将虚拟环境展示给使用者，但虚拟现实技术无法显示真实背景。增强现实技术是虚拟现实技术的进一步拓展，其显示设备是透明的头盔式显示器，让使用者能清晰看到真实世界，并能在真实世界背景中看到虚拟生成的内容。它是一种将虚拟信息呈现在真实世界背景上的一种技术，但无法实现使用者与虚拟生成的内容和真实世界的互动。混合现实技术是在虚拟现实和增强现实的基础上进行融合，利用外部追踪、人机交互等技术使使用者能够与虚拟生成的内容和真实世界进行互动。

如果能将虚拟现实技术引入中医教学，构建沉浸式中医教学环境，将能更好地实现遵循学术规律、突出学术特点的中医教学，对中医理论教学、实践教学及课程思政建设都将起到重要的辅助作用。

（一）中医虚拟课堂

中医学在思维取向方面的一个重要特点是其概念的意象性，它没有严格的内涵与外延，而是通过对某类意象来比喻、形容，以实现对认识对象的知觉属性的传递。所以古代医家反复强调"医者，意也"。医学人才的培养也依赖学生的"悟性"。随着时代的发展，人们的生产生活方式发生了巨大变化，许多古代习以为常的生活体验，今天的学生却全无感受，这便加大了学生通过"悟"来学习的难度。同时，中医的很多理论具有非实证性，单纯依靠阐述难以解释清楚，因此中医教学很早就开发出形象的实物教具，如明堂图、针灸铜人等。

目前虚拟现实技术已能实现意象所含有的各种知觉属性并进行模拟传递，将其与中医教学相结合，可在很大程度上降低学生体悟中医概念的难度。

虚拟环境的中医知识获取渠道和展示方式更为直观，强交互性带来的体验能够让学生对中医知识的掌握更加牢固。在中医基础理论教学中，阴阳五行概念的讲授，可辅以虚拟现实技术，让学生置于相应情境中，沉浸感受这些概念欲传达的知觉，而不用依赖文本理解、知觉记忆、联想想象、知识重构之间的复杂转化。讲解脏腑经络概念时，采用虚拟现实技术，可将非实证性概念具象化，脏腑功能、经脉循行、腧穴效应都可通过虚拟现实技术完成动态化的直观呈现，所概括的内容和教学效果远远超过传统的挂图与模型。病因病机常常是学生难以准确把握的内容，如中医所说的风、寒、暑、湿、燥、火，并非简单指客观具体的实物，而是根据病象表现特点与自然物象特性之间的相关性反向类推的结果。若能利用虚拟现实技术让学生直接观察、体验二者的特征与联系，不仅有助于学生快速掌握知识内容，还能更快地理解中医学的特殊性所在。

基于虚拟现实技术的中医虚拟课堂还可与形成性考核相结合，建立即时的激励-反馈机制，激发学生的学习动力。传统教学模式中，激励反馈机制往往具有相对滞后性，难以保证持续长久的正向激励。虚拟课堂中可构建"实时成绩-现实世界"反馈系统，学生进入虚拟课堂可即时获得反馈信息，通过知识的获得感提升学习愿望，进而积极参与能获得正向反馈信息的学习过程。

（二）中医仿真实践

传统的中医实践教学环节往往与理论教学之间存在一定的时间差，且教学过程中不可避免地受到资源、环境的限制。稀缺资源、特殊情境下的中医教学，有限学制内很难保证都得到切实开展。而虚拟现实技术搭配传感器技术和建模技术后，可以高度模拟真实场景，开展有效的中医仿真实践教学。

如中医诊断教学中的切诊一直是较难理解的内容，所谓"在心易了，指下难明"。随着生活方式的变化，很多脉象的描述对今天的医学生而言已属在心难了，指下更加不明，在有限的临床实习中，一些特殊脉象很难见到，且其对医者的诊疗水平有很高要求。虽有部分脉象训练仪器可作为辅助，但其在逼真度、灵活性、综合性方面仍与真实情境相去甚远。而使用虚拟实现技术搭载传感器技术，则可及时、灵活、沉浸式地进行训练。教师讲解脉象后，学生便可通过仪器进入虚拟课堂，先体验文字描述的"盘走珠""按琴弦""轻刀刮竹"等是何种感觉，再体验所对应的"滑脉""弦脉""涩脉"等脉象触感，反复对比揣摩，最后进入虚拟实境，诊断不同年龄、性别和体质的虚拟患者，体会不同脉象在各个患者身上的表现，并可与望诊、闻诊、问诊相结合，实现知识的联系与整合。同理，将虚拟现实技术与中药实践教学相结合，学生可在理论学习的同时进行中药植物基原识别、饮片辨认、真伪鉴定等仿真实践；将虚拟现实技术与针灸实践教学相结合，学生可在虚拟仿真情境中练习寻穴、刺法、灸法，体验得气感，甚至可以超越现实直接观察刺、灸的深度及其引起的效应，对针刺精度要求高的危险穴位亦可进行反复训练。

虚拟现实技术可将中医诊疗环境在虚拟世界中进行还原建构，解决了实践教学资源有限、学生操作机会少等问题，有效提高了中医实践教学的效果。待进入真实情境实习实训时，学生通过虚拟现实情境训练掌握的技术便可快速转化为实践能力，极大地减少了学生进行经验探索的时间和精力。

（三）沉浸式时空体验

中医学有数千年的历史，很多观念、理论、技术的产生与所处的历史条件和地理环境有关，没有特定的时空场景，很难真正理解古人的想法、说法和做法。传统教学遇到类似情境，教师只能通过细致的讲解或借助影像资料引导学生通过思维重构历史，然而效果往往并不理想。

虚拟现实技术的发展使得时空"穿越"成为可能。中医教学，借助此类技术，学生可以走入几近真实的历史时空，感受不同时期古人的生产生活方式，与历代学者和医家近距离沟通对话。例如，可以与东汉末年"感往昔之沦丧、伤横夭之莫救"的张仲景一起运用伤寒方药拯危救困，与李东垣一起在重重蒙军围困的汴梁城中进行内外伤辨，与李时珍一道采撷药物、著书立说，等等。通过这种身临其境的沉浸式体验，学生不仅可以巩固相关中医知识，亦可深入理解学术形成的过程，更能直观真切地感受古代医家"博极医源，精勤不倦"；不避险巇、普救含灵的医德医风，促进中医药学术、文化和医德的传承。

基于增强现实和混合现实技术与中医药博物馆建设相结合，还可以更好地推进中医药文化宣传与科普教育，吸引更多不同年龄、不同背景的人了解中医药学，感受中医药的风采，领略中医药的魅力，从而实现中医药文化的继承与弘扬，推动中医药事业的长足发展。

三、基于大语言模型的中医辅助教学人工智能构建

大语言模型是指基于自然语言处理技术发展的一种人工智能技术。2008年后，随着深度学习模型的进步，自然语言处理技术得到了蓬勃发展，以循环神经网络、长短期记忆网络和Transformer技术为代表的自然语言处理能力越来越强，由此带来了文本分类、知识问答、交互对话等能力的飞跃，基于Transformer技术和海量文本数据训练得到了大语言模型的里程碑GPT-3.5模型，即知名的ChatGPT，改进后的GPT-4模型就是GhatGPT 4.0版本。

在中医教学中，教师需帮助学生掌握大量的专业知识和实践技能，传统教学模式下，学生如果出现知识点疏漏，往往难以进行及时查缺补漏和重复学习，线上线下混合式教学虽能在一定程度上进行弥补，但从课程内容的整合性、问题研究的深入性、应对策略的灵活性、交流互动的及时性等方面仍存在诸多难以克服的问题。基于大语言模型构建的中医辅助教学人工智能，可以提供将中医理论与实践等多方面基础知识有机整合后的教与学辅助功能。大语言模型通过有效训练，可多角度、多层次提供辅助，使学生很好地掌握中医药典籍文献、各类中医药教材教辅和大量临床诊疗病例。

从教师教学的角度而言，为了顺利实现教学目标，教师在教学准备阶段除了要明确任务、熟识教材，还要搜集更多的资源丰富教学内容，提升教学效果。由于教师所能搜集到的教学资源数量与质量受限于学识素养、诊疗经验、精神心力、搜索技巧、平台限制等，因而要想有效获取全面、充分、合适的教学资源并非易事。而训练有素的中医辅助教学人工智能可以随时根据教师的需求指令，调取和筛选相关资源，并清晰地加以呈现，甚至能帮助教师选择适宜的教学方法和教学策略，不仅能极大地节省教师的时间和精力，提高备课效率，还有助于提高教学效果。

从学生学习的角度而言，中医辅助教学人工智能可以帮助学生深入剖析培养方案背后的课程设置逻辑，使学生理解前后课程与知识之间的内在关联，从整体上对中医学术体系有更清晰的认知，进而确立针对性学习规划。中医辅助教学人工智能还能通过与学生开展不同角度的交流，判断学生对知识的掌握程度，随时根据学生情况调整学习进度和学习方案，帮助学生持续巩固、深入理解基础知识，完成理论知识的融会贯通。医学生进入临床实习初期，因为缺少运用理论知识处理临床问题及与患者沟通的经验，往往是被动的观察和缓慢的尝试，这不利于学生获得长足的进步。中医辅助教学人工智能可以通过人机对话，配合学生反复模拟临床情境，扮演标准或非标准病人，引导学生逐步适应临床环境。在学生遇到患者时，其可根据所掌握的信息，为学生提供相应的参考资料，与学生一起进行临床病例剖析、诊疗策略辨别、医治方案选择研判等，使学生的临床实践能力和水平得到快速提高。

中医辅助教学人工智能训练还可加入医学伦理学的内容，遵循医学伦理与生命伦理的要求，在辅助学习时进行医德医风的渗透性教育。

四、基于多传感器+6G技术的中医远程诊疗实习体系构建

中医基础阶段的教学实习，一直存在学生较少有机会参与患者诊断、治疗的问题，实习多以观察、抄方为主要形式，学生难以获得实际诊疗经验。传感器技术和远程通信技术的发展，为超远范围和超大规模的中医远程诊疗实习体系的构建提供了可能。

传感器是指一类能够接收被测量信息的检测设备，比如温度传感器、压力传感器、重力传感器等。随着传感器技术的快速发展，其对人体体征采集

的准确性越来越高，这为远程诊疗提供了准确的数据支撑。远程通信技术是指能够将信息从远距离传送到其他地方的技术，通用的远程通信技术包括有线技术和无线技术。目前的有线技术以光纤入户（FTTP）为代表，无线技术以5G技术（第五代移动通信技术）、WIFI6技术（第六代无线网络技术）为代表。6G技术（第六代移动通信技术）在原理上与5G技术没有本质差别，但在支撑技术上则比5G技术更快、时延更低、流量密度更高、连接稳定性更好。相较于有线技术，无线技术具有不受地点限制的绝对优势，6G技术为远程诊疗提供了稳定高效的通信支撑。

通过传感器技术和远程通信技术构建的远范围、大规模中医远程诊疗实习体系，可以使学生开阔视野，及时获取各种典型病例，并锻炼独立诊疗能力。学生可以通过接收端调取患者的四诊信息，获得近乎真实的临场感。图像传感器能够采集到患者整体与局部高分辨率的照片和视频，为望诊提供有效的数据支撑；多压力传感器组合能够获取远程患者的脉象，使用远程通信技术传递的信息转换为电信号后，再用接收端的脉诊训练设备重现，为切诊提供有效的数据支撑；利用语音传输技术能够将患者的语音语调及回答医生问题的内容精准传输，若辅以人工智能技术，学生甚至能够与"患者"沟通，为实现闻诊和问诊提供有效的数据支撑。学生还可将自己诊断后提出的治疗方案上传至实习系统，以获得教师的指导建议。

第四节　中医教学特色

中医学术体系特色鲜明，在思想观念、理论说明和技术操作三大系统中都得到了充分体现。

一、理论与实践并重

中医学历史悠久、源远流长，具有成熟完整的学术体系，而构成这一体系的每个系统都是必不可少且独具特色的。

中医学的理论系统是中医学术体系的核心，其以特殊的话语体系和阐释方式，说明中医对生命和疾病现象与规律的认识，提出生命出现问题时解决的办法、手段、途径和方案，进而形成独特的生理学、病理学、病因学、病机学、诊断学、治疗学、药理学、方剂学等，构建起中医学独有的理法方药框架。中医学的技术系统是实施诊断与治疗的必要条件。中医技术系统底蕴深厚，至今仍有诸多无法破解的奥义。中医学所谓的"不传之秘"多属技术系统的内容，可分为两大部分。一是诊断技术，包括望、闻、问、切等内容；二是治疗技术，包括遣方制药、针砭灸罐、推拿整复、导引按跷等内容。不掌握中医学的理论体系，就无法以中医学的方式认识问题、发现问题、分析问题和解决问题；不掌握中医学的技术系统，再正确的诊疗方案也无法落实到临床实际操作，不能收到理想的效果。因此，中医教学必须做到理论与实践并重，二者不可偏废。重知轻行，难免眼高手低；重行轻知，必然计之难远。

　　无论中医理论教学还是实践教学，关键不在于让学生记住多少具体的中医理论知识或操作技术，而是要帮助学生理解中医学理论的内涵和特点。医学生学习中医之前多习惯用知识表达方式寻找实物证据，并在物质结构基础上建立相应功能，是从细节出发对整体现象进行解构说明，以科学术语对具体问题加以精确描述；习惯的技术操作方式是经过实验证明，原理清晰、步骤明确、标准统一、程序严格、界限分明的，而这恰恰与中医学的理论与实践特点相矛盾。就理论而言，中医学理论是基于对生命与疾病现象的内外联系和类比概括，不能按照实证研究的方式加以强解，病因并非独立的客观实体，而是对证候规律的反推。中医学援哲理而入医道，倾向从整体制约局部的角度对生命现象进行说明。就技术操作而言，中医学非常强调实践，中医传统操作技术实用性很强，临床诊疗均要求相关技能的掌握，不同技能之间既有关联性又相对自由，运用中不强调统一标准，而强调理论与实践的融会贯通、圆机活法、三因制宜。

　　中医学的理论知识和操作技术历经数千载的积累与沉淀，其内容之丰富、形式之多样、数量之巨大、难度之艰深，绝非高等专业教育短短数年就能掌握的。因此，中医教师要引导学生认识和理解中医学术体系不同层面的特殊性，辅助学生先从整体上建立中医知识谱系和技艺框架，培养学生的自主学习能力，使学生离开特定教学阶段与教学场景后仍能以此为根基，进一步充实、拓展、完善，具备长期学习、持续发展、不断提高的可能。

　　此外，中医教学强调理论与实践并重，不仅体现在对二者的态度和地位上，更体现在教学进程的安排上。由于中医学的特殊性，有些理论知识的内涵不经过反复临床实践是无法真正理解的；有些中医技术操作，不经过理论指导是无法得以提高的。所以中医教学不同于其他专业教育，不能将理论教学与实践教学分阶段独立进行。无论是先理论后实践，还是先实践后理论，不遵循中医学特有的规律，就无法达到教学效果的最优。只有理论教学与实践教学同步、知行合一，才能使学生快速掌握中医学的真谛，学以致用。

二、术业与品德兼顾

医学是一门特殊的学问，它关乎人之生死所系、健康所托，而"人命至重，有贵千金"，这是中医名著《备急千金要方》书名的来源。药王孙思邈在开篇就提出了学好中医最重要的两个条件，即大医习业和大医精诚。要想成为优秀的医生，一则医术要精湛，二则医德要高尚，二者缺一不可。精湛的医术是成为优秀医生的前提，而要想术业精熟，不仅要有一定的天赋，更需要持续不断的学习磨炼。"人必有天赋之才而读破万卷，庶可以为医矣"。(《重庆堂随笔·论治案》)

人是自然界中最复杂、最神秘的造物，对于人体生命与疾病的规律至今仍有太多未解之谜。"医方卜筮，艺能之难精者也……故学者必须博极医源，精勤不倦，不得道听途说，而言医道已了，深自误哉"。(《备急千金要方·大医精诚》)

当代能够接受正规中医教育的学生，已经过层层选拔，具备较好的智能水平与知识素养。因此，就医术培养而言，教学的重点除传授专业理论和临床技能外，还有两点不可忽视：一是使学生端正学习态度，养成良好的学习习惯，具有持之以恒和坚持不懈的精神。中医学道理艰深、技术庞博，往往需要穷其一生的钻研与探索，因此古人言："无恒德者，不可以作医。"医学生只有在有限的教育阶段形成持续学习的能力，才能在后续的工作中不断提高，成长为真正的中医人才。二是开阔学生视野，拓宽知识的广度。这既是使学生成为全面发展的人的需要，也是中医学的特殊性所提出的要求。多数学问有较封闭而独立的知识与话语体系，学生只要熟练掌握其术语、知识与技巧，即可达到不错的水平。但中医学孕育于古代传统文化的土壤之中，与中国古代科学技术、哲学、伦理学、文学等其他学科具有相同的话语体系与逻辑方式，如果不能博观多识、融会贯通，则终难有所成就。正如孙思邈所言："若不读五经，不知有仁义之道。不读三史，不知有古今之事。不读诸子，睹事则不能默而识之。不读《内经》，则不知有慈悲喜舍之德。不读《庄》《老》，不能任真体运，则吉凶拘忌，触涂府生。至于五行休王，七曜天文，并须探赜。若能具而学之，则于医道无所滞碍，尽善尽美矣。"（《备急千金要方·大医习业》）

高尚的医德是优秀医生的必要条件。任何领域对从业者的品行道德都有一定的要求，而医学尤重于此。医者的道德水平关乎患者的生死存亡、关乎患者举家的寒暖忧乐，如果没有医德，医术愈高，反而危害愈大。因此，中国自古即强调医乃仁术，孙思邈的《大医精诚》更是响彻中外的医德名篇，被称为"东方的希波克拉底誓言"。其言："凡大医治病，必当安神定志，无欲无求，先发大慈恻隐之心，誓愿普救含灵之苦。若有疾厄来求救者，不得问其贵贱贫富，长幼妍媸，怨亲善友，华夷愚智，普同一等，皆如至亲之想。亦不得瞻前顾后，自虑吉凶，护惜身命，见彼苦恼，若己有之，深心凄怆，勿避险巇，昼夜寒暑，饥渴疲劳，一心赴救，无作功夫形迹之心。如此可为苍生大医。反此则是含灵巨贼。"（《备急千金要方·大医精诚》）千百年来，在中医古籍中，有关医德的论述不胜枚举。不仅如此，伦理道德对中医学也具有特殊的意义。对西医学来说，医德只是外在的规范从医者的职业行为；对中医学来说，伦理学则建构了中医学的基本理论。中医理论以伦理喻医理，如《内经》十二官说；以伦理喻药性，如三品分类法、七情和合说；以伦理喻组方原则，如药物的君臣佐使；以伦理喻治法，如以攻法治病仅是善战者、以补法治病方是善善者，等等。伦理品德的修养水平，不唯关乎医者的行为是否规范，也决定了其能否透彻理解中医学的理论。很多中医流派传承十分重视"术德合一""德术并举"，今天的中医教育亦然，加强医德教育是课程思政建设、职业道德培养和专业水平提升的共同要求。

三、中医思维与科学素养共育

在构成中医学术体系的三个系统中，思想观念系统是灵魂，是中医学区别于其他医学的根本所在。思想观念系统虽然是内隐的，但却是本质的，是一门成熟的学术得以立足的根基。

中医教学论

中医学之所以能区别于许多其他传统技艺，被认为是有完整体系的学问，就是因为它拥有独特的思想观念系统。技艺是停留在操作层面的，只要反复练习即可完成，而中医学则不然。如果不具备中医思维，不能从中医思想观念系统出发考虑问题，就无法正确运用中医理论，就无法有效实施中医技术。因此，培养医学生的中医思维是当代中医教学的重中之重。

在古代，知识分子学医常被描述为"秀才学医，笼中捉鸡"，以言其入门容易。今天的医学生虽已具备相当的学识，却鲜少能获得这种轻松的学习体验，关键就出在思维方式上。

中医学根植于中国传统文化，与一切传统文化有着共同的思维模式，所以古代士人学医不存在思维取向方面的隔阂，只需熟识医药理论、掌握实践技能，便可与已有的认知框架和知识谱系相衔接，从而形成中医思维。而今天的医学生，前置知识是建立在现代学术分科基础上的，是基于还原主义的西方科学文化传统。当学生进入中医药院校学习中医时，首先面对的就是东西方学术传统在思维取向与价值选择方面的碰撞，学生只有突破这层屏障，回到中国学术传统的逻辑理路当中，逐步建立中医思维，进而以思想引导行动，才能运用中医理论与技术解决临床实践问题。否则，即使是死记硬背、勤学苦练，也只是勉强记住大量的理论观点与操作技巧，无法实现学以致用，无法将知识转化为临床能力。

中医思维培养可从认识中医思想观念系统的特点入手，使学生逐步适应中医学的思考方式。如中医学的整体观是在气一元论的基础上建立起来的，它不是结构层次的整体观，而是有机生成的整体观；它不是局限于人体自身的狭义整体观，而是博通天地自然、历史社会的广义整体观。这就决定了中医学对人之生命与疾病的认识不重解构而重联系。另外，中医学强调天人合一、顺应自然，人物互通的伦理观念渗透于学术体系的建构过程中。相较于纯粹的学理思辨，中医学更注重临床实践效果；相较于逻辑论证，中医学更注重随机应变的直觉体悟。只有知晓中医学的特殊性，才会用中医的思维方式想问题。

当代中医教学还要强化医学生的科学素养。这是传承中医药精华的必要前提。中医药是祖先留给我们的宝贵财富，要保护好、继承好，然而中医药资源浩如烟海、繁复庞杂，其中也不乏一些历史局限性的内容，所以需要"努力发掘，加以提高"。只有具备科学素养，才能对中医药资源进行准确甄别，挖掘其中与时代发展相适应的内容，做到尊古而不泥古，发挥优势，传承精华。

科学素养是中医药走向世界的必备条件。中医药在疾病预防、治疗、康复等方面的独特优势受到了许多国家的广泛认可，很多外国友人对中医药疗效背后的原理充满兴趣。只有具备科学素养，才能用简明易懂的科学语言将中医药学的原理讲清楚并加以传播，推动中医药走向世界。

科学素养是中医药创新发展的必然要求。要保护好、传承好中医药学术与文化，还必须推进中医药现代化，使中医药学拥有持续创新发展的可能性。而这种创造性转化、创新性发展离不开科学知识与方法。因此，中医药人才培养要强化对医学生科学素养的提升。

四、院校教育与师徒传承互补

院校教育是当代中医药教育最基本、最重要的形式。随着经济的快速发展，人民群众对生命质量的关注度逐渐提高，维护身心健康的愿望愈加迫切，对疾病诊疗与养生保健服务的需求更趋多元。中医学无论在日常保健还是防病治病方面，其需求与日俱增。在中医药传承、创新、发展中，院校教育始终处于核心地位。

据不完全统计，我国目前开设中医类专业的高等院校大致可分为三类：一类是专门的高等中医药院校，如北京中医药大学、上海中医药大学、黑龙江中医药大学等；一类是医药院校下设的中医药学院或专业，如首都医科大学中医药学院、内蒙古医科大学中医学院、中国药科大学中药学院等；一类是综合性院校下设的中医药学院或专业，如暨南大学中医学院、厦门大学医学院中医学系、南阳理工学院中医学专业等。这些学校承担着中医人才培养的主要任务，其教育教学质量直接决定中医人才队伍的整体水平。今天，在持续优化中医人才队伍结构、不断提升中医人才队伍素质、稳步提高基层中医药人才数量和质量的时代要求下，中医药院校必须深入推进教育教学改革，在遵循高等教育基本规律、中医学术发展规律、中医人才成长规律的前提下，以学生为中心，以社会为导向，优化学科与专业设置，转变教学理念，创新教学模式，实现高层次、高水平、高素质的中医人才培养目标。

院校教育作为集体化教学，为了实现整体教学过程的最优化，往往难以兼顾学生的个性化发展需求。中医学的学术特殊性决定了其在技术系统方面具有个性化的特点，而这些特殊技术无法通过集中的课堂教学而被学生普遍掌握，因此必须找到一种教学模式，能够与院校教育形成互补，这就是中医学自古有之的师承教育。

回顾中国教育史可以看出，中国古代的学校教育出现得非常早，先秦时期就已形成了规模教学，兴办私学的第一人孔子即有"弟子三千"。汉代开始建立从中央到地方的学校教育系统。唐宋时期官学的学校体系与制度已十分完备，即使是民间私学也以书院形式展开讲学，几乎没有点对点的师带徒式教学。反观中国古代的技术传承，却多以家传师授的形式完成，少有规模化的学堂教育，这也是很多传统工艺技术极易断代失传的原因。只有中医学，在南北朝形成了各级官学规模教育，且经历代不断发展，民间家传师授教育仍可与之并行不辍，二者互相依存、互相影响，共同实现了中医学的历史传承。

中医学之所以很早就有学校教育，是因为中医学是一门成熟的学问，并非只有技术系统，仅凭实践训练即可完成教学。中医学有自己的思想系统和理论系统，其中大量的知识是有可能且有必要通过有组织的集中教学实现的。

中医传承之所以离不开师承教育，是因为任何一门应用学科的发生发展技术总是先于学术。技术经由生产生活实践的反复总结摸索，即可达成实用目的，但其背后的学理则需经过漫长研究、思考与论证才能得以透彻清晰地揭示。

中医学中有很多隐性知识，而这些隐性知识的传承，在古代是通过师徒间口耳相承、传心会意而实现的。今天，这些隐性知识对于中医人才培养是不可或缺的。《中医药发展战略规划纲要（2016—2030年）》强调，"要加强中医药师承教育，创办中医药师承教育培养体系，将师承教育全面纳入高等院校教育、毕业后教育和继续教育"，实现院校教育与师承教育的有机结合。

五、传统文化基因承继与现代学术创新发展相结合

今天，中医学拥有联合国教科文组织认定的世界级非物质文化遗产两项，国家级非物质文化遗产137项，其他省级非遗项目不计其数，涵盖了从中国人

对生命与疾病的思考与认识，涉及养生、预防、诊断、治疗、制药等方方面面，充分反映了中国人的生命观、自然观、世界观。目前，中医学已成为充满中国智慧的健康理念和生活方式。

当代的中医教学，不仅要使学生建构中医思维，理解中医理论，掌握中医技术，成为合格的临床医生，更要帮助学生深刻认识中医药的文化内涵与历史价值，树立对中医药学和中国优秀传统文化的自信心和自豪感，启发其在赓续优秀传统文化方面的自主意识，培养其将中医药精华阐扬光大的历史使命感与责任感，使其成为合格的中医药文化弘扬者与传承人。要使传统学术与文化历久弥新，不断焕发生机与活力，不仅要守正还要创新。中医学的创新发展离不开中医创新人才的培育。

首先，中医学创新人才培养应扎根于中医学术体系。中医学有自己独特的思维取向、话语体系、理论架构和实践方式，中医学体系自古以来就不是封闭僵化的，而是在自身的学术范式下不断创新发展的，积累到一定程度，即会在某个历史时期取得突破性成就。因此，要培养能够实现中医学创新性发展的特色人才，就要在教学中帮助学生把握中医药学术发展规律，使学生立足中医经典，能够运用中医原创思维，遵循中医学术范式进行创新性发展。

其次，中医学创新人才培养应符合时代需求与社会需要。不同的历史时期，人们面临的生存环境、生活质量、健康需求和疾病威胁是不一样的，医学的发展亦应随之变化。今天，人类的疾病谱与百年、千年前相比，已经发生了巨大变化，许多新疾病、新情况、新问题是古人所不曾见过的，而这些都是当下中医学所面临和必须解决的问题。因此中医教学不能以古非今、泥古不化，中医人才培养亦需采用新的方法，提高医学生应对新情况、解决新问题的能力。

第三，中医学创新人才培养应善于利用现代科学技术手段与成果。中医学给我们留下了效验突出、不可计数的宝贵医学资源，同时也给我们留下了盈千累万的未解之谜。然有效必定有理。虽然中医学术体系具有特殊性，不能照搬自然科学研究模式强行解构中医、实证中医，但现代科学技术为医学发展提供了大量的新技术、新方法，中医药创新人才培养应在遵循中医药自身特点的前提下，适当选择运用新的技术和方法开展中医科研，挖掘中医中的文化精髓与学理根源，推动中医药学的现代化发展。

　　最后，中医药创新人才培养应实现中医学古今中外的多元对话。当今世界是一个文化多元的世界，任何学问都不能固步自封、闭门造车，中医学亦然。中医学自古以来就强调借鉴、吸收外来文化，今天的中医学要创新发展，离不开对外交流与合作。中医药创新人才既要具备扎实的传统文化功底，能够理解中医药的科学内涵，又要具备的现代科学素养，能够用现代科学语言解读中医药原理，实现中西之间的学术对话。

第八章　中医教学方法

中医教学方法历史悠久，最早可追溯到先秦时期。在古代，中医教育分为官学教育和私学教育两种模式。官学教育包括中央官学和地方官学，私学教育包括私人办学和师承授受。两晋南北朝以前，中医学以师承授受为主，尚未出现官学教育，但却有医学教育行为。从南北朝时期才开始出现官学教育，经过隋唐的高度发展，到北宋时期达到顶峰，随后出现传术、传书等特点的教学方式。元、明、清三代，医学教育在宋代的基础上逐步发展，医学分科进一步细化，并不断强化世医制度。师承授受因为与中医学的学术特点相契合，故而从古延续至今。

1956年以来，国家大力发展中医教育事业。截至2019年，全国有独立建制的中医药院校24所，开设中医学类专业的非中医药院校51所，开设中西医结合类专业的大学38所，开设中药学类（含民族药学）专业的院校130所。中医教育也从以传统的师承教育为首转变为以学校教育为主，在传统教学方法的基础上，结合现代技术延伸出众多具有现代特色的教学方法，基本实现了中医药人才培养的规模化、标准化和教育管理的规范化、制度化，使中医学这一传统学科实现了与现代教育制度接轨，并逐步完善了中医教育结构，为中医药事业培养了大批人才，提高了中医药队伍的整体素质。

第一节　中医教学方法概述

中医教学方法一方面可以让教师根据不同的教学目标及内容选择合适的教学方案，另一方面可以让教师根据不同的教学对象选择恰当的教学形式，从而提高教学效率。中医教学方法可分为中医传统教学方法和中医现代教学方法。

一、中医传统教学方法

中医学传承至今，其独特的教学手段功不可没。中医传统教学方法主要有以下几种。

（一）师传徒承

师承制是以师徒相传进行学习的一种传统教育模式，是指学生在师傅的指导下进行学习。师傅通过亲身实践，向徒弟传授中医理论和实践技能，使徒弟逐步掌握中医学的概念和技术，主要有家传、师承等方式。历史上明确记载师承关系的文献是《史记·扁鹊仓公列传》。长桑君传授医学给秦越人，秦越人带徒（子阳、子豹等）行医。通过师承，学生可以了解中医学的传统和文化背景，逐渐形成自己的学术思想和临证方式。

师承制符合古代医学的经验性和实践性特点，但也存在明显的不足。例如，规模小，每个师傅带的徒弟有限；缺乏理论的系统性，主要以临床实践为主，理论教学欠缺，没有系统的教学计划，随机性比较大。另外，师傅的水平局限往往也会导致徒弟水平的有限。但师承制在中医教育史上仍具有重要意义，它使医家将个人经验、直觉和想象用语言概括并清晰地表达出来，形成了自己的学术思想和理论成果，使高度个性化技能向群体共享传播成为可能。这也是中医得以延续和发展的主要因素。

（二）理论讲授

理论讲授是指教师通过讲授中医理论，使中医学体系得以传承。中医理论教学的内容主要涉及中医基础理论、中医诊断学、中医外科学、中医内科学、中医妇产科学、中医五官科学、中医儿科学等。学生还要学习阴阳五行、脏腑经络、气血津液等中医学基本概念，以及病因病机、证候分类、治疗原则等中医基础知识。

理论讲授是中医传统教学方法的重要一环，教师通常采用讲述、讨论、问答等形式，引导学生深入思考和理解中医理论。教师还会结合经典著作和临床实例，让学生更好地理解和运用中医理论。这种教学方式普遍应用于中医教学当中，有助于提高学生的学习效率，但也存在缺乏互动和实践环节等不足。

（三）经典阅读

经典阅读是指对中医学经典文献的深入研读。医学经典是中医理论的源头活水，荟萃了古代医家的智慧，承载着中医理论体系和临床经验的精髓。纵观古今，中医学从仲景时代到明清时期均将经典阅读作为临床必修科目。

教师通过引导学生研读《黄帝内经》《伤寒论》《金匮要略》《温病条辨》《本草纲目》等经典文献，以及对内容进行诠释，让学生了解中医学的历史沿革、理论体系和临证特点。学生通过反复研读，可以了解中医学的源流和演变，掌握中医学的基本观点和方法，建立起以经典医籍为基石的中医理论框架。同时，经典阅读还可培养学生独立思考和批判性思维能力，有助于学生掌握中医理论精髓，提高应用能力，为成为优秀的临床医生奠定基础。

（四）引导自学

引导自学是指在教师的指导下，学生通过自主学习，深入理解中医学的基本理论和方法。古代中医教育，尤其是师承教育模式下，老师系统讲解的只是部分经典，多数内容需要学生自学领悟，老师则起指导作用。

引导自学注重培养学生独立思考和自主学习的能力，帮助学生养成良好的学习习惯和思维方式。在引导自学中，教师根据学生的学习能力和学习需求，为其提供一些学习指导，如阅读材料、学习计划、学习方法等。学生按照教师的指导，自主学习，掌握中医学的基本理论和方法。

（五）制作教具

制作教具是指教师制作一些具有代表性和实用性的教具，以帮助学生更好地理解中医理论。历代用于中医教学的教具有人体经络图、脉图、舌象图、本草图等，宋代御医王惟一主持铸造的针灸铜人是我国最著名的实物教具。现代教具有针灸模型、穴位模型、经络模型等。

教具是中医教学不可或缺的，有助于学生更形象、具体地理解中医学理论，提高学生的学习兴趣和学习效果。同时，制作教具还可增加教学的趣味性和互动性，让学生更积极地参与教学活动。

（六）实践教学

实践教学是指通过实际操作和临床实践，让学生深入了解中医学的应用效果，提高学生的中医诊疗能力。唐代要求"读本草者即令识药形而知药性；读明堂者即令检图识其孔穴；读脉诀者即令递相诊候，使知四时浮沉涩滑之状"。中医实践教学主要包括中医诊断方法（望、闻、问、切）、针灸、推拿、中药学等内容。学生需掌握各种诊疗技巧，如脉诊、舌诊、面诊，以及针灸、推拿等治疗手法。此外，学生还要学习中药的性味归经、功效、用法、配伍等知识，以便在临床实践中能够合理运用中药。教师通过安排学生实习和临床实践，让学生接触和处理真实的病例，进而掌握中医诊断、治疗方法和实践操作技能，提高学生的中医诊疗能力。

实践教学的方式一般有理论讲解、教师模型演示、学生模拟练习、教师辅导等几种形式。临床实践是中医教学不可缺少的部分，是理论知识与实践运用相结合的核心环节，是医学生走向工作岗位的桥梁。"知是行之始，行是知之成""博学而不穷，笃行而不倦"，对于医学生来说，夯实理论基础必不可少，但提高临床实践能力更不容忽视。近年来，高等中医药院校越来越重视中医类专业本科临床实践能力的培养，但由于临床实践教学的特殊性，需根据学生的不同学业阶段进行教学，以提升学生的实操能力和临床思维能力。实践教学法的实施可以将理论知识用于临床实践，实现理论与实践的有机结合，让学生不再纸上谈兵，而是临床上小试牛刀，发现并解决问题。

（七）临床随诊

临床随诊是医学生从理论学习到实际操作的过渡。学生需在医院或诊所进行实习，跟随有经验的医师进行诊疗，学习临证思维、病例分析、治疗措施等。唐代太医署曾记载，学生需按要求跟从医师、医正或医工诊病，并进行记录。随诊期间，学生可以观察和参与各种疾病的诊治过程，积累临床经验。通过随诊，学生可以深入了解中医学的临床操作和应用效果，提高中医诊疗能力。

（八）著书撰文

著书撰文是指通过撰写论文、著述等方式，让学生深入思考和探讨中医学理论。例如，清代医家陈定泰在《医谈传真》一书中保留了部分学生的命题作文，并附有点评。这种命题作文是一种高阶的教学方法，用以考查学生各方面的综合能力。更高层次的要求，则是让学生整理老师的经验和学术理论而形成专著。在医学史上，由学生整理的医著不在少数，例如朱丹溪的学生，通过收集朱丹溪的经验整理而成的《丹溪心法》，以及叶天士的《温热论》等。

二、中医现代教学方法

现代中医教学方法是以现代教育理论和技术为支撑，结合中医学的特点和学生的学习需求，采用多种教学手段和方法，提高教学效果。随着教学方法的不断完善，中医教学方法也在不断更新迭代，出现了一些科学、有效的教学手段和方法。

（一）多媒体教学

多媒体教学是指采用多种媒介，如投影仪、电子白板、音频视频设备、在线教学平台、虚拟现实技术、计算机辅助教学（CAI）等信息技术手段，丰富教学形式，加强教学效果。比如，通过多媒体生动、逼真的画面，教授中医舌象、望诊等内容，以增强感染力和表现力。

多媒体教学能使学生看到更生动、具体的教学内容，了解知识难点，提高学生的学习兴趣。多媒体辅助教学不再是静态地传授知识，而是互动性更强。教师利用多媒体互动系统实时与学生互动，解决学生的疑问，激发学生思考。学生通过在线课程和视频可以在任意时间进行学习。老师通过在线测试、作业和互动系统可以及时评估学生的学习进度，从而针对性改进教学内容。目前，多媒体技术已成为中医现代教学的有效手段。

教师除可采用多媒体设备制作一些生动形象的课件外，还可通过录像进行教学，把无法用语言表达的内容，用图像或声音予以显示，让学生更好地理解相关知识。例如，舌诊中的异常舌与正常舌很难用文字描述，采用多媒体技术，则可将多种舌象予以呈现，使学生更容易记忆。再如中药种类多样，很多药材难以用语言描述，采用多媒体技术，以图像的方式直观表达，不仅能够提高教学效率，还能使学生更好地掌握所学的知识。

（二）思维导图教学

思维导图教学是指通过思维导图的方式，将中医学的理论知识和实践内容进行整合，帮助学生理解和掌握中医学的知识体系。目前，思维导图教学在古典医籍、中医基础、中药学、方剂学、针灸学、中医内科学、中医儿科学等多门课程中得到应用。

中医理论复杂庞杂，教师采用思维导图教学，能够对中医理论知识进行梳理，由浅入深、由表及里、由基础到核心，层层递进，形成完整的知识体系。同时让学生独立完成思维导图的制作，可使学生通过思维导图，有效整合中医学知识，更好地理解和掌握中医学知识，提高逻辑思维能力。

（三）案例式教学

案例式教学（case-based Learning，CBL）是指通过模拟真实的中医临床场景，引导学生进行分析和讨论，让学生在模拟临床环境中进行诊断和治疗，提高其临床技能。案例教学法起源于1920年，到1980年才受到重视。1986年美国卡内基小组（carnegie task force）提出《准备就绪的国家：二十一世纪的教师》（A Nation Prepared：Teachers for the 21st Century）的报告书中，将其视为一种相当有效的教学模式。国内教育界探究案例教学法是在1990年以后。该教学法多用于实践性课程，如中医外科学、中医儿科学、中医妇科学等。

该教学方法通过适当引入典型病案并设定一些临床场景，让学生融入病案场景，并强调将理论融入病案分析，把复杂的医学知识通过"病"联系在一起，使理论与实际相结合。案例式教学可以将复杂的中医理论具象化，为学生提供真实的临床环境，使学生掌握完整的诊疗流程和临床技能，激发学生的创造性思维，提高学生的临床诊疗能力。

在中医案例式教学过程中，医案是一种很好的案例来源。医案是历代医家临床诊疗的真实记录，不仅有患者发病与诊治的细节描述，还有医家的辨证辨病思路与组方用药过程。授课时，教师给学生提供一些简单的病案，让他们进行分析，并提出诊治方案，从而完成真正的临床诊治过程。学生对医案的分析过程，就像跟专家出诊一样，是一个从理论到实践的过程，不仅能加深对中医基础理论的认识，还可激发学生的学习积极性，提高中医辨证思维能力，为日后走上临床打下基础。

（四）问题教学法

这是近年来西方主流的教学模式之一。

1. 问题导向式教学（problem-based learning，PBL）

1969年加拿大的麦克马斯特大学首先将PBL引入了医学教育。1983年Prof.Schmidt论证了PBL教学方法的优点，倡议在医学教育中使用，作为传统教学法的补充。PBL教学法是将学习设置在复杂而有意义的问题情境中，以学生为中心，让学生以小组形式解决复杂的实际问题。教师围绕某一专题或具体病例进行小组教学，指导学生学习隐含于问题背后的知识，形成解决问题的技能，并发展自主学习能力。该教学法强调以问题为出发点，将学生置于某一特定的案例情境，促使其思考解决问题的途径，加深对知识的理解，提高学生解决问题和自主学习的能力。

PBL教学的基本程序是临床病案→问题→自学→讨论→总结。该教学法将问题作为基本因素，将课程内容联系起来，让学生参与其中。教师由传统的教书匠转变为教导者，鼓励学生主动探求解决问题的办法。这种以问题为导向的教学更具有教育导向性和适切性，有助于培养学生的问题意识和理论联系实际的思维能力。

正所谓"授人以鱼不如授人以渔"，PBL教学本质上是一种"求知"过程，学生是"求知"的主体，教师起引导作用。在此过程中，学生的求知欲由问题引起，整个学习过程是一个不断发现问题、分析问题最终解决问题的过程。

2.问题互动式教学法

这是教师在课堂上以教学进度和学生水平为依据，有针对性地提出问题，并让学生积极回答，从而实现师生之间互动的教学方式。

该教学法强调"以学生为中心、以教师为主导"，实现由"以教为主"向"以学为主"的转变。它要求教师设计的问题不仅要贴合教学大纲，还要符合学生的知识水平和知识结构。所提问题要简明扼要，以学生能够理解为前提，具体实施时可分为高级问题和细化问题。高级问题，如中医诊断学与中医基础理论两门课程之间的联系与区别是什么？细化问题，如《素问·至真要大论》中"病机十九条"有何临床指导意义？所提问题不在多，而是要符合教学实际。这就要求教师要结合学生的知识水平、教学内容和临床知识，有针对性地提出问题，通过随机提问、小组讨论、学生总结发言、教师解析等，让学生参与到教学活动中。这种教学形式不仅能够激发学生潜在的求知欲望，帮助他们掌握中医知识，还能激发学生学习的积极性和主动性，并且能够活跃课堂气氛，拓宽学生的思路，有效提高学生的临证能力。

（五）情境教学法

情境教学法（situational method，SM）是指在教学中，教师有目的地引入或创设具有一定情绪色彩、以形象为主体的生动具体的场景，以引起学生一定的态度体验，从而帮助学生更好地理解教材，并使学生的心理机能得到发展的教学方法。其核心在于激发学生的情感，寓教于情，寓教于境，寓教于研，使学生在丰富的情境中提高学习兴趣，促进身心的和谐发展。

情境教学的应用场景十分丰富，教师可提供不同的情景，如故事性情境、比拟式情境、诊疗情境、案例式情境、医患情境等，在情境中充分发挥学生的主导地位，增进学生对医生身份的感知，对医学事业的认同感和敬畏心；提高学生的医患沟通能力，培养学生对患者的同理心和共情能力；提高团队协作意识，培养合作精神；锻炼抗压能力，培养自主学习和终身学习的意识，提高心理健康水平。

（六）信息化教学

随着信息技术的高速发展，在"互联网+"背景下，信息化教学成为一种趋势，也是中医教学改革的方向，如网络在线课堂、慕课（MOOC）、微课、翻转课堂、虚拟仿真教学等。

信息化教学不仅能够提高学生学习的积极性和主动性，还可为教师提供更加高效、便捷的教学工具。教师利用电子教案、网络课件等工具，能够更方便地进行课程设计和教学管理，并与学生进行良好的互动和交流。信息化教学对技术的要求较高，需要有丰富的教学资源。因此，中医信息化教学需要教育者不断探索，以更好地适应时代的需求，提高教学效果。

（七）第二课堂教学

第二课堂教学是指在课堂教学之外，通过课外活动和社团组织，为学生提供更加广泛、多样化的学习和实践机会。第二课堂包括各种形式的社团组织和课外活动，例如中医学术研究社团、中医临床实践团队、中药材栽培实验室等。在第二课堂教学中，教师担任指导者和组织者的角色，为学生提供指导和支持。学生从中得到锻炼，不仅能学到很多课堂上学不到的知识，还能促进学生之间的交流和合作，提高其综合素质和实践能力。学生在与真实病人接触的过程中，能够加深对中医诊疗的认知，获得更广泛的实践经验。

（八）小组合作学习法

小组合作学习法（team-based learning，TBL）是建立在团队协作基础上的一种教学方法。该方法以学生为主体，通过团队合作，共同完成课程目标。教师将学生随机分成若干小组，以问题为导向，引导学生解决问题，以培养学生分析问题、解决问题的能力，并提高团队合作精神。TBL教学法强调教师授课与学生讨论有机结合，以实现培养学生自学、团队协作和沟通交流能力等目标。

（九）体验式教学法

体验式教学法包括实验教学、临床实习及床旁教学等，可以让学生亲历临床实践，从而强化对中医理论知识的掌握。

1. 实验教学

实验教学是采用实验的方式发现和验证知识的一种方法。在传统的"重理论轻实践""重推理轻操作"思想的影响下，医学生的实践能力普遍不高，难以满足社会对人才的需要。因此，将现代科学实验方法引入中医教学，能够让学生获得感性认识，进而深化对理论知识的理解。在实验中，学生还可掌握一定的实验技巧，从而提高动手能力、分析和解决问题的能力以及科研创新能力。

2. 临床实习

临床实习是指医学生毕业前必须在医疗机构进行一段时间临床实践的过程。随着医学发展的需要，中医药院校逐步将学生的学习重点由注重理论学习转向临床实践。临床实习是医学生进阶工作岗位前的必由之路。

在实习过程中，医学生将所学知识与临床实际相结合，通过跟师问诊、体格检查等对患者的病情进行分析，并通过辅助检查，得出诊断，最后给出治疗方案。在这个过程中，学生的临证思维和临床技能得以提高，不仅加深了对临床的感性认识，增强了责任感和同理心，还为实现由学生向临床医务工作者的角色转变奠定了基础。

3. 床边教学（bedside teaching）

Janicik 等将床边教学定义为"在患者面前进行的所有教学活动"，地点可以是门诊、病房，也可以是模拟教室。床边教学是传统临床教学的基本模式，是学生在教师的带领下，通过采集病史、体格检查等推断出可能的疾病诊断，进而制定出治疗方案。在该教学模式下，学生可以直接面对患者，不仅能够增强沟通交流能力，还可提高临床思维能力，是提高医学生临床实践和医患交流能力最有效的方法。

第二节　中医教学方法的分类与应用

教学方法是实施教学活动的关键环节，反映了特定教学理论的逻辑框架，是为实现特定教学任务的教学活动结构，通常具有假定性、相似性、可操作性和整合性等特征。丰富灵活的教学方法可使抽象难懂的经典理论变得通俗易懂，调动学生学习的积极性。

一、中医教学方法的分类

中医教学方法分类是经过对教学过程的全面考察，对不同教学方案进行具体分析后，把相似的教学方法按照一定的标准进行归类。根据不同的分类方法，中医教学方法大致分为以下三类。

（一）根据教育目的分类

1.中医认知教学法

中医认知教学法包括理解、记忆中医知识的方法，如讲授法、演示法等；应用中医知识的方法，如案例教学法、床边教学法等；培养学习、科研及创造力的方法，如讨论法、小组学习法等。

2.中医技能教学法

中医技能教学法包括建立技能领悟的方法，如示教法、临床见习法等；形成熟练技能的方法，如练习法、实习法、实验操作法等。

3.医德情感教学法

医德情感教学法包括培养道德认识的方法，如典型示范法等；培养道德情感的方法，如心理指导法、自我教育法等；培养道德行为的方法，如模拟法、角色扮演法等。

4.现代教学手段

现代教学手段包括翻转课堂、标准化病人（SP）、计算机模拟教学等。

（二）根据教学形式分类

1.以教师为中心的方法

该教学法以传统的教师讲授式教学为主。

2.以学生为中心的方法

该教学法包括案例教学、问题教学、模拟教学、多媒体教学、小组合作学习等。

3.体验式教学法

该教学法主要包括实践教学、实验教学、临床实习、床旁教学等，学生是学习的主体。学生通过亲身经历和实践活动，深化对中医学理论和技术的理解和掌握。

4.个性化教学法

该教学法主要包括分类分层教学、自主学习等，是根据不同学生的学习需求采取的差异化教学方法，目的是促进学生的个性化发展。

（三）根据教学构成分类

当代教学论家黄甫全教授将教学方法分为了三个层面，用于中医教学方法分类表现在以下三个方面。

1.中医原理性教学

中医原理性教学主要解决中医教学规律、教学思想及新的教学理论与中医教学实践的联系问题，启发式、发现式和注入式方法等均属于原理性教学。

2.中医技术性教学

中医技术性教学向上接受原理性教学方法的指导，向下与中医学科的教学内容相结合，发挥着中介作用。它是一种具有特定应用领域和学科的教学方法，可以有效传递特定的知识和技能，讲授法、演示法、实验法、练习法和讨论法等均属于技术性教学。

3.中医操作性教学

这是教学的基础层次，涉及具体的教学活动、教材、教具、教学策略等。该教学方法通常以教师为中心，强调教师的讲解、示范和学生的模仿、实践，常见的中医操作性教学有技能操作、门诊见习、临床实习等。

这三种教学方法相互关联，同时，不同的教学层次会因不同的教学情境和学生特点等而有所差异。

无论从教育目的分类还是从教学手段分类，抑或从教学层次进行细分，不同的教学方法的教学侧重点是不一样的。启发式多采用"提出问题→分析问题→解决问题→再提出问题"的思路进行教学，有助于调动学生的学习兴趣，激发学生的求知欲，将被动学习转变为主动学习，是目前公认的较理想的教学方法之一。其优点是强调学生是学习的主体，注重培养学生独立思考的习惯和能力。临床实习能够加深学生对医学的感性认识，增强责任感和同理心，更快地实现由学生向临床医务工作者的转变。

在实际教学过程中，教师需根据教学目的、教学任务和学生特点选择适宜的教学方法，以提高学生的学习效率和教学效果。

二、中医教学方法的功能与选用原则

了解中医教学方法的功能和选用原则，有助于教师更好地运用中医教学方法开展日常教学活动。

（一）中医教学方法的功能

中医教学方法的功能不仅在于传授知识和技能，更在于培养学生的综合素质和临床实践能力。灵活运用中医教学方法对于培养学生的创新思维和实践能力、传承和发展中医药文化、促进医疗水平的提高、推进中医药现代化均具有积极意义。中医教学方法的基本功能主要包括以下几方面。

1.促进学生对中医学理论的理解和掌握

中医学理论是中医学的基础，深入理解和掌握中医学理论对于学习中医学具有非常重要的意义。中医教学方法可以通过讲解、演示、模拟实验等形式，使学生深入理解中医学理论的概念和原理；通过案例分析、诊断讨论等，使学生掌握中医诊断和治疗的方法。

2.系统传授中医理论和临床技能

这是中医教学方法的核心。科学的教学计划和课程设置，有助于培养学生的自主学习能力，采用个性化教学及科研成果反哺教学，能够帮助学生建立中医学科知识体系，掌握中医基础理论和临床技能，提高对中医学理论的认知和理解，进而提高中医教学质量，培养更多基础扎实的中医人才。

3.培养学生的临证能力

实践能力是衡量中医人才的重要指标，中医教学通过实验、临床观察、实习和见习等形式，使学生掌握中医临床操作技能，提高学生独立思考和解决问题的能力，促进理论与实践的有机结合。

4.激发学生的学习兴趣

这是中医教学方法最基本的功能之一。教师通过创设良好的学习氛围，开展互动式教学，给学生以正面鼓励，激发学生对中医药知识的学习兴趣，端正学生学习中医药学的态度，培养学生独立思考、主动探索的精神。

5.促进学生建立创新思维

创新思维的建立是培养学生综合素质和创新能力的重要途径。通过营造开放式教学氛围、引入研究性学习、组织学术沙龙、强化中医经典理论的学习、提供多元的学习资源、采用个性化教学，以及给予学生适当的鼓励等，使学生具备创新思维，进而促进创新能力的提升。

6.传承中医药文化

教师通过对中医经典的教学，可以弘扬中医药优秀传统文化，使学生深刻认识中医学的历史地位和价值，既做中医药文化的传承人，又做中医药文化的传播者。

中医教学方法的功能主要体现在促进医学生对中医药理论的理解和掌握，培养医学生的实践能力和创新能力，提高职业道德和综合素质，做中医药文化的传承者和传播者。

（二）中医教学方法的选用原则

采取合适的教学方法是中医教师完成教学任务要考虑的问题。中医教学方法种类多样且各具特色，适用范围各不相同，而单一的教学方法往往难以满足现代中医教学的需求，因此教师需根据不同的教学目的和内容，以及教学对象，灵活采用教学方法，以达到提高教学效果的目的。教学方法的选用应遵循以下原则。

1.以学生为中心原则

中医教学应以学生为中心，关注学生的学习特点和需求，采用符合学生认知规律的教学方法，以激发学生的学习兴趣。对于学习能力较弱的学生，可采用课堂讲授等形式，加强基础知识的训练；对学习能力较强的学生，可采用小组讨论、项目实践等形式，提高其实践能力和创新能力。此外，中医教学方法的选用需考虑学生的习惯和喜好，注重培养学生的综合素质，引导学生树立正确的价值观和职业操守，培养良好的医德医风，使学生具备可持续发展能力。

2.遵从教学内容和教学目标原则

不同的教学内容和目标需采用不同的教学方法，遵循从易到难、从简到繁的规律，逐步提高教学难度，让学生逐渐适应和掌握中医学的知识体系，以达到最佳的教学效果。如中医基础理论，可采用课堂讲授、小组讨论等教学方式；中医临床教学，可采用见习、实习等形式。

3.师生互动原则

中医教学鼓励学生积极参与教学过程，教师通过课堂讨论、个性化教学、小组合作、案例分析、角色扮演、多媒体教学等，增强师生之间、学生之间的互动交流，提高学生的团队协作能力和沟通能力，进而提高教学效果和质量。

4.理论与实践相结合原则

中医学是一门实践性很强的学科，中医教学强调理论与实践相结合，要求教师既要传授中医理论知识，也要强化学生的临床能力，采用实践教学、病例分析、模拟诊疗等方法，加深学生对中医理论的理解，提高学生的临证能力。

5.灵活性与多样性相结合原则

中医学内容丰富，对不同层次、不同年龄、不同特点的学生，需采用不同的教学方法，以提高学生的学习兴趣和参与度，进而提高教学效果。

6.教学与科研相结合原则

中医学是不断发展的医学，在传授中医基本理论和实践技能的同时，还需介绍最新的学术成果和前沿进展，通过引导学生参与科研活动，培养学生的创新思维和创新能力，推动中医药的学术传承和创新。

7.持续更新与创新原则

随着信息技术的发展，中医教学方法也应不断更新和创新，可采用在线教学、远程教学等新的教学方式，不断更新教学内容和教学手段，使学生关注中医学的新技术，增强学生的创新能力。

第三节　中医教学方法的创新

为实施"科教兴国"战略和人才强国战略，2019年2月，中共中央　国务院出台了《中国教育现代化2035》，提出了面向教育现代化的十大战略任务。其中第八条提出："加快信息化时代教育变革，建设智能化校园，统筹建设一体化智能化教学、管理与服务平台。"中医教学方法改革要与现代信息技术相融合，结合互联网、移动设备、虚拟现实等新技术，创新方式方法，促进教学质量和效率的提高。

一、强化师承教学

师带徒是中医传承的传统形式。受课堂式教学的影响，目前中医传承多采用大班授课模式，导致学生理论与临床相脱节。因此，应在中医药院校本科低年级学生中实行师带徒教学，学生跟随名中医随诊，以掌握中医药学术精髓和临证技法，强化中医辨证思维和中医诊疗能力，培养实用型中医人才。

二、融合中西医内容

中医学中有许多抽象的概念，为了让学生能够更好地理解，教师讲授中医理论时，需注重融入西医知识，提高学生对所学知识的整体把握，确保知识的系统性、连贯性，增强实用性。

例如针灸教学，掌握经脉穴位是关键。经络腧穴一般位于肌肉的腠理和骨节的隙缝，教学时可根据正常人体解剖学的解剖标志，如肌肉的凹陷、关节的间隙、骨质的凸起与凹陷、皮肤的皱褶等进行穴位定位，使学生对人体的动脉、神经及骨骼系统有较为完整的了解，让学生体会各结构的特点，将经络腧穴学和解剖学的理论知识转化为临床操作技能，把概念转化为实操能力。

21世纪，在强调安全、高效、及时和以病人为中心的医疗模式大背景下，新的检查手段和方法层出不穷，如实验室检查、设备辅助检查、影像学检查等，中医教学应充分吸收辅助检查的优点，弥补中医检查手段的不足。

三、传统教学模式与现代技术相融合

虚拟教学、数字化教学和翻转课堂等教学方式的兴起，不仅改变了人才培养模式和学习环境，而且打造了一个向智慧、个性、开放、多元化方向发展的新型教育体系。中医教学要顺应时代发展，充分利用现代科技成果，丰富教学手段。

（一）数字化教学

数字化教学是指利用现代信息技术手段，将中医教学内容以数字化形式呈现，包括数字化教学平台、视频、在线课程等。数字化教学是中医教学改革的重要方向之一，它可提供更为丰富的学习资源和更便捷的学习方式，使中医教学更生动、形象。通过数字化教学，学生可以更方便地获取中医学相关信息，提高学习效率和学习质量。

中医药院校可通过创建数字化教学平台，将中医教学资源数字化，包括中医经典、中药材、方剂等教学内容，让学生可以随时随地进行自主学习和自我评估。数字化教学平台能够实现教学资源共享，学生可在平台上进行交流互动，增强合作精神和团队协作能力。该平台还可实现教师与学生之间的互动交流，提高中医教学效率。数字化教学可实现教学内容的个性化，教师可根据学生的学习情况和学习习惯，为学生提供个性化学习建议，让学生的学习更加自主。

（二）虚拟仿真技术

虚拟仿真技术是借助计算机及最新传感器技术创造的一种崭新的人机互动手段，可利用电脑模拟产生一个三维空间的虚拟世界，为使用者提供视觉、听觉、触觉等感官的模拟，让使用者身临其境，能够没有限制地观察三维空间内的事件，具有沉浸性、交互性和构想性等特点。2013年8月13日，教育部印发了《关于开展国家级虚拟仿真实验教学中心建设工作的通知》，各高校开始加强虚拟仿真实验项目建设。目前，虚拟仿真技术主要用于中医实训教学，如中医舌面诊仪、脉象模型手等教学，使学生在虚拟环境中进行实践操作，提高学生的操作技术和实践能力。

（三）翻转课堂

翻转课堂是中医教学的一种趋势。它不同于传统的以教师课堂讲授为主的教学模式，核心是将传统的课堂教学模式颠倒过来，让学生在家里通过网络学习相关知识，然后在课堂上进行互动和实践。翻转课堂是对教师传输信息和学生吸收处理这两个教学环节的"翻转"，是指重新调整课堂内外的时间，将学习的决定权从教师转移给学生，让学生在课前完成知识的学习，而课堂成为教师与学生、学生与学生交流互动的场所。课堂上教师通过小组讨论、答疑解惑、知识讨论、课堂演示等加强互动，营造良好的课堂氛围，提高学生对知识的理解，达到更好的教学效果。

网络信息技术在带来便利的同时，也带来了挑战。这要求中医药院校要充分利用现代科技，建设信息技术教育新平台，不断改进中医教学形式，迎接中医教学的新挑战。

现代信息技术需要建立完整的技术平台，包括教学平台、学习管理系统等，这就需要与相关企业进行合作，共同建设技术平台。现代信息技术的使用对中医教师提出了挑战，需要教师具备一定的使用能力，并投入大量时间和精力重新规划设计课程内容和教学方法，使之更加适合现代信息技术的要求。

第四节　中医教学艺术

教学艺术是指在教学过程中，教师遵循教学规则和美学要求，综合运用语言、表情、动作等技巧，以激发学生的学习兴趣、提高教学效果的创造性教学活动。它既属于教学实践范畴，也是一种高度综合的艺术，正如加里宁所说，"教育不仅是科学事业，还是艺术事业"。它要求教师授课时重视学生的个体差异，由浅入深地讲授知识，做到"传道有术、授业有方、解惑有法"。中医教学艺术以生动形象的表现方式讲解中医内容，从而提高中医教学效果。

一、中医教学艺术的分类

中医教学艺术具有一定的表演性、审美性和创造性，是教师幽默风趣的教学形式、独具匠心的教学审美及新颖独特的教学风格的具体表现。因此，它不仅能做到寓教于乐，还能使中医教学有一定的审美价值，增添课堂魅力，提升教学质量。不同的教学方法中，中医教学艺术的表现不同，这就要求教师要根据教学侧重点灵活选择。根据教学手段不同，中医教学艺术可分为以下几类。

（一）言语行为艺术

言语行为艺术是中医教学最重要的手段，是指教师在教学过程中运用语音、语调及提问技巧等方式，形象生动地传递中医知识和技能，以激发学生的学习兴趣，提高教学效果的一种教学艺术。使用言语行为艺术，教师要做到以下几点：首先，要具备准确而完整表达中医术语及相关概念的能力，能够抓住重点，突出主题，帮助学生快速抓住关键点。其次，讲解晦涩而抽象的中医理论时，善于灵活运用类比、比喻和描绘等手法将抽象知识具象化。如描述"胃主受纳"功能时，可将其与仓库联系起来，因为胃又称"太仓"。如此便将中医理论形象化，让学生感受到中医的魅力。再次，教师授课时语言要具有感染力，以激发学生的情感共鸣和学习兴趣。教师通过抑扬顿挫、幽默诙谐和形象生动的语言表达，吸引学生的注意力，让学生在轻松愉悦的氛围中学习中医知识。最后，教师要根据学生的实际情况，灵活调整教学内容和方法，引发学生独立思考，培养学生解决问题的能力。

（二）非言语行为艺术

非言语行为艺术是指在教学中，教师创造性地运用非言语手段进行教学的活动。如果说中医教师的语言表达是让学生通过听觉获得中医知识，那么非言语行为则是让学生通过视觉获取知识，它包括表情、眼神、手势、板书等。

1.表情

表情是最常用和最有效的非语言沟通方法，可以影响学生的心态。教师的微笑能够营造轻松愉悦的学习氛围，增强学生学习的积极性和自信心，从而潜移默化地影响学生心态。

2.眼神

眼睛是心灵的窗户。进行中医教学时，教师与学生进行眼神交流，能够表达对学生的鼓励或提醒。如对学生投以赞许的眼神表示鼓励，对学生凝视或扬眉表示提醒。教师通过恰当的眼神交流能够调控学生的学习状态。

3.手势

适当的手势可以强调重点、解释难点，帮助学生更好地理解和掌握中医知识。如讲授经络穴位时，教师可用手指示穴位的位置和走向，加深学生对知识的理解，增加学生对穴位的感性认识。

4.板书

板书不仅能够提炼教学内容，更是教学艺术的展示。在内容上，板书具有精炼简洁且具逻辑性的特点，不仅能够重点突出，避免冗余和复杂的表述，还可按照教学内容的顺序和层次书写，帮助学生形成完整的知识体系。在布局上，板书的文字和图表简洁明了，方便学生理解和记忆。在形式上，板书能够根据不同的教学内容和学生需求随时调整，以达到最佳的教学效果。

二、中医教学艺术的作用

中医教学艺术贯穿整个中医教学过程中，其作用具体表现在以下几方面。

（一）呈现生动的教学内容

中医教学艺术能够通过生动的故事叙述、形象的比喻和类比等，将抽象的中医理论和概念形象化，帮助学生更好地理解和记忆。例如，教师通过对疾病发生、发展和诊疗过程的描述，使学生更直观地知晓中医理论在临床实践中的应用，促进中医药事业的传承与创新。

（二）增强新课导入的艺术性

新课导入是中医教学艺术的具体表现之一，如教师采用诗词、典故、名言和生活常识等进行课程导入，利用古诗词的韵律美和意境美激发学生的学习兴趣，引导学生进入新课的学习，为后续教学做好铺垫。

中医教学的内容、目标和教学对象都具有复杂性，因此中医教学艺术的应用也具有不确定性。这就要求教师具体情况具体分析，灵活使用中医教学艺术，以达到最大限度提高教学效果的目的。

第九章　中医教学组织

中医学有着特殊的科学属性和社会属性，也有着特殊的传承方式。中医知识的传承离不了教学活动，有效的教学活动就必须采用符合中医学特点的组织形式，包括时间流程和空间形态。如何有效开展中医教学活动，是提升中医教学质量的关键。中医教学组织是随着中医学的发展而逐步形成和完善的。

第一节　中医教学组织概述

任何事物都有其独特的内在属性和特征，有其特定的内涵，中医教学组织也不例外。

一、中医教学组织的概念与内涵

（一）教学组织的概念

教学作为教与学的活动过程，体现的是教师与学生之间的关系。它包含教与学过程中各个要素的组合和相互作用，受教学时间和空间的控制。

1.教学组织的定义

所谓教学组织，是指学生在教师的指导下，根据一定的教学目标从事的教与学的活动。

2.教学组织的内涵

教学组织的内涵包括四个方面：一是教学组织根据教学目标、教学内容的不同，动态选择和调整组织框架，使之相适应。二是教师和学生都要遵从一定的教学程序，如班级授课、小组教学、个别教学、线上教学等，学生在教师的指导下完成预定的学习任务。三是教学是学生在教师的指导下开展的认识活动和自我发展活动，教师和学生是指导与被指导的关系。四是教学组织中的师生教学活动要有时间和空间的必备条件，是在一定的时空中完成的。

（二）教学组织的构成要素

教学是有目的、有计划、有组织的活动。教学组织是实现教学活动的关键一环，离开教学组织就无法完成教学任务，实现既定教学目标。一个教学活动的组织必须有教学的主导——教师，也要有教学的主体——学生，这是两个必要的元素。同时还要有明确的教学内容，设定的教学目标、教学计划和教学内容。此外，教学活动还要有时间和空间安排，计划在什么时间、什么空间开展。这些要素缺一不可。

（三）中医教学组织的内涵

中医教学组织是学生在教师的指导下，依据中医教学目标，在一定的时间和空间内从事的教与学的活动，以实现教学目标，完成知识传授，掌握课程教学内容。这是一种以学习中医课程内容为核心并有其独特性的教学活动。中医教学组织具有综合、集结的性质，是把教学各元素，如教学内容、教学方法、教学任务、教学过程、教学手段、教学原则等综合而具体地落实到教学活动中，在一定时空内发挥作用。中医教学组织的特殊性由中医学知识的传承特点决定，师承方式是中医教学组织的特殊表现形式，中医教学组织中的师生关系有别于其他师生关系，它超越了当代教师与学生之间的关系。

二、中医教学组织的价值

中医教学组织是实现中医教学活动的必要手段。中医教学组织把讲授中医课程的教师、学生、教材、教学方法、教学手段等各要素集合在一起，在一定的时间和空间条件下完成既定的教学任务。

中医教学采用合理的教学组织，有助于教学任务和教学内容的完成。在中医学课程教学中，中医教学组织处于落脚点的地位。主要表现在：第一，选用合适的中医教学组织，能够使符合中医教学特点的教学方法、教学原则和教学手段得到有效运用，从而促进教学效率的提升。第二，适合的中医教学组织，能够促进各教学要素的合理配置，实现教学优化。第三，合理的中医教学组织，有助于医学生个性的形成和道德情感的升华，促进师生间互动，为医学生的个性化培养提供可实现的途径。

三、中医教学组织的发展

两晋南北朝之前，中国尚无专门的医学教育机构，医学知识主要靠口传心授、家传师授。此时无官方的医学教学组织，都是民间自发的教学活动。一般有两种方式，第一种是投师学艺，第二种是家传授受。随着社会分工的出现和中医药知识和实践经验的增多，口传心授逐渐被师徒相传和家传式教育所取代。

师带徒是中医教育的一种教学组织形式，一般为名医带徒弟。它突破了原有的医术"秘不外传"的藩篱，改变了口传心授和家传的教学组织，扩展了中医学的传承方式。这种教学组织，一般是师和徒两人的教学活动，在师傅家里进行。师傅不仅传授自己的经验，还继承和发挥前人的学术思想。徒弟跟随师傅身边，既学习中医理论和实践知识，又学习师傅的为人之道。徒弟出徒后，徒弟又招徒弟，代代相传，形成独具特色的医学流派。这种教学组织是自发形成的，名医在接收徒弟时都是精心挑选，要求徒弟聪慧、勤奋，并有诚信和良好的品德，徒弟为了寻求名师，不辞万里，登门求访。

学堂是早期官办的中医教学组织，是师带徒教学活动的发展，也使中医教学组织从民间的个人传授转为政府行为，授课方式是一名教师教授多个学生。《唐六典》卷十四记载："宋元嘉二十年，太医令秦承祖奏置医学，以广教授。"这说明，在公元443年的刘宋王朝就已有了官办医学教育机构，中医教学活动是官方行为。

中医教学组织的昌盛时期是唐代，有中央和地方两级管理。中央由"太医署"管理，学生由政府选拔。先是共同学习基础课，然后再分别学习临床各科。教学采用图文对照，理论与实践相联系。宋代设"太医局"管理医学教育，最初以科举方法考选学生，政府1044年建立了专门学校，招生规模较小，各科学员只有80人。王安石变法后，政府开办学校培养医学人才，医学教育开始发展。此时太医局有300余名学生，学习九个科的内容，并重视实践训练，注重从临床实践中获取知识和经验。

南宋时期设立翰林官医局，设置医学堂，学堂设大方脉科和小方脉科。大方脉科学习《素问》《难经》《伤寒论》和《巢氏病源》等，小方脉科学习《难经》《巢氏病源》《太平圣惠方》，有严格的考核。元代的中医教学组织基本依照两宋的旧制，设"医学提举司"专管医学教育，制定了医学教授的标准与条例，太医院所设的医学教习所学员多为医官子弟。明清时期的医学教育大多承继宋元以来的体制，中医教学组织亦是如此。到了清朝末年，官办的中医教育已徒有其形。

学校是中医教育发展壮大的助推器。近现代的学校教育促进了中医教学组织的发展，使中医教学组织在教学形式、教学内容、教学时间和空间上均发生了很大变化，教师与学生之间是合作关系，教师是主导，学生是主体，教学组织从师带徒扩展到班级制、小组教学、个别化教学、课堂教学、现场教学、课外教学、互联网教学、实验实践教学、虚拟仿真教学、自学，等等。

第二节　中医教学组织的形式、功能与实施原则

中医教学既有基本的教学活动内容，又有其独特性。中医教师与中医学生之间的交流存在多种多样的组合形式，有的体现在课堂教学，有的体现在课外教学，有的体现在线上教学，有的体现在现场教学。中医教学组织是由中医学学科和专业特性决定的，与其他教学组织形式有一定差别。无论采用何种教学组织形式，最终都是为完成教学任务服务的。

一、中医教学组织的形式

（一）教学组织形式概述

《教育大辞典》将教学组织形式简称为"教学形式"。教学组织形式是教学活动的存在方式，也是教学活动的一定结构方式。《中国大百科全书·教育》所说的教学组织形式是指"教学活动的结构，它决定于教学任务和内容，并为完成特定的教学任务和内容服务"。李秉德认为，"教学组织形式是教学活动中师生相互作用的结构形式，或者说是师生的共同活动在人员、程序、时空关系上的组合形式"。罗正华认为，教学组织形式有三个特点：一是教师和学生都要服从一定的教学程序；二是教学组织应有作息时间和规章制度；三是教师和学生通过直接或间接接触，相互配合完成教学活动。索罗金认为，教学组织是教师和学生根据规定的秩序和一定的规定而实现的协调活动的外部表现，有一定的社会制约性。综合各学者的观点，教学组织具有4个共性特

征：一是从外在表象看，教师和学生要服从一定的教学程序。学生在教师的指导和引导下，通过班级集体授课、小组或个人学习等形式完成教师规定的学习内容；二是教师与学生的教学活动要有一定的时间和空间限制，在此条件下组成一定的"搭配"关系；三是师生的搭配关系可以直接或间接相互作用；四是教学组织形式是通过多种元素的相互作用体现的，不仅有师生、有规章制度、有时空，还有课程、教材、教学内容、教学方法、教学手段、教学程序等，是时间和空间上的综合。

教学组织形式受教育普及程度、学科性质、教学任务制约，是根据社会生产方式而发展变化的。根据组织结构，教学组织可分为班级教学、小组教学和个别教学3种形式；根据师生交往关系，可分为教师与学生直接交往和教师与学生间接交往两种形式。

在古代，世界各国普遍采用个别教学形式，间或有一些初级的集体教学。个别教学是教师分别对个别学生进行的教学活动，这是最早的教学组织形式。

随着社会的进步和对人才需求的增加，教学对象数量不断扩大，课程门类不断增多，教学组织形式也发生了相应变化。宋代以后，我国的各类官学和书院以及欧洲中世纪学校出现了班级教学形式，如16世纪中叶德国斯特拉堡古典文科中学、17世纪初白俄罗斯和乌克兰的兄弟会学校等都进行了班级教学的尝试。17世纪，捷克教育家夸美纽斯在《大学教学论》中首次对班级教学进行了理论论述。到了19世纪中叶，班级授课制已被西方学校普遍采用。我国的班级授课制始于清同治元年（1862年）京师同文馆。班级授课制的出现替代了延续千百年的个别教学形式，成为现代教学活动的基本组织方式。

18世纪末到19世纪初，英国牧师贝尔和教师兰卡斯特在英国小学中开展了学生相互教学制度的尝试，创建了"导生制"，又称"贝尔-兰卡斯特制"。教师先把教材内容讲给"导生"，然后"导生"再转教其他学生。19世纪末出现了选择法教学形式，美国有巴达维教学法，欧洲有曼格依木教学法。19世纪末20世纪初，在实用主义教学理论指导下，美国学校出现了以课题为中心的"设计教学法"和实验室作业的"道尔顿制"，取消了班级授课，主张个别教学，学生可根据各自兴趣，自由支配时间，在各科作业室自学。1928年，我国教育家陶行知先生以"教学做合一"思想为指导实施了新的教学形式，修正和补充了"设计教学法"。20世纪30年代，英国出现了开放教学。50年代初，英国、美国等国家提出了协作教学。此时，美国的教学组织形式还有"特朗普制"。70年代后，欧美一些国家又通过分组教学与"开放课堂"等形式，根据儿童个性差异培养能力。

在所有的教学活动中，教师与学生之间不仅可以通过多种直接方式进行教与学的交往，教师还可以借助多种类型的传播媒介为学生提供教学信息，与学生进行间接教与学的交往，如学生的各种课内外学习小组活动、协作式的学习小组、伙伴式的学习活动、电子计算机辅助教学、互联网线上教学，以及以电视、广播、函授等远距离教学为特征的学生个别学习活动等。

（二）中医教学组织形式的分类

自从有了中医教育，中医教学组织形式就一直存在，主要有师承式、官办教育、书院讲学式和现代学校教育等。

1.师承式教学组织

中医的师承教育是伴随着中医学的产生而几乎同时存在的，师承教育包括家传、师承、私淑及现代的师承教学组织形式。

（1）家传　家传是私学教育的一种形式。中国古代是以血缘关系为纽带形成的宗族制社会，具有很强的家族观念。古代很多技艺性较强的行业受其影响，强调技艺的家传。医学作为一门技艺，家传也是中医学教学组织的一种必要方式。魏晋南北朝时期，家传的医学非常兴盛，范行准先生称其为"门阀的医家"，比如东海徐氏、馆陶李氏等。两宋时期，民间中医教育的主要形式仍然是家传，以这种子承父业、世代相传的中医教学组织形式培养出来的医生，称为世医。

（2）师承　师承与中医学术的特点相吻合，培养了很多中医大家，推动了中医学术和医术的延续与发展，是我国古代民间中医知识传授的主要方式。

原始社会没有文字，可以推断当时的教育主要是靠口耳相传的。西周以前的中医教学讲授的主要是朴素的经验和神秘的巫医，很少赋予经验的医理解释。从秦汉时期到魏晋南北朝，再到宋金元、明清时期，中医教学组织形式大多是师传授受。学生要跟随老师学习，需要得到老师的允许，师傅对徒弟的选择和考察都十分严格，不仅有学术的考核也有德行的考察，有"非其人则不授"的行业规矩，只有被师傅认可，徒弟才有机会跟师学习。师承中师傅与徒弟之间的关系依靠利益的维系，要恪守祖训的师徒关系，这里面体现了父子关系、主仆关系、择优关系等。主要教学方式是在师傅论经讲解、指导自学的基础上，徒弟跟随师傅出诊。论经讲解时，师傅常将经典著作与儒家经典并论，传授医学知识的同时培养传统文化，并强调徒弟自学领悟，师傅在旁边适当指引。如明代汪机曾说："夫师者，指引之功也，必须学者随事精察，真积力久，而于师之引而不发者，始得见其跃如者焉。"同时也强调临证体验，师承主要形式是徒弟随师侍诊，师傅随时传授，培养徒弟理解和掌握中医知识和临床技能。在漫长的薪火传承中，师承成为中医教学中特有的组织形式。

（3）自学　在古代，自学成医的很多，也不乏医学大家。自学成医的主要原因有：因科举仕途不利或某种原因厌于仕途转为学医；或因自身患病或家属患病而钻研医术；或受"为儒者不可不兼夫医""为人子者不可不知医"等伦理观念影响而留心医学。自学成医的人多有一定的文化知识，通过阅读历代中医学名著掌握中医学理论知识，也容易融贯实践经验。比如，魏晋时期的皇甫谧，42岁时突然得了风痹，请医生治疗效果不佳，于是他便萌发了自学中医的想法，从攻读"四书五经"转为研习医学。他躺在床上刻苦学习有关医书，并集中精力研究针灸。经过多年努力，他终于写出了我国历史上第一部针灸学专著——《针灸甲乙经》。自宋代开始，自习医书成为医学传承的另一个重要途径，这在一定程度上对师徒传授和家传的人才培养模式形成了冲击。南宋时期的名医许叔微也是自学成名的典范"……叔微自念家贫无力，惟医乃可，于是精意方书久乃通妙，人无高下皆急赴之，既而所活愈多声名益著"。自学中医促进了宋代医学的发展，但其弊端也开始显现。自学因缺乏师傅的经验传承，故难以准确地因人而异、辨证施治。对此沈括曰："医之为术，苟非得之于心，而恃书以为用者，未见能臻其妙。"

（4）私淑　私淑多为崇仰其学而未能得其亲炙，仍继承其术而加以滋广发皇者。也就是说，没有得到某人的亲身教授而又敬仰他的学问并尊之师的称为私淑。《孟子·离娄下》曰："予未得为孔子徒也，予私淑诸人也。"赵岐注："淑，善也。我私善于贤人耳。"这是中国古代医学教育一种特殊是教学组织形式。古代一些儒家读书人或仕途失意者都是通过私淑掌握医学知识的。比如他读了某位医家所著的医书，则称为"私淑"某人。私淑有三个特点：一是非师傅亲自教授弟子；二是时间上不能离得太远或太近；三是学术相承、思想相近。宋元时期，流派纷呈，各擅其长，私淑之风盛行，如金元四大家刘完素的私淑弟子有张从正、高雍、镏洪；刘完素、张从正的私淑弟子有葛氏父子；朱丹溪的私淑弟子有汪机、王纶、虞抟、徐彦纯、陈无咎等，私淑是师承教学组织的又一形式。

（5）近代师承　它主要体现在近代医派与世家的传承上，比如江苏孟河医派、上海蔡氏妇科名医七世、浙江乌镇医派等。从医派世家的传承看，近代师承的教学组织形式特点为，学生规模在扩大，由一对一的师徒相授转为集体教学。比如著名的岭南医家丁甘仁，除家承学术外，又受业于马文植门下，并与费氏交好，得三家所长，打破了师承教育中的门第之规，出现了一人多师、各学所长的情形。

（6）现代政府主导的师承教学组织形式

①师带徒：卫生部于1956年和1958年先后发布了《关于开展中医带徒弟工作的指示》和《关于继承老年中医学术经验的紧急通知》等文件，1956年2月《健康报》发表了"鼓励中医带徒"的社论。许多名老中医纷纷响应政府号召，克服保守思想，认真带教徒弟，培养了一大批中医事业的接班人，并使许多濒临失传的中医经验得以总结和继承下来。与历史上的师承教学组织形式不同的是，中华人民共和国成立后的师带徒由政府统一管理，有明确的招生对象、培养目标，并给予相应的学历，出师后统一分配工作，这是传统师承教学组织形式在新的历史条件下的延续和发展。

②全国老中医药专家学术经验继承：1990年，国家中医药管理局与人事部、教育部、国务院学位委员会、卫生部联合启动了全国师承教育项目——全国老中医药专家学术经验继承工作，目的是学习和继承老中医药专家的学术经验，以跟师实践为主，采取师承方式实施教学，指导老师通过口传面授、临床应诊和实际操作向继承人传授他们的经验和专长。教学强调传授与自学、实践与理论、继承与整理相结合，充分发挥指导老师和继承人两方面的积极性。与以往的中医师带徒不同之处在于：导师和继承人层次高，培养目标高，考核严格，是传统师承教学组织方式在现阶段特定历史条件下的运用与发展。

③全国名老中医传承工作室建设项目：2010年，国家中医药管理局启动了全国名老中医传承工作室建设项目，目的是总结研究名老中医药专家擅治常见病、疑难病的诊疗经验和学术思想，形成系统的诊疗方案，并推广运用

于临床，将名老中医药专家的学术经验和学术思想推广应用于中医药理论研究、教材建设及教学之中，使老中医药专家的学术经验得以传承。

④中医学术流派传承工作室建设项目：2012年，国家中医药管理局启动了中医学术流派传承工作室建设项目，大力推进中医传承与创新，发挥中医学术流派与临床特色优势，加快中医学术流派传承与复兴，培育一批学术影响深远、临床疗效显著、特色优势明显、传人梯队完备、辐射功能强大、资源横向整合的中医学术流派，探索建立中医学术流派传承发展的创新模式，提升中医整体学术与临床水平，开创中医传承发展的新局面。

2.古代官办中医教学组织形式

古代官办中医教育是由政府兴办、有相对的制度约束、有一定的师资力量、由政府统一管理的学校式医学教育。古代官办的中医教学组织有别于师承授受，具有一定的稳定性、规模性、制度性和管理的统一性等特点。

古代官办中医教学组织以"医乃仁术""济世活人"的思想为指导，择生注重文化修养与家传经验，教师选拔严格，职责明确，要具备较高的理论水平和临床经验，并设置专业，采用分科教学，教学内容按照基础理论、专业基础理论、临床实践等次序排列。教学注重研读古医籍，发挥印证前人之论，强调实践教学，价值取向尊经法古，逐渐形成了一套以经、传、注、疏为正途的治学传统。同时强调儒家理论的学习。除此之外，历代政府还注意吸收当代学术成果，扩充教学内容。如宋政府编制《太平圣惠方》《圣济总录》后，这两本书分别在当朝和元代被列为教材。明代《本草纲目》《濒湖脉学》《医宗金鉴》问世后，在清代陆续被列为教材。在教学方法上，注重经典传承，因材施教，注重实践。

3.书院讲学式中医教学组织形式

书院教育是古代私学教育的重要体现。书院讲学式是在我国古代讲学风气中形成的较为独特的中医教学组织形式，是古代中医教育中学术争鸣和科研探讨的中医教学活动方式。这种教学组织形式介于学校教育与师承教育之间而兼备两者之长。明清时期的侣山堂是中国第一个书院式医学教育机构。它集讲学、研经、医疗于一体，尊重学术自由，扬弃门户之见，提倡学术创新，否定死守陈规，不但精究医典，还精于临证和理法方药，这种教学组织形式的缺点是临床实践比较少、教学内容不够系统、规模较小。

4.学校教育的中医教学组织形式

通常包括个别教学、班级授课、分组教学、协作教学、现场教学、研究生助教等形式。

（1）个别教学　个别教学是教师在教学中对每个学生进行单独的学习指导。个别教学是最早兴起的教学组织形式，最早的中医个别教学是一个师傅（教师）带一个学生，师生是一对一的关系，后来招收的徒弟多了，就变成一对多的形式。师傅根据学生不同的基础有计划地进行个别教学。教学内容和学生的个体差异都比较大，没有固定班级、没有固定的教学内容和教学计划，教学活动无具体定式，较为随意。现代中医药院校教育中教师的个别辅导、导师带研究生、全国老中医药专家学术经验继承、中医学术流派传承工作室建设项目等都属于这种教学模式。该教学模式便于因材施教，个性化培养学生，但规模小，教学效率不高，不利于系统知识的传授。

（2）班级授课　班级授课是目前使用最为广泛的教学组织形式，属集体教学形式。班级教学是根据学生的年龄、知识程度组成不同的固定班级，按照设计的教学内容、严格的时间在一定的空间内讲授课程，具有"班级""课程""时间""空间"的特点。捷克教育家夸美纽斯在《大教学论》中首次提出班级授课制，后逐渐成为西方学校主要的教学组织形式。1862年，清朝创办的京师同文馆里最早出现班级授课制，并在1904年的癸卯学制中以法令的形式确定下来。这种教学组织形式需发挥教师的主导作用和学生的主体作用，目的是提升教学效率，有助于规范教学，检验教学质量，培养大批人才，但不利于因材施教，不利于学生个性化发展，灵活性不够。

（3）分组教学　分组教学是根据学生的能力或学习成绩，或者根据学生的共同爱好和需要把学生分成不同的学习小组，教师对每个小组实施教学。这种教学组织形式仍属于集体教学形式。中医学的实验和实践教学经常采用分组教学，教师根据教学需要和学生能力把学生分成若干小组，然后进行分组实验或实践实训；或根据学生的共同兴趣，分成课外兴趣小组。分组教学有利于因材施教，但存在分组不科学、伤害学生自尊心等副作用。

（4）协作教学　协作教学又称"小队教学"或"协调教学"，是由多名教师组成教学小队，共同研究教学计划，根据教师的能力和优势，分工合作，协作完成教学任务的一种教学组织形式，形式有合班教学、小组研习、个别指导等。这种教学组织形式，强调根据学科内容对学生进行合班教学，教师总体讲授课程内容、学习方式、实验内容、学习要求及考核要求等，然后进行小组教学，开展学习内容的讨论、整理分析。之后教师进行个别指导，帮助学生解惑，由学生独立研究和动手实践。协作教学通常采用集体备课形式，制定统一的教学计划，然后分工协作，共同完成教学任务。比如中医学的专业课教学，根据教师所擅长的内容分病种教学；再如中医学实训教学、课间临床实践及毕业实习中的分组教学，一般由教师讲解教学的内容和具体要求，然后各小组教师带领学生进行具体学习，最后进行示范辅导。这种教学组织形式符合中医学的教学特点，有助于发挥教师的集体力量和个人特长，培养师生的协作意识，促进教学相长。

（5）现场教学　现场教学是在课堂之外组织学生到临床、实习基地、中药材种植基地、中药材市场、中药制剂室等现场进行直观教学的一种形式。中医学是一门实践很强的学科，离不开现场教学。学生通过现场观察或动手操作，能够丰富感性认识，加深对理论知识的理解和掌握，促进学生将理论与临床实践相结合，激发学生的创造力，提升学生将理论知识用于实践的能力。这种教学组织形式在学习时间和形式上不像课堂教学那么固定，可根据教学计划、教学任务、学生实际情况和现场教学具体条件等而定。

（6）研究生助教　也称导生制，产生于18世纪末至19世纪初的英国，由教师选择一些年纪较大、成绩较好的学生做"导生"，教师先给这些"导生"传授知识，然后由"导生"去教年幼或学习较差的学生。这种导生制在我国古代和现代中医教学中也存在，例如师傅带徒弟，再由师兄指导师弟。现代中医教育多采用大班教学，教师进行分组讨论和分组实践时，需要一些研究生做助手，由研究生指导其他学生进行基本知识和技能训练，再由教师进行总结指导。这种研究生助教制解决了分组教学师资不足的问题，减轻了任课教师的工作负担，在一定程度上提升了学生的学习效率。弊端是有的研究生因为不够专业，在一定程度上影响了教学质量。此外，中医药文化进中小学校园活动，由本科生或研究生向中小学生宣讲中医药文化就是这种教学组织形式的体现。

（7）课外教学　也称第二课堂。课外教学古已有之。《学记》曰："大学之教也，时教必有正业，退息必有居学。"课外教学是在教学计划之外，教师根据人才培养目标和教学目标需要，带领或指导学生开展形式多样的课外教学活动，学生可根据个人兴趣、爱好和实际需要自愿选择和参加的课外教学活动，以锻炼和发展个人兴趣与特长，激发学习的主动性和积极性。课外教学通常时间不固定、场地不固定、形式不固定，有很强的灵活性，实践性强，能够锻炼学生的感知能力和动手能力，比如进社区开展社会实践、到企业参观、开展中医药系列社会实践活动等。

（8）线上教学　是教师利用互联网技术和在线教育平台等网络虚拟教室将课程内容传递给学生的一种教学形式。与传统的面对面教学相比，线上教学具有学习便捷和灵活的特点，是常规教学方式的有益补充。学生学习可以不受时间、地点和空间的限制，随时能接受到高质量的教育资源。其局限性在于缺乏人性化和个性化沟通，缺乏实践动手能力训练，教学内容和学习内容相对固定，需要学生有自主学习能力。

（9）线上线下混合式教学　即线上开放课程或线上小范围限制性课程与线下课堂教学混合的教学形式。中医学有丰富的科学和哲学内涵，需要学生有深厚的文化底蕴，线上教学能够拓宽学生的学术视野，启迪中医思维与科学思维，激发学生的学习兴趣，培养学生自主学习的能力。教师事先通过线上预留作业或设计讨论主题，让学生做好准备，线下进行讨论和案例分析，然后现场指导，引导学生思考重点、难点问题，发挥学生的主体作用。

（10）课堂教学与实践教学相结合　中医学是实践性很强的学科，不仅要求学生掌握医学理论，还要通过临床实践教学培养学生的动手能力。教师通过临床见习、实习等提升学生的临证能力，学生通过门诊出诊、教学查房、参与病例讨论等学习临床诊疗思路和治疗经验。课堂教学与实践教学相结合，有助于强化学生的中医基本功，建立中医思维，提高处理临床问题的能力。

二、中医教学组织的功能

选择科学的、可行的、符合教学实际的教学组织形式，不仅可以提高教学效率和学生的学习兴趣，还能培养学生独立思考的能力、解决问题的能力和自主学习的能力，训练中医思维。中医教学需根据教学目标、教学内容、学生学情而选择适合的教学组织形式。中医教学组织具有如下功能。

中医教学论

（一）提高教学效率

布鲁姆曾说："有效的教学，始于期望达到的目标。学生开始时就知道教师期望他们做什么，那么，他们便能更好地组织学习。"这就是教学组织的作用。一个有组织的教学活动是有目的、有计划地在预设的时间内选择有效的教学策略实现预定的教学目标，以获得预期效益的最大化，使教与学双方都得到最大的进步与发展。有组织的教学活动是完成教学内容和教学目标的有效途径，是提高教学效率的有效方式。

（二）营造良好的课堂氛围

良好、融洽的课堂氛围是有效教学活动的体现。教师需在先进教育思想的指导下，选择适宜的教学组织形式开展教学活动，与学生建立平等的师生关系，营造宽松和谐的课堂氛围，尊重学生的学习体验，让学生大胆质疑，并在"诵、咏、别、明、彰"中学习中医理论、中医经典和中医临床经验，使学生感受到中医药文化的熏陶，提高对中医学专业的认同。

（三）激发学生的学习兴趣

孔子《论语·雍也》曰"知之者莫如好知者，好知者莫如乐知者"，达到乐知才是学习的最高境界，也是教师教学追求的最高层次。中医教学的目的就是激发学生的学习兴趣，使学生由知之到好之再到乐之。兴趣是最好的老师，中医学是需要医学生终身学习的，所以培养学生的学习兴趣至关重要。医学生的学习兴趣与愿望要在特定的情景中产生，离开中医特定的教学情景，学生的学习情趣与愿望就会成为无本之木。中医教师需根据中医学的学科特点、知识内容和学生的学情，选择不同的教学组织形式，如案例教学法、线上线下结合教学法、理论与实践相结合等方法，激发学生的学习感受，培养学生自主学习的习惯，引导学生热爱中医，树立中医自信，促进学生全面发展。

（四）提升教师的教学组织管理水平

教学组织离不开教学管理，教学管理是实现高效教学活动的重要保障。高效的教学组织活动离不开稳定的教学秩序，可以说，没有秩序的教学组织活动是没有效益的教学。

中医教学活动的秩序管理，是中医教师完成教学任务、创建和谐教学环境、引导学生进行学习的保障。良好的教学秩序，需要师生共同维护。中医教学组织管理是开展中医教学活动的基石，是中医教师应具备的基本功。中医教师要通过教学组织活动提升自己与学生的交往能力，通过形式多样的教学活动，激发学生参与学习的积极性，强化反馈和调控课堂教学，评价教学组织能力与成效，并用规章制度约束和指导学生学习，实现学生的自我管理，达到学习成效的提升。

（五）训练学生的中医思维能力

中医思维是中医知识传承的核心，是中医药知识体系的灵魂。中医思维是历代医家在长期的医疗实践中，通过经验直观、悟性判断、类比比附、分析推理等方法，对人体认识、生命感悟以及医疗经验等进行高度概括和抽象后而形成的。

中医思维是中医药人才必须具备的核心能力。中医教师在教学中需注重医学生的中医思维养成，把培养中医思维作为中医学专业人才培养的重点，树立"为培养中医思维而教"的理念，将其贯穿于教学的各个环节。中医思维培养要体现在中医人才培养目标和课程目标上，落实到各类课程的教学大纲中，并在教材中充分体现中医思维培养的内容，提高学生的中医思维运用能力，实现知识、能力、素质的协调发展。

（六）提升医学生的岗位胜任力

医学生的岗位胜任力体现在所从事的中医学相关工作岗位、组织环境和文化氛围中，是医学生胜任岗位需求并取得优秀成绩所要具备的能力和素质。中医学具有医学科学和医学人文的双重属性，培养医学生的岗位胜任力不能局限于中医学知识，更要关注学生的综合素质和能力发展，让医学生得到全面发展，更好地适应岗位需要，这也是中医教学组织要重点解决的问题。

中医教学组织可通过优化中医课程体系改革，加强对医学生的人文素养培养，提高医学生的中医经典应用能力，使学生养成独立思考、自主探究的学习习惯，从而提升岗位胜任力。

（七）提升医学生的专业认同

中医药院校的课程设置、教学管理体制、人才培养模式、教师教学水平等都在一定程度上潜移默化地影响学生的学习态度和行为，影响学生对专业的认同感。医学生对专业认同不够，会导致学习兴趣和动力不足，学习效果不佳。

中医教学组织是培养医学生专业认同的重要平台，教师可通过各种教学活动提升医学生的专业认同。教师要把中医专业思想教育贯穿教育过程的始终，在授课中以课程思政的形式把古今医学大家、国医大师、知名专家、岐黄学者、优秀毕业生的事迹融入教学，并通过课外教学、讲座或座谈会等形式加强对学生进行专业思想教育，让学生树立学习中医的信心，提升专业认同。

三、中医教学组织的实施原则

（一）坚持科学性与思想性相结合原则

中医教学组织是实现知识传授与思想教育任务的媒介，中医教学既要传授中医知识，又要促进学生德、智、体、美、劳全面发展，在科学性和思想性方面，要引导学生正确、科学地认识中医学。

中医药学具有独特的理论和丰富的实践经验，中医药学的知识体系与马克思主义的科学世界观有着内在统一性，但也有时代和历史的局限性，因此中医教师必须辩证、科学地传授中医学理论和技术知识，将知识性与思想性有机结合，同时还要弘扬传统文化，把中医学专业知识与人文科学有机结合，强化医学生的中医药文化素养。

（二）坚持德业相辅原则

中医教学不仅要重视知识传授，更要重视医德教育，实现德业相辅，培养德才兼备的高质量医学人才。医德是指医务人员的职业道德，医德教育要贯穿于中医教学的始终。中医教师要有目的地对医学生进行教育，使其养成良好的医德品质，做到德行兼备，德业相辅。教师可采用案例教学法，引导学生树立远大思想，激发学生的道德情感，使学生为中医药事业传承创新而学习，提高医德教育的效果。

（三）坚持传承与发展相结合原则

中医教学组织活动要加强中医学教学，确定好课程教学结构和知识体系，把继承中医学科基本内容放在教学的重要位置。同时要重视汲取相关学科的知识和成果，既要继承前人的学术经验，又要吸收与本学科发展相适应的先进技术，不断更新教材内容，优化课程教学体系，改进教学方法，使中医教学具有时代气息，在传承中发展中医学。

（四）坚持以学生为中心原则

中医教学要坚持以学生为中心，以学生发展为目的，针对医学生中医药文化底蕴不足、中医知识不够扎实、自主学习能力不强等学情，中医教师要创新性设计教学活动，采取师生主动合作方式，根据学生的学习基础和心理发展水平，选择适宜的教材、适当的教学内容和教学方法，激发学生的学习动机。

（五）坚持理论与实践结合原则

中医学是一门实践性很强的学科，无论经验的获得还是理论的深化都离不开临床实践。中医学经过长期的临床实践，形成了完整的理法方药体系。中医教师教学时，既要加强中医基本理论教学，又要紧密联系临床实践，理论与实践相结合，用中医理论指导临床实践，重视学生从抽象思维到具体思维的发展过程，选择适宜的实践场地让学生亲身体验，增强感性认识，培养中医思维，提升动手能力，实现理论与实践的统一。

第三节 中医教学设计的原则与内容

中医教学是一种有目的、有计划、有组织的教育教学活动。中医教师作为教学过程的主导者，不仅要积极组织和实施教学，还要科学设计教学方案、评价教学结果。因此，中医教学设计是中医教师必备的一项技能。

一、教学设计概述

教学设计诞生于美国，最早萌芽于军队和工业培训领域，到20世纪60年代才逐渐被引入学校教育并得到快速发展。教学设计传入中国后，迅速得到关注。其独特的程序化、合理化方式开始影响传统的经验教学。关于教学设计的定义，目前尚没有统一定论，专家们从各自的研究视角对其进行了阐释。

加涅在《教学设计原理》中提到，教学设计是一个规划教学系统的过程。瑞格鲁斯认为，教学设计是一门涉及理解与改进教学过程的学科。任何设计活动的宗旨都是提出达到预期目的的最优途径。美国的肯普认为，教学设计是运用系统方法，分析研究教学过程中相互联系的各部分的问题和需求，从而确立解决方法和步骤，然后评价教学成果的系统计划过程。赖格卢特认为，教学设计是一门涉及理解与改进教学过程的学科，是提出最优教学方法，使学生的知识和技能发生预期的变化。乌美娜认为，教学设计是运用系统方法分析教学问题和确定教学目标，从而建立解决教学问题的策略方案、试行解决方案、评价试行结果和对方案进行修改的过程。鲍嵘在《教学设计理性及其限制》中认为，教学设计是一种旨在促进教学活动程序化、精确化和合理化的现代教学技术。李龙认为，教学设计是依据对学习需求的分析，提出解决问题的最佳方案，使教育教学效果得到改善的系统决策过程。由此可以看出教学设计的重要性与复杂性，并可概括出教学设计的重要特征。

教学设计是由教学目标、教师、学生、教学内容、教学手段、教学方法、教学策略、教学评价等要素构成的教学系统。教学设计活动是以人类对教学理性研究为基础，其实践意义在于应用科学原理提高教学效果和效率。教学设计是教育基础理论与实践操作相连接的桥梁，是为教学活动绘制蓝图的过程。教学设计是严格遵守设计规范，由问题分析、设计开发、教学实施、教学评价等要素组成的闭环设计过程。教学设计是一个动态过程，要时时根据教学对象不断进行调整。

二、中医教学设计的原则

科学、有效的教学设计是实现高质量中医人才培养的关键，进行教学设计时必须遵循中医学的学科特点和人才成长规律，把中医教学过程看成一个系统，为实现一定的教学目标，使教学中的各要素、各环节之间发生联系，从而形成有机的、统一的整体。中医教学设计需遵循以下原则。

（一）系统性原则

中医教学设计由教学目标、学情分析、教学内容、教学方法、教学策略、教学评价、教学反思等诸多子系统组成，各子系统既相对独立，又相互依存、相互联系、相互制约。各子系统的功能并不相同，其中教学目标是统帅，指导其他子系统。教学过程中每个子系统环环相扣，发挥各自的作用，成为一个整体，整个系统协同产生效果。进行教学设计时，要关注整体与部分的辩证统一，坚持系统分析与综合的有机结合，以实现教学系统的整体优化。同时，教学过程的主线或目标要清晰。中医教学目标有其特殊性，且专业性很强，强调学生中医思维的养成，培养学生运用中医学理论解决临床问题的能力。因此，教学过程只有紧紧围绕中医教学主线展开，教学过程的各个环节才能紧密有机地衔接。

（二）程序性原则

中医教学设计是一项系统工程，诸子系统的排列组合有一定的程序，有很强的逻辑性，"一环扣一环，环环相扣"。根据中医学教学设计的程序性特点进行教学设计时，要确保其科学性。程序性原则是教学设计由经验式教学向理性式教学转变的重要表现，是提高中医教学质量的重要保证，因此进行中医教学设计时要思考医学生的专业思想是否稳固？中医理论知识和技能提高了多少？中医课堂教学的专业性体现了多少？效果如何？

（三）可行性原则

中医教学设计不是纸上谈兵，必须要有可行性。一是要符合主客观条件。主观条件包括要充分考虑学生的年龄特点、已具备的知识基础及师资情况；客观条件包括所需要的教学设备、教学环境、地区差异等。二是要有客观依据。选取的教学内容要客观，要兼顾完成教学目标、课程目标、专业目标；学情分析要客观，因为它是确定教学内容、教学疑难点、教学方法与教学策略的重要依据；要分析教师的教学能力和教学环境，教学设计不能脱离实际教学环境。三是具有可操作性。中医教学设计要落到具体教学实践中，要结合中医学的教学目标、学科特点和教学目标进行设计，设计要操作性强，能指导具体的教学实践。

（四）反馈性原则

中医教学效果评价要以教学过程前后的变化、学生的学习状态、学习效果为依据进行对比反思，从中获得反馈信息，进而修正、完善原有教学设计。

（五）目标性原则

中医教学设计要有明确的教学目标，教学目标需建立在知识与技能、过程与方法、情感态度与价值观等立体化的目标上。

（六）学生发展原则

中华人民共和国成立之初，我国的教育方针明确提出"把受教育者培养成德、智、体、美全面发展的接班人"。《国家中长期教育改革和发展规划纲要（2010—2020年）》提出："把促进人的全面发展、适应社会需要作为衡量教育质量的根本标准。"《中医教育标准》提出了中医学专业毕业生"最终达到知识、能力、素质协调发展"的终极目标，培养德、智、体、美、劳全面发展的高素质中医人才是中医药院校的责任。因此，中医教学设计要坚持学生发展原则，以学生为中心，要从素质教育、多元智能、课程教学改革和新时代对中医人才素质要求等多维视角出发，通过中医教学实践传授已知、更新旧知、开掘新知、探索未知，培养医学生的中医思维，提升运用中医思维的能力，养成自主学习的习惯，提高实践能力和创新能力，培养出适应社会需要的高素质中医人才。

（七）遵循教育规律原则

中医教学设计必须遵循教育教学规律，既要符合国家的教育方针政策要求和学校的校规校纪，也要符合中医药高等教育的特点和中医人才成长规律，注重中医学术的传承和发展，使学生牢固树立专业思想。除此之外，中医教学设计还要发挥学生的主观能动性，教师要注重引导和激励学生主动学习。

中医教学设计要从知识、技能、情感三维目标出发，要符合学生学习与认知规律，做好学情分析。教师进行教学设计时，要以解决中医临床问题为导向，要提供丰富的学习资源，整合学习材料，缩小课堂教学与临床实际之间的差距。

（八）创新性原则

中医教学设计要体现创新性，要体现教师主导、学生主体的理念，要尊重学生、鼓励学生，创建民主、平等探索新知、讨论学术问题的教学环境；要营造贴近真实临床的学习情境，培养学生的批判性思维，帮助学生提升发展认知水平。

三、中医教学设计的内容

一门课程从设计到实施，通常要经过两个层级的教学设计，一个是教学大纲展现的宏观教学设计，另一个是以一节课呈现的微观课堂教学设计，其内容主要包括以下几方面。

（一）教学目标设计

教学目标是教学活动的出发点和落脚点，也是课堂教学的灵魂。教学目标的确定是教学设计考虑的首要问题，是教学组织活动的方向和引领，影响着教学设计的具体内容。科学、合理地确定教学目标是确保教学活动顺利进行的前提。中医教学设计首先要明确课程的教学目标是什么，进而进行全面、整体的设计，包括知识目标、技能目标和情感目标。教学设计既要把掌握基本知识、基本理论和基本技能确定为具体的教学目标，还要联系本门课程在中医专业人才培养中的地位和作用，综合考虑设计教学活动，以助于学生主动学习，形成良好的学习态度和正确的价值观。

（二）学情分析

中医教学是为了促进学生发展，做好学情分析是进行中医教学设计的必要前提。中医教学设计要根据教学对象不同专业的学识情况、智力情况进行客观分析，不仅要了解教学对象的年龄、生活经验、认知水平和兴趣爱好，更要知晓其知识、能力状况，学习层次等。同时，还要分析班级的班风、整体知识和能力储备，为选择合适的教学策略和教学方法奠定基础。

（三）教学内容设计

中医教学内容服务于教学目标，课程教学目标确定后，教学内容随之明确。中医教学设计在选择、组织、调整教学内容时要充分考虑医学生的特点和中医学专业的需要，既要注意把握讲授的知识难点、重点和疑点，还要把教学内容用知识体系加以统领，将能力和情感培养融入教学设计，促进学生全面发展。

教师进行教学设计时，可将教学内容进行分类，根据不同的教学内容选择合适的教学方法。如讲授方剂学发展史等知识时，可把设计重点放在如何帮助学生掌握知识上，注重学生对陈述性知识的获取。在教授针灸学的穴位位置、如何选穴、如何行针以及针法的选择等程序性知识时，教师要侧重操作和应用的内容，帮助学生形成正确的技能。进行中医教学设计时还要注意把"知识"变成"方法"等策略性知识，不是简单的知识传授，而是要建立解决问题的方法体系。比如进行中医内科学的教学设计时，可灵活选取学生以往学习的中医基础理论、诊断学、中药学、方剂学、内经、伤寒、温病、金匮等知识，形成学生对某个疾病的诊断，培养学生的临床实践技能，让学生学会学习，学会运用所学知识解决问题的方法，拥有终身学习的能力。

（四）教学策略设计

教学策略是教学设计的中心环节，是为达到一定教学目标和教学效果所采取的一系列相对系统的行为。可以说，课堂教学组织得怎样，很大程度上取决于教学策略设计是否科学、合理、有效。教学策略主要包括选择解决具体教学问题的方法、技术，进行实践操作及操作的要求和操作程序等。

中医教学设计要根据中医学专业的课程特点、学生的学情、知识分类、教学内容、教学条件等选择不同的教学策略，如讲授方剂学各论时，可采用讲授式，向学生介绍方剂的来源、组成等；讲授方剂配伍时，可采用启发式，引导学生分析方剂的君臣佐使药和组方原则；讲授方剂应用时，可采用案例教学，给学生讲授方剂的临床应用，并可借助多媒体、PPT课件或小视频等，让学生由抽象理解变为视觉感受，加深对知识的理解和掌握，从而形成中医思维，提升中医思维能力。

（五）教学资源设计

为了使学生更好地理解课本知识，教师需向学生推荐课外学习资源。因此，中医教学设计不能完全按照教材内容去设计，必须根据中医人才培养目标和医学生的特点整合教学内容，对教学资源进行筛选，比如讲授中医内科学的某个疾病时，要联系医学发展状况，给学生提供更多的前沿知识，开阔学生视野，发展学生潜力。

（六）教学评价设计

教学评价是为了检测教学目标的完成度，中医教学评价不再局限于甄别和选拔，而侧重于诊断不足，分析原因，基于问题进行改进，以达成学习目标。

中医教学评价设计要与教学目标一致，需包括如下内容。先确定评价目的，然后确定评价对象、分析评价目标、确定评价标准、选择评价方法、编制测量工具，最后剖析评价结果，反思改进。可以说，科学的教学评价设计是促进教学目标达成的重要推力。教师可通过授课过程中的形成性评价了解学生对知识的掌握情况，课堂上的提问、课中小测验和课后作业完成情况均可作为终结性评价指标，用以检验学生的学习效果。教师对终结性评价进行分析，找出存在问题，从而在下一轮课程教学中予以改进。例如讲授中医诊断学中的脉诊知识时，可采用角色扮演法，让A同学扮演"患者"，B同学扮演"医生"。A同学为B同学切脉后说出其脉象情况，包括所代表的临床意义，并给出阴阳气血虚实等状况的诊断，由此评价学生对脉象知识的掌握情况。

根据教学评价结果，尤其是形成性评价结果，教师要及时分析，与教学目标对照，找出存在的问题，及时进行改进。如果发现学生学习存在困难，教师要对教学设计和教学任务进行反思，然后进行改进。在评价、反馈、再评价的过程中，教师要持续改进教学策略，以助于学生学习效果的提升，实现教学相长。

第四节　中医教学环境建设

中医教学环境是中医教育教学活动中不可缺少的必要条件，是现代中医教学论研究的重要课题。它是由多种不同要素集成的复杂系统，是按照学生发展的各种特殊需要建构的。

一、教学环境的内涵

（一）教学环境的概念与组成

1.教学环境的概念

教学环境分广义教学环境和狭义教学环境。学校教学活动所需的物质和精神的全部条件属于广义教学环境。狭义教学环境包括班级规模、座位模式、班级气氛、师生关系等，是班级内影响教学的全部条件。

2.教学环境的组成

教学环境由物理环境和心理环境组成。

（1）物理环境　主要有校舍建筑、教学场所、教学用具、校园、运动场、图书馆、会议礼堂、学习园地、教师办公室、师生员工宿舍、食堂、校办工厂、普通教室和为不同学科设置的专用教室，如语音教室、计算机教室、医学实验室、实训室、实习基地等。它们是学校教学场所的主要部分。

（2）心理环境　由学校内部无形的社会、文化、心理因素构成，是看不见、摸不着的无形环境。其影响力往往会超过物理环境，如学风、班风、课堂气氛、情感环境、师生关系等。

（二）教学环境的建设要求

良好的教学环境应该有较好的位置和足够的空间，通风、采光、照明、温度条件良好，安静无噪声，布局合理、实用，色彩和设计舒适，能满足教学需要。

教学环境建设要符合育人要求，充分发挥导向功能，引导学生主动接受教学环境中的价值观和行为准则，朝着社会期待与时代要求的方向发展。教学环境要充分发挥凝聚功能，把学生从不同地域、不同成长环境聚集在一起，让学生对学校有归属感和认同感。教学环境要充分发挥陶冶功能，使学生形成高尚的道德品质和行为习惯，并内化于心。教学环境要充分发挥激励功能，激发师生员工的工作热情和积极性，推进教学工作的顺利展开。教学环境要充分发挥美育功能，激发学生的美感，提高学生的审美能力和创造美的能力。

二、中医教学环境建设的原则

教学环境与教学组织活动息息相关，教学环境直接影响教学活动能否顺利开展。中医教学环境建设需坚持整体化原则、方向性原则、教育性原则、主体性原则、人性化原则和智慧化原则。

（一）整体化原则

中医教学环境建设的整体化原则是指学校在教学环境建设过程中，从顶层设计到微观环境建设都要以全局和发展的眼光去设计，从领导者到师生员工都要从整体上规划和设计教学环境，把中医教学环境建设的各种因素有机地融为一体，全面统筹，综合考量，使物理环境建设与心理环境建设相呼应，无形环境建设与有形环境建设协调一致，真正发挥教学环境的优势功能，促进教学活动的顺利进行。

学校领导层要全面规划和调控校园的教学环境建设，要体现教学环境的教育引导功能，物理环境建设要充分表现中医药文化特色，建筑物、绿化、教室的布局等要体现中医药文化教育功能；精神环境建设要体现"德医双修""医文并举""中医思维""大医精诚""追求卓越"等以中医药教育为内涵的质量文化观，建设师生质量文化共同体，营造积极向上的教育教学环境。同时，中医教学环境建设要符合医学生的身心发展特点和中医药人才成长特点，并遵循中医药教育教学规律，在整体化原则指导下，合理建设中医教学环境，达到中医教学环境与中医教学过程的协调统一。

（二）方向性原则

中医教学环境建设必须具有明确的方向性，要遵守党和国家的教育政策、教育方针和总体要求，突出个性特点和办学风格，以为国家培养德、智、体、美、劳全面发展的社会主义接班人和高质量中医人才为根本目的。

首先，在指导思想上要坚持立德树人的教育宗旨，把中医教学环境建设落实到教育教学全过程，将"以人为本、医乃仁术、大医精诚、和合致中、天人合一"的中医药文化融入中医教学环境建设，促进中医学子早日成才。其次，要从地域特点和学校实际出发，因地制宜，突出特色。中医教学环境设计要体现学校的"精、气、神"，体现学校的办学风格和人文精神。在建设中要充分发挥师生的聪明才智，注重突出个性特征，体现环境育人功能，彰显中医药传统文化的价值观念和育人品位，以独特的精神文化推动高质量中医人才培养。

（三）教育性原则

中医教学环境建设一定要体现教育性，无论是硬件环境建设还是软件环境建设都要注重发挥教育功能，从物质文化到精神文化、从管理制度到教学行为等都要体现教育意义，把校园的每个角落都变成教学场所，每个人文环境设计都要体现中医药传统文化主题，为开展教学活动营造和谐氛围，让学生处处受到中华优秀传统文化和中医药文化的熏陶，增强使命感、责任感和创新意识，自觉培养成为社会主义事业的建设者和接班人。

（四）主体性原则

中医教学环境建设的主体是教职员工和学生，要充分发挥其主体作用，调动其积极性，在学校的顶层设计下，建设有特色的中医教学环境。要鼓励学生积极参与中医教学环境建设，努力为学生营造良好的学习环境。教师要积极创建良好的学风、班风，提升学生的中医文化自信。

（五）人性化原则

中医教学环境建设必须坚持以人为本，从有利于教师和学生发展的角度出发进行建设。要从物理环境和心理环境方面满足师生的物质需要和情感需求，促进教师教学效率的提升和学生学习质量的提高。

中医教学环境建设要树立以学生为中心的理念，将建设的核心目标定位在为培养高质量中医人才服务，给学生参与中医教学环境建设的主动权，促进学生全面发展。同时要坚持以师为本，为教师创造良好的教学、科研和成长环境，让教师在良好的教学环境中启迪学生的心智、陶冶学生的情操，为中医药事业培养高素质的中医药人才。

（六）智慧化原则

智慧教学环境是教学信息现代化的体现，是教育教学不可或缺的。智慧化教学环境建设是将现代信息技术与教育理念相结合，构建支持教学活动智能化、互动化和个性化的教与学环境。它是以大数据、云计算、互联网+、虚拟与现实等多种现代化信息技术为手段，将各种教育资源和教学工具进行整合和共享，实现教学活动智慧化。中医智慧化教学环境强调互动式教学设计，教师要成为学生学习的引导者和支持者，与学生进行互动，激发学生主动学习，促进深层次学习。

三、中医教学环境建设的策略

中医教学环境建设是一项系统工程，包括中医药院校教育教学工作的方方面面，建设中要特别关注学校的办学性质和学科属性，为教育教学和人才培养服务。

（一）强化以文化人功能

中医教学环境体现了一所学校的质量观和对人才培养的价值追求，是为解决"培养什么人、怎样培养人和为谁培养人"这一根本性问题服务的。中医药学是中医药文化的重要组成部分，因此中医教学建设要体现中医药文化观，发挥中医教学环境的引导、凝聚、激励、陶冶和美育功能，使教职员工树立文化建设意识，改变中医教学环境中不和谐的内容。中医药院校需通过教学环境的硬件建设和办学理念、校园文化等软环境建设，助推中医人才培养质量的提升。同时，将立德树人纳入中医教学环境建设，内化到环境建设的各个方面和各个环节，做到以文化人、以德育人，促进师生思想水平、政治觉悟、道德品质和文化素养的提升。

（二）建设中医药特色的校园文化

中医药院校校园文化是中医教学环境的组成部分，是教师和学生在中医药文化氛围里从事各种教育教学活动中形成的一种风格，是校园精神与环境及所创造的物质文化的总和。中医药特色的校园文化能够体现学校办学理念和弘扬价值追求的软实力，凝聚并传承代代师生的共同情感。

中医校园文化建设关乎学校内涵建设的全局，必须紧紧围绕中医药高等教育"立德树人"根本任务，精心营造中国优秀传统文化和中医药文化底蕴深厚、医者仁心的、风清气正的、独具韵味的校园精神文化、物质文化、生活文化和制度文化。可通过新生入学教育、医学誓言教育、医德教育、校训、校歌、校风等媒介来塑造学生的高尚品格和医德，强化校园精神文化建设；通过学校建筑、校徽、中医药文化廊、中医药文化墙、图书馆及具有中医药元素的教室等方式进行校园物质文化建设；通过体育运动、文艺会演等丰富的校园活动进行校园生活文化建设；通过不断完善以人为本的管理制度，健全监督、反馈、奖惩机制等方式来强化学校的制度文化建设，最终形成合力，让师生自觉将校园文化内化于心、外化于行，在潜移默化的影响下形成良好的价值取向和行为规范。

（三）确立教师中医药质量文化价值观

教师是教学过程的主导者和组织者，是提高教育教学质量的关键因素、主要因素。教师的育人理念、教学水平和能力、行为方式直接影响着教育教学质量，因此要营造良好的中医教学环境，需要教师树立中医药质量文化观，强化教书育人的责任意识，明确教师的教学质量责任。要把质量管理与质量服务要求建立在教师主动、自觉的质量意识和行为基础上，"回归本分"，将学生发展作为教师的根本职责和追求。可以教师发展中心、教学工作坊、各种讲坛、教师发展沙龙、教育思想大讨论、专题研讨、宣传培训、教研活动等作为引领，使中医药质量观念、质量意识、质量思维和质量行动落实到中医药教育教学全过程。同时，加强师德师风建设，在评优选先中充分考量师德表现和教书育人效果，正面激励与反面鞭策相结合，双向促进师德师风建设，推动教育教学质量持续提升。

（四）建立教学相长的师生共同体

和谐的师生关系是中医药教育追求的教学环境。中医药院校要尊师重教，给教师足够的发展空间，使教师获得学生的尊重与信任。学生在学习理论知识的和实践过程中，可从教师的言行中得到熏陶，在潜移默化中感受中医的魅力，从而促进师生互帮、互学、互督、互导、互评，形成"教师乐教、学生乐学"的师生共同体。

（五）智慧教学环境建设

智慧教学环境建设可助推学校现代教育技术与信息化建设。中医药院校要根据课程教学内容需求，将VR和AR等技术引入中医课堂教学，营造真实的学习空间，让学生有身临其境的感觉，激发学生的学习兴趣。教师可利用语音引导、手势交互、位置识别、形态辨识、场景再现等功能不断提高教学效率；利用虚拟现实系统开展教学互动，建立虚拟实验室，为学生提供更便捷、更丰富的学习体验；可利用互动教学平台、无线投屏设备、交互屏、投影仪、视频互动设备等实现交互式教学，帮助学生学习和成长。

第五节　中医教学生态管理系统的构建与运行

中医教学生态管理是中医药院校遵循教育教学规律和中医药人才成长特点，为了实现一定的教学目标，以学生为中心、以教师为主体、以课堂教学活动为核心，运用管理科学和教学论的原理与方法，合理配置教育教学资源，以提高教学效能为目标的一种教学组织管理行为。

一、中医教学生态管理系统的构成

中医药院校作为教育组织，是一个复杂的生态系统，包括教师、学生、教学制度、教学思想、教学内容、教学组织、教学质量、教学环境等多种教学要素。各要素之间相互调节，互相制约，形成合力，共同提高教学效能。在中医教学生态管理系统中，教师和学生是主体，通过教学组织活动、管理服务、科学研究等形式融合成一体，形成一个有机的、可持续发展的生命共同体。

（一）中医教学生态管理系统的内涵

中医教学生态管理有别于传统的教学管理，既关注人的因素又考虑人与环境的关系，各要素之间是互动联系、动态的、和谐的关系，是日常教学管理活动中的一种文化生态系统。中医教学生态管理是在生态学思想的指导下，遵循教学管理规律，使生态思想与教学管理规律得到高度统一。

中医教学生态管理系统有其自身特征。其一，具有整体性和系统性。中医教学生态管理系统是由管理者、教师、学生等不同主体和教学管理环境构建的一个有机整体。在教学管理中，通过宏观的统筹协调，使系统内各要素达到最佳组合，实现信息的及时传递和反馈，促进更高的教学效能产生。其二，中医教学生态管理系统是一种去中心化管理，系统中的诸要素是平等的、互为主体的"共生关系"，管理者与教师、学生在人格、权利平等的基础上维系共生合作。其三，在教学环境中追求和谐平衡。教学生态管理以为主体提供生存和发展环境为目标，在公平、尊重、认同的人文环境下推动教与学双主体的发展。其四，以交流互动为基本活动状态。系统中各要素间的交流是真诚、平等、开放的，在民主平等的氛围中共同提升获益。其五，以可持续发展为终极目标。中医教学生态管理系统的平衡不是静态和绝对的平衡，是不断打破平衡在动态中实现新的发展。

（二）中医教学生态管理系统的内容

中医教学生态管理系统包括教学过程管理、教学计划管理、教学组织管理、教学质量监控管理四个方面。

1.教学过程管理

中医教学过程是根据社会需求和人才培养目标要求，为完成一定的教学目的，由教师的教和学生的学组成的教与学双边活动过程。教学过程由授课教师、医学生、教学内容、教学手段和教学环境等要素构成。教师是中医教学的主导，医学生是教学主体，教学内容、教学手段和教学环境是完成中医教学过程的客观因素。中医教师在教学中要完成教学设计、课堂教学、教学实践、课外辅导、作业批改、成绩考评等基本工作。医学生要完成课前预习、听课、复习等基本任务。中医教学管理，要充分发挥教师的主导作用和学生的主体作用，营造和谐的教学环境，在民主平等的氛围中达成教学目标。

2.教学计划管理

《教育大辞典》对教学计划的界定"是国家教育行政部门根据一定的教育目标和培养目标制定的各级各类学校教学和教育工作的指导性文件"。中医教学计划是中医药院校课程教学的总体规划，是中医课程的重要内容。

中医教学计划管理是对中医教学工作的设计，是教与学活动的规划图，目的是保证教学活动处于最佳状态，获得最好的教学效能。中医教师要以提升医学生的思辨能力、培养学生的中医思维、促进学生全面发展为目标，设计好每一节课的教学计划，确保高效完成教学任务。

3.教学组织管理

中医教学组织管理是教学管理的重要组成部分。教学管理者要深入教学一线，强化教学过程的检查指导，激励教师及时总结教学经验，为提高教学质量积累力量。教务部门要强化教务行政管理，营造规范、和谐、高效的教学组织管理环境，为教学活动的顺利开展创造条件。

在教学组织管理中，教师要通过与学生交往，激发学生的学习动机，培养学生自主学习的能力。沟通和交流是课堂教学有效管理的必要条件，有助于师生形成共识，促进相互信任，提升教学效率和教学质量。

4.教学质量监控管理

中医教学质量监控由教学质量和教学过程监控两部分组成。中医教学质量监控是根据中医学课程要求，对教学过程进行监测，发现教学中存在的问题，分析产生的原因，进而促进教学质量的提高。学校在实施教学质量监控管理的过程中要遵循全面质量管理的理念，以学生、家长和社会满意度为前提，以师生共同参与为基础，以全过程控制为手段，促进中医教学质量的持续提升。

二、中医教学生态管理的理念

（一）遵循全面质量管理

观念是行动的先导。中医药院校实施全面教学质量管理要坚持全面发展的理念，面向全体学生，进行全员、全过程教学质量管理。一是在教学过程中既要强化学生的基础知识和基本技能训练，又要重视能力培养，激发学生的创新力；既要监控教师的教学质量，又要抓好学生的学习质量。二是建立全员教学管理责任制，各部门要各司其职、各负其责、相互配合，充分调动全员的工作积极性。三是要将教学质量管理贯穿教育教学的全过程及每个环节，对各种教学环境和教学信息等都要实施有效的质量控制，保证教育教学质量。

（二）坚持以人为本理念

中医药院校的教学管理对象是教师和学生。要坚持"以人为本"的管理理念，营造师生之间、生生之间、师师之间的和谐关系。一切教学管理都要围绕以人为本展开，将教学管理覆盖到教育教学全主体、全环节、全方位，激发全员对教学管理的责任和参与感，发挥各教学主体的主观能动性，促进中医教学质量的提高。

三、中医教学生态管理系统的运行策略

（一）制定推动教师专业发展的教学管理制度

中医教师是中医高等教育教学管理的主体，是促进中医高等教育持续发展的主要因素。要充分发挥中医教师在中医教学生态管理的主观能动性，从教师专业发展的视角出发，制定生态化教师教学管理制度，把教师的知识储备、教学水平及性格特点作为重要的发展指数，量化授课数量和授课质量，在保证教学质量的同时，激励教师热爱教学、关爱学生，实现教师间的良性竞争，引领教师不断追求卓越，形成推动教师专业发展的良性循环，实现中医药院校教学管理水平的提升。

（二）形成促进学生全面发展的教学管理制度

医学生是中医教学的主体，是学校内涵式发展的关键因素。中医药高等教育教学管理必须以学生为中心，服务学生全面发展，形成以学业成绩为根本、以德智体美劳全面发展为目标的综合评价体系。学校要始终坚持立德树人根本任务，制定相关的管理制度，创建培养医学生传承创新精神和临床实践能力的生态教学环境，将医学生由传统知识的被动接受者转变为新时代知识的主动建构者，真正成为学习的主人，提高自我管理能力，促进学生全面发展。

（三）实行全员教育教学管理

中医药院校应坚持全面质量管理理念，实行全体师生参与的教育教学管理，明确全员教育教学管理职责，根据人才培养需求，制定教育教学管理目标，强化教学过程管理，完善教育教学质量评价与监控体系中各主体的质量管理职责。实行全员教育教学管理要做好以下工作：一是制定中医学专业设置与培养目标；二是加强教学环境基础设施建设；三是明确人才培养质量管理职责；四是加强教学质量评价与监控；五是加强党对教学活动全面管理的领导。

（四）构建和谐的师生关系

教师与学生的关系是影响高等教育教学管理质量的主要因素。教学活动既是师生互动、生生互动的过程，更是师生的真、善、美和谐统一过程。和谐的师生关系是营造教学管理生态环境的首要条件，要实现真正意义上的交

往互动，就必须为学生创设具有中医药元素、情理交融、充满人本的精神环境，为学生提供情感环境和心理支持。中医教师是师生和谐关系的主导，要信任、关怀、尊重和理解学生，确立学生学习的主体地位，倡导合作学习，注重教学活动中师生之间、生生之间的多向互动。同时，引导学生正确交往，建立相互合作、相互激励、积极进取的生生关系，师生协同合作，促进学生自主学习能力的提升。

第十章　中医教学评价

中共中央　国务院印发的《深化新时代教育评价改革总体方案》指出，"教育评价事关教育发展方向，有什么样的评价指挥棒，就有什么样的办学导向"；要"完善立德树人体制机制，扭转不科学的教育评价导向"；要"提高教育治理能力和水平，加快推进教育现代化，建设教育强国，办好人民满意的教育"。这些论述都体现了教育评价的重要性。教学评价作为教育评价的基本类型和主要内容，广泛用于教育教学的全过程。科学、客观的教学评价有助于提升教学质量，促进学生全面发展，推动中医药事业高质量发展。

第一节　中医教学评价的内涵与价值

中医学的特点和规律决定了其人才培养模式不同于其他学科，中医教学评价也有其独特的内涵与价值。

一、中医教学评价的内涵

评价是对事物进行判断，经过分析后，总结其是否有价值或者是否值得去做的价值判断过程。在教学过程中，评价起着至关重要的作用。教育评价由美国著名教育学家拉尔夫·泰勒提出。他认为，教育评价是对是否达成教育目标的一种判断。随着研究的不断深入，教学评价的内涵被不断赋予新的定义，教学评价是根据教育方针、政策，对教学过程和教学效果进行判断并为教学决策服务的活动。教学评价是研究教师教和学生学的价值的过程。教学评价一般包括对教学过程中教师、学生、教学内容、教学方法手段、教学环境、教学管理诸因素的评价，但主要是对学生学习效果的评价和对教师教学过程的评价。

在中医教育中，教学评价是按照中医药人才培养目标进行的。教学目标的确定是进行有效评价的前提。在中医传承的过程中，教学评价也体现其中。张仲景提出"勤求古训、博采众方"，便是对学医者提出的要求。学医者要勤于总结前人经验，广泛采纳众家所长，达到中医知识的博与广。这里的博与广便是对学生学习的评价标准。宋代的"医学三舍法"将医学生分为三个等级，即上舍、内舍和外舍。刚开始习医的学生被定为外舍，教授者通过定期对其学业成绩、道德品行等进行评价，合格者方可升为内舍；通过了内舍的考核与评价，优秀者即可升为上舍，朝廷直接授其官职。范仲淹提出了官办医学，主张朝廷"委宣徽院选能讲说医书三五人为医师。于武成王庙，讲说《素问》《难经》等文字，召望京城习医生徒听学，并教脉候，及修合药饵"。这既是对中医人才培养的要求，亦是评价的准绳。随着中医教育的发展，现今的中医教学评价逐渐演变为对教学过程、教学效果的价值判断。教师根据教学目标制定教学计划，完成教学设计，通过教学组织，指导医学生进行学习。学生在教师的指导下，逐渐达到教学目标要求，教师对其中医基础理论、临床实践技能、医学文化素养、专业道德水平及研究能力等多方面进行判断、分析与评定。

二、中医教学评价的价值

中医教学评价是中医教学过程中不可或缺的环节，科学、合理的评价既能保证教育教学质量，又能促进人才培养质量的提升，使中医药人才能够满足社会及医疗领域的需要。

（一）促进人才综合素质提高

纵观中医教育历史，"医乃仁术"的思想深刻影响着中医药人才培养。"仁爱"体现着对中医人才道德修养、人格品行的评价标准，是医学生必备的道德情操，是中医教育的基本目标。孙思邈在《大医精诚》中提出："凡大医治病，当安神定志，无欲无求，先发大慈恻隐之心，誓愿普救含灵之苦……"是否具有"大慈"之心、"普救"之愿成为对中医师医德修养的评价，后世的名医大家都具备这种高尚的境界。中医教学也十分注重学生的医学知识和临床实践能力评价，强调合格的中医师不仅要具备扎实的中医理论功底，还要能进行准确的临床诊疗。

（二）促进教师教学质量提升

中医教学评价通过对教师教学态度、教学设计、教学内容、教学方法等方面的评估，可以促进教师不断改进教学方式方法，从而提升学生的学习效果。

传统中医教学注重理论知识和实用技术的学习。早在《黄帝内经》中就有这样的论述："善言始者，必会于终，善言近者，必知其远，是则至数极而道不惑，所谓明矣，愿夫子推而次之，令有条理，简而不匮，久而不绝。"这是对教育者提出的要求，要求教师讲授要生动，将道理加以推演，使其更具有条理性，以激发学生的学习兴趣，使学生能够更好地掌握所学知识，而不会轻易遗忘。这不仅是对教师教学提出的要求，也是中医药院校对教师进行教学评价的内容之一。教师是提高教育质量的关键要素之一，对教师队伍"高素质""专业化"的要求也是教学评价的内容。教师只有具备高尚的师德和传承中医药文化的坚定决心，才能不断提升教学水平；只有通过评价，才能不断提升教学能力，保证教学质量。

（三）促进中医教育高质量发展

中医教学评价是促进学生、教师共同发展和进步的重要手段。有效的教学评价能为教师提供反馈信息，使教师及时反思与改进存在的问题，并帮助教师了解学生的学习情况，从而满足学生的学习需求，通过持续改进，培养出符合社会需要的高质量中医人才。中医教学评价不仅能促进教师提升岗位胜任力，还可促进中医教育高质量发展。

第二节 中医教学评价的功能、原则与类型

中医教学评价是教学工作的重要组成部分，是强化中医教学管理的重要手段，明确中医教学评价的功能、原则及类型，合理开展中医教学评价，是提高中医教学质量的保证。

一、中医教学评价的功能

（一）导向功能

中医教学评价是根据教师"教"和学生"学"的情况而判定教学是否按照设定的培养目标和教学内容进行。教学评价根据教学情况制定评价标准，从而判断教学过程是否按照既定目标进行，是否偏离了教学目标，以便及时纠正。在古代，无形中形成或明确提出的教学评价标准，能够正确引导学医

者成为良医；在现代，中医药高等教育制定的教学评价指标和评价标准，亦是医学生不断努力的方向。中医教学评价能够使教学始终沿着正确的方向，并为学校的办学思想和发展指明方向。

（二）鉴别功能

教师的教学水平、授课的优劣都能通过科学的教学评价进行鉴别，为教师教学水平的提升提供科学依据。中医教学评价还可根据学生对知识的掌握程度、临床实践技能和个人能力等对其进行等级区分。古代的医学教育非常重视学生的选拔，将学生分等级进行任用、分配。现今的中医药高等教育也往往通过对学生学习状态与效果的评价，决定学生的升留级、课程的选择及就业方向。

（三）反馈功能

中医教学评价能够对教师的教学情况和学生学习的效果进行评价，为管理者提供有效的信息，促使教学管理部门和师生对反馈的问题进行整改，从而更好地达成教学目标。教学评价所获取的反馈信息，对教学质量具有重要的调节作用。教师通过教学评价信息反馈，不仅能够了解自己教学中的不足，还可了解学生的学习困难与问题，从而调整教学方法、教学内容和教学设计，促进教学目标的实现。学生可以从教学评价反馈中了解自己学习的状况，从而进一步明确学习目标，调整学习状态，激发学习兴趣，培养自主学习的能力。

（四）诊断功能

中医教学评价能够发现教师教的过程和学生学的过程中所存在的问题与不足，并对发生的原因进行分析，从而改进中医教学活动。有效的评价既能根据学生的学习状态与效果判断教学目标的达成度，还能分析出未达成目标的原因及症结所在，如社会背景、家庭因素、学校和个人因素等。中医教学评价是对中医教学现状的科学诊断，能够促进教学质量的不断提升。

（五）激励功能

中医教学评价能够根据评价指标确定不同的等级与水平。教学评价的结果会影响教师、学生的个人形象、利益和荣誉，能够激发教师追求良好评价结果的动机，提升教师的教学积极性。教师要想获得教学成果，就要在教学设计、教学内容等方面不断提高自己的教学水平。学生要想取得学习进步、获得奖励，也会更加努力学习，提升学习效果。客观、科学的评价，能够使教师和学生得到内心的满足和精神的鼓舞。即使评价结果不尽如人意，也能激发教师和学生进行反思，不断改进和提高。

二、中医教学评价的原则

中医教学评价是运用教育测量的基本理论和方法，根据中医教学的特点，正确、科学地评价中医药人才的培养质量，以促进中医教育发展。开展中医教学评价需遵循以下原则。

（一）目的性原则

中医教学评价是对中医教学过程的测评，强调目的性。中医教学的目的是培养中医理论扎实、掌握临床技能，并能理论与实践相结合，服务于社会的高质量中医药人才。中医教学评价始终是有目的地设计评价标准，有目的地进行评价。

（二）客观性原则

中医教学评价的客观性是指在教学评价过程中必须坚持实事求是，不能以主观意志为转移，将个人情绪掺杂于评价过程。中医教学评价的目的是客观评价教师的教学效果和学生的学习状况，教学评价的标准、评价方法都应符合客观实际，参与教学评价的教师、学生和管理人员等都应始终保持客观评价的态度。评价结果只有具有客观性，才有实际价值。失去客观性的评价，不但会失去评价的意义，更会因信息错误而影响教育决策。

（三）多元性原则

中医教学评价采用多元化的方式，包括中医经典及理论考试、临床技能实践效果、病例分析、论文撰写等，目的是全面评价学生的综合能力。中医教学评价的多元性不仅体现在评价方式上，还体现在教学态度、教学方法、教学内容及教学效果等方面。教学评价主体也不是单一的，包括学生评价、同行评价、专家评价等多个维度，只有多角度、全方位的评价，评价结果才更准确，才更令人信服。

（四）可行性原则

中医教学评价的可行性原则是指评价所设定的指标要科学、合理、明确、具体，符合教学实际，能够达到评价目的。评价过程要简单易行，不能过于繁杂，避免浪费人力和时间，降低教学评价的实效性。

（五）定性评价与定量评价相结合原则

定性评价是指评价者对评价对象的教学表现和所给予的定性结论。定量评价是通过教学评价体系，评价者对评价对象的教学表现作出的结论。定性评价往往带有一定的主观性和片面性，定量评价由于教学活动的许多因素无法用数字表达，因而难以全面、客观地评价教学过程。因此只有将定性评价与定量评价有机地结合起来，才能弥补其不足，二者相互补充，才能使中医教学评价更加准确、科学。

（六）定期评价与连续评价相结合原则

中医教学需对学生的学习状态和效果进行定期考核，以促进学习质量不断提高。同时，也需定期对教师的教学设计、教学方法等进行评价，以便及时发现不足，予以纠正，提升教学水平。在中医教学评价中，连续性评价同样十分重要。如每学期对教师的教学效果进行评价，连续若干学期后，可形成评价曲线，对其加以分析和总结，有助于教师的发展成长。中医教学评价只有将定期评价与连续评价有机结合，才能促进教师教学质量和学生学习效率的提升。

三、中医教学评价的类型

中医教学评价类型多样，大致可概括为以下6种。

（一）诊断性评价

诊断性评价包含两层含义：一是指教学前对学生的学习基础及所具备的学习能力进行评价，从而有针对性地进行教学，更好地实现教学目标，也称事前评价。诊断性评价可以判定学生是否达到了教学目标要求，达到了即可继续开展教学。若未达到，则要找到症结所在，及时改进，以尽快达到开展教学的要求。另一层含义是指在教学活动中对学生学习所遇到的困难进行诊断，找到问题出现的原因后，教师及时调整教学计划，以达到最好的教学效果。

古代师承教育也对习医者提出了标准。如《黄帝内经》云："故善为脉者，谨察五脏六腑，一逆一从，阴阳、表里、雌雄之纪，藏之心意，合心于精。非其人勿教，非其真勿授，是谓得道。"指出不适合学习的人不要教他，不具备习医素质、不诚心学习的人不要传授他。这不仅是对习医者提出的要求，也是对能否习医的事前诊断。北宋太医局的医学教育就建立了入学考试制度，对进入太医局的学生进行评价筛选。现代院校教育的诊断性评价通常在开学初进行，或在教学中遇到问题时进行，评价内容包括学生对学科的认识、对将要学习的知识的准备情况，以及学习面临的问题等。诊断性评价既重诊断又重治疗，是提前对状态和效果进行判断，对出现的问题及时查找原因，予以改进，因此，诊断性评价被广泛用于中医教学中。

（二）形成性评价

形成性评价是指在教学过程中，为达到更好的教学效果，对教师的教学过程和学生的学习状态与效果进行评价。形成性评价的重点是对教学过程进行评价，故又可称过程性评价。中医教学评价，从古代师傅对徒弟掌握中医经典情况的提问和对诊疗技术的考核，到古代考试制度的建立，如唐代医学教育已开始有旬试制度，针对学生10天的学习情况进行评价，再到中医药高等教育的课堂测验、单元检测、期中考试、课后布置作业等，都是形成性评价的体现。形成性评价能够明确教学中存在的问题，找到改进的方向，进而调整教学设计和教学方法，促进教学质量的提升。

（三）总结性评价

总结性评价又称终结性评价，或事后评价，是教学结束后进行的评价。总结性评价有助于教师全面了解学生的学习情况，是否达成教学目标。无论是古代的师承教育，还是现代的院校教育都十分重视总结性评价。唐代采用总结性评价选拔医学人才，如《唐六典》提出："博士月一试，太医令、丞季一试，太常丞年终总试。若业术过于见任官者，即听补替。其在学九年无成者，退从本色。"表明在唐代医学考试就十分严格，月、季、年都要考试。如果参加两年考试仍不合格，则会被除名。现代中医药高等教育运用总结性评价对教师的教和学生的学进行评价。每学期末，中医药院校会组织大规模考试，考查学生对知识的掌握情况，并对考试结果进行分析，针对存在的问题提出改进措施。总结性评价的目的主要有两个方面：一方面是检查学生的学习效果，另一方面是根据评价结果，检验教师教学的有效性。总结性评价结果能够让教师知晓教学现状，为下一阶段的教学提供改进依据。

（四）相对评价

相对评价是指在团体内以自己所处的地位同他人相比较而进行的评价。《周礼·天官》记载："医师掌医之政令，聚毒药以供医事。凡邦之有疾病者，疕疡者造焉，则使医分而治之。岁终，则稽其医事，以制其食。十全为上，十失一次之，十失二次之，十失三次之，十失四为下。"这是将从医者根据诊疗效果分为五个等级，采用统一的评价标准，对团体的医疗技术水平进行评价，得出相对结论。中医教学评价多根据学生的考试成绩分为优秀、良好、合格和不合格，这就是相对评价。相对评价能够使教师和学生明确自己在群体中的位置，反思教学效果或学习效果。相对评价具有一定的激励作用，有助于评价对象树立竞争意识。但相对评价也存在一定弊端，由于个体差异，会出现不注重教学目标完成，而将重点放在名次上的情况，排名靠后的教师或学生易出现消极情绪，从而影响积极性。

（五）绝对评价

绝对评价是对教学目标的完成情况进行评价，是指在评价对象之外确定一个客观标准，将各个评价对象与所确定的客观标准进行比较，判断其达到客观标准程度的评价。在这一过程中，只需将评价对象与既定的客观标准进行比较，无需将评价对象与这一集合总体中的其他对象进行比较。中医教学的绝对评价是将教学目标与教学结果进行比较，如学生的学习成绩判定为100分为满分，60分为及格，低于60分为不及格，这里60分作为一个分界值，体现的就是绝对评价。进行绝对评价时，评价的标准要客观、科学，并具有代表性，既能使教师明确教学效果与所设定的教学目标的差距，为改进教学提供参考依据，也要使学生通过与既定标准对比，能够判断自己的学业水平。但绝对评价的标准容易受到评价主体的主观因素影响，往往有失公正。

（六）个体差异评价

个体差异评价是以学生或教师自身为基础，利用个体差异，对自身情况进行纵向比较而做出的判断。个体差异评价既可将评价对象的过去与现在进行比较，也可选取某一方面与其他方面进行比较。比如，教师这一阶段的教学水平与前一阶段相比较有所提升，则认为其教学能力有所提高。个体差异评价有助于增强评价对象的自信心，减少相对评价和绝对评价带来的过多压力，促进师生的良性发展。

第三节 中医教学评价体系的建立

中医教学评价内容比较广泛，不仅包括课堂教学评价，还包括临床实践教学评价和实验教学评价等。评价主体包括教师的"教"和学生的"学"，构建科学、有效的教学评价体系，能够为教学工作提供参考，有助于提升教学质量。

评价指标是根据教学评价目标，制定能够反映教学参与对象特征的评价要素。评价指标能够使教学评价具有可操作和可测量性，评价者能够根据具体指标进行评价，获得结论。中医教学评价体系是由不同级别的评价指标，根据评价对象的逻辑结构而形成的有机整体。在中医教学评价中，评价体系能够有效衡量评价对象的发展水平和状态，反映评价对象的整体指标或具体指标的集合，以及评价对象和评价目标的一方面或某些方面的情况。教学评价体系由教学评价指标、权重和教学评价标准三部分构成。

一、构建中医教学评价体系的步骤

（一）确定评价对象

进行教学评价，首先要明确评价对象，以及评价的是该对象的哪个方面。中医教学评价的对象是教师和学生。对教师的评价，包括对其课堂教学效果及带教能力等的评价；对学生的评价，涉及对其医学知识的掌握、临床实践能力及医德医风等的评价。

（二）明确评价目标

中医教学评价需根据国家的教育方针政策、专业人才培养目标、教学目标、教学大纲等，评价目标要明确。

（三）建立指标系统

构建中医教学评价体系时，先要对影响教学评价的因素进行分析，将整个教学评价体系分解成既互相联系又相对独立的子系统，使评价目标能够测量，可设立二级、三级等子系统。

（四）分配权重

构建中医教学评价体系时，需根据每个指标的重要程度进行权重分配，

中医教学论

比较重要的指标要赋予较大的权重，凸显其重要程度，以体现评价结果的客观性。

（五）量化评价指标

中医教学评价指标要做到量化、可操作，要明确评价测量工具和方法，明确教学评价指标量化标准。

二、中医教学评价体系的设计要求

（一）客观性

客观性是指教学评价指标的设计要能对师生在教学活动中的表现进行客观评价，指标体系的设计需符合新时代中医药高等教育教学改革理念，不掺杂个人主观看法。

（二）可测性

可测性是指评价指标的设计要采用可操作性语言，将评价目标行为化、具体化，设定的内容可以直接测量，能够准确反映教学情况，各级指标设计要准确、精练、操作性强，尤其是最后一级指标的设计要使评价者能够直接对内容进行测量，从而得出结论。

（三）独立性

独立性是指教学评价的各个指标应相对独立，不存在重叠、包含或被包含的关系，不能从一项指标推导出其他指标，不存在因果关系，以保证评价指标的可操作性和高效性。

（四）可行性

可行性是指教学评价指标的数量和评价标准要适度，切实可行，评价指标的内容经过教师或学生的努力是可以达到的。

三、中医教学评价体系的评价指标、权重和标准

（一）中医教学评价体系的评价指标

1.建立评价指标

中医教学评价指标的建立是先将评价目标进行分解，使其具体化，具有可操作性。之后再逐级分解，一级指标简洁，概括性强，二级或三级指标具体，可操作性强。各级指标需具有逻辑性，并能体现评价对象的本质，且不

重复。评价指标建立的方法主要有专家头脑风暴法、典型研究法和理论推演法等。

2.筛选评价指标

中医教学评价指标设计之初一般数量较多，需进行有效筛选，保留能够反映评价对象本质特征、符合指标设计原则的指标，删除不符合设计原则的指标，对重叠、包含、矛盾、互为因果的指标进行鉴别和筛选，使整个评价体系科学、合理。指标筛选的方法主要有专家经验法、调查统计法和主成分分析法等。

（二）中医教学评价体系的权重

1.权重的表现形式

中医教学评价指标的权重是表示某项指标在评价体系中的重要程度，是评价体系的重要组成部分。权重又称权数、权值、权系数，在评价体系中，各项指标的地位和重要程度是不同的，为此每项指标需设定权重，以使评价指标具有客观性和可比性。

权重的大小以数字进行表示，主要有3种形式。①小数。很多评价体系的指标权重以小数表示，将整个指标体系看作1，即各权重相加为1，每项评价指标的权重定为0~1之间的小数。②百分数。可看作小数的变形，即各项指标的权重设定在0%~100%，指标权重相加之和为100%。③整数。整数为小数或百分数的整倍数，是将同一级指标上各项指标的满分值设定为整数，常见的有100、500和1000，其中100较为常见。

2.确定指标权重的方法

（1）特尔斐法　特尔斐法常用于教学评价权重设计，是采用匿名问卷向专家征求意见。先制定专家意见咨询表，让专家对各指标的重要性进行评定，然后对评定结果进行统计，计算出每位专家各项指标与平均分的离差，对离差较大的指标重新进行评定。这一过程反复进行，直至意见一致，得出指标的权重。

（2）专家评定法　是指组织长期从事中医药教育管理的干部、教师及相关领域的专家对指标的权重进行讨论的方法。根据专家的不同意见，确定不同的权重，然后取权重的平均值，作为评价指标的权重。

（3）专家排序法　专家对同一级别的指标分析解读后，按照重要性进行排序，然后根据排序结果，设定相应权重，最后获得评价指标的权重。

（三）中医教学评价体系的标准

中医教学评价标准是衡量教师或学生是否达到评价指标的尺子。评价者进行评价时，需根据评价标准对评价对象做出判断。评价标准既可通过等级或数量进行表达，也可用评语进行表达，或者采用两者结合的形式。例如，教师教学效果的评价标准，优秀为教学效果好，课堂气氛活跃，学生能熟练掌握所学内容；良好为教学效果较好，课堂气氛较为活跃，学生基本掌握所学内容；及格为教学有一定效果，课堂气氛还算活跃，学生掌握了部分学习内容；不及格为教学效果较差。

第四节　教师的教学评价

教学是中医药院校的中心工作，教学质量直接影响人才培养质量。依据评价标准对教师的教学情况进行客观判断，有助于提高教学质量。国医大师王琦对教师提出了相关要求，认为5种人不可为师："一者学无广，不可为师。二者，学无勤，不可为师。三者，术无专，不可为师。四者，心无诚，不可为师。五者，目无远，不可为师。"他认为，教师要学广、学勤、术专、心诚、目远，只有这样，才能教出优秀的学生。中医药高等教育构建的教学评价体系，规定了教师的教学标准，目的是使教师不断改进教学方法，提高教学质量，培养高质量的中医药人才。

一、教师教学评价的意义

（一）调动教师教学的积极性

教学评价是学校、各教学单位及管理人员了解和掌握教学信息和教学运行的依据，也是教师教学效果的反馈。将教学评价结果反馈给教师，能够使其了解自己的教学水平，有助于调动教师教学的积极性。但教学评价往往会触及教师的切身利益，因而会给个别教师带来心理压力，对此要做好教师的工作，帮助他们树立信心，变压力为动力，促进教学质量的提升。

（二）促进教学水平的提高

教学评价能够发现教师教学中存在的问题，从而及时采取措施予以纠正。

教学评价有助于发挥教师教学的主导性，推进教学内容和方法改革，提高教学效果。然而教学评价不可能涵盖所有学科的教学特点和教师的教学风格，容易导致"千人一面"，难以展现教师的个性和教学风格。因此，教学评价需将分类指导与综合评价相结合，以促进教师教学水平的持续提高。

（三）促进教学管理规范化

教学评价是教学质量管理和控制的重要环节，能使教学管理部门及时、准确、全面地掌握课堂教学的基本信息，对教学工作进行有效监控。教学评价能够促进教学目标的实现，明确的评价标准是教学管理规范化的依据，能够确保教学质量的稳定。学校可通过教学评价结果，为教学管理提供决策支持，优化教学资源配置，激励师生共同参与教学管理，促进人才质量的提升。

二、教师教学评价的内容

教师的教学评价主要包括教学思想、教学态度、教学内容、教学方法及教学效果等方面。

（一）教学思想

教学思想是指对教育教学的认识与看法，正确的教学思想能够引领教育教学健康发展。教学思想是培养什么样的人和怎样培养人的根本。教学思想的评价要求教师在教学过程中要贯彻党的教育方针政策，树立正确的教育观念，注重教学方法的改革创新，使教学能够主动适应社会需要，提高中医药人才培养质量。

（二）教学态度

教学态度是教师教学中所体现的心理倾向，是教师对教学的认知、情感及行为三者的有机统一。教学态度端正是搞好教学的前提保证，只有教学态度端正，才能有好的教学质量。作为教师，对待教学要始终保持积极进取、爱岗敬业、科学严谨、求真务实的态度，这样才能保证教学能力和教学质量的不断提升。

（三）教学内容

教学内容是教学过程中有意传递和接收的主要信息。教师按照人才培养目标、专业目标和课程目标等，将课程内容传递给学生，并通过师生交互，达成教学目标。教学内容不仅仅是指教科书上的内容，还包括前沿研究等相关知识拓展，具有引导作用。教学内容的准确度、合理度、深度和广度都直接影响学生的学习效果。

（四）教学方法

教师的教学方法在教学过程中处于主导地位。教师所采用的教学方法，需根据教学目标、教学内容和教学对象等情况进行设定与调整，要以正确的教学思想为引导，根据学生的学习背景和学习特点，采用适宜的教学方法，促进教学互动，调动学生学习的积极性和主动性，有效提高教学效率和质量。

（五）教学效果

教学效果是指教师在教学中以自身的思想品德、言行举止、师德师风、教学方法等对学生的思想道德、知识能力、实践技能等方面所产生的结果。教学质量的好坏、学生理论与实践学习的情况可以从教学效果中体现出来。教学效果的评价不仅包括学生的学习状态、对知识的掌握情况，还包括对学生素质能力的评价。教师的讲授能否理论联系实际、是否生动形象，学生的学习是否积极主动，独立思考能力、创新能力、实践能力是否有所提升，这些都是教学效果评价的内容。

三、教师教学评价的方法

教师的教学评价一般分为学生评教、教学督导评教、教学管理干部评教和教研室主任评教等。

（一）学生评教

学生是教学活动的主体，是教师教学最直接的参与者，他们通过对教师的教学是否达到教学目标及能否满足自身需求而给出相应评价。学生在参与教学的过程中，对教师的教学思想、教学态度、教学内容、教学方法及教学效果有最直接的感受，其主体地位也决定了他们具有评价教师教学情况的权利。学生在明确评教意义和目的的基础上，根据教学评教指标，对教师的教学情况进行评价。诸多研究表明，学生的评价结果可信度较高，在中医药高等教育教学中，学生评教已成为教师教学质量评价中常用的方法。

学生评教能够使评价对象快速、准确、高效地获取信息，为教育决策提供参考。教师通过学生的评价信息，能够知晓自身教学的优点和不足，从而寻找原因，做出改进，促进教学水平和教学质量的提升。学生作为教学评教的主体参与者，通过评教，也能促进主动学习，不断提高学习质量。学生评教受认知水平、价值观念、思维情感及评价角度等因素的影响，往往会对评价结果的准确性产生一定影响，因此评教前需让学生明确评教的意义，并制定科学的评价指标，增强评价结果的信度和效度。

（二）教学督导评教

教学督导是中医药院校教学质量保障体系的重要组成部分，对教学管理工作具有重要的监督和指导作用。教学督导人员是经过严格筛选，由具备相应专业知识和业务能力、擅长教学工作、致力教学改革、有丰富教学与管理经验和较高的学术水平的专家，他们的评价具有权威性。教学督导者通常参与学校的教育教学管理，为学校的教育教学提供咨询服务。咨询内容不仅涉及学校发展、办学理念、专业建设、课程建设、实验室建设、教学改革、教学研究，也包括面向学生开展心理咨询、教学咨询、考试咨询、学习咨询及就业指导咨询等。

教学督导评教主要是评价教师的教学质量，内容包括教师的教学目标是否达成、教学内容是否准确、教学态度是否端正、教学设计是否合理等。教学督导人员根据其自身经验，按照教师教学质量评价标准给出评价结果，并将结果反馈给教学管理人员及教师本人，以助于教师发现问题所在，从而制定针对性改进措施，促进教学质量的提高。

（三）教学管理干部评教

教学管理干部多为专家、学者，或具有一定管理经验、熟悉教学工作的专业人员。他们多为教学管理政策的制定者或执行者，对教师的教学情况较为了解，能够更好地掌握教师的教学状态与授课情况，对教师的工作态度、教学过程、教学效果及参与教学改革与建设等方面能够做出较为客观的评价，并能针对问题制定有效的整改措施，促进教师教学水平的提升。教师往往重视教学管理干部评价，因此它能在一定程度上增强教师搞好教学工作的自觉意识。

（四）教研室主任评教

教研室主任往往与授课教师教授同一门课程，为同专业、同课程内较为资深的教师。教研室主任的客观评价对促使任课教师更好地改进教学工作具有十分重要的作用。教研室主任能从自身和课程出发，对任课教师的教学给出较为专业、客观的评价，可信度较高。通过评价，教研室主任能够更好地发挥传帮带作用，指导任课教师成长。同时，教研室主任的评价还可促进任课教师认真备课，与同行探讨教学方法，促进教学水平的提升。

四、教师教学评价的作用与反馈

（一）教师教学评价的作用

中医药院校多将教师教学评价结果作为考核教师教学工作的重要依据，并将评价结果用于职称晋升和奖励等。教学评价结果的有效运用，能在一定程度上提高教师开展教学活动的积极性，促进教学质量的提高。如果运用不当，则会打击教师的教学积极性，不利于教学工作的开展。因此，中医教学评价标准规定，对评价结果不佳的教师，需采用专门培训或停课等措施，待通过试讲，达到教学要求时，方可继续授课。教师进行职称评定时，教学评价结果往往是参考标准之一。此外，教学评价结果也作为申报教学成果奖、选聘名师的参考条件。对教学质量优异的教师给予表彰和奖励，引导教师积极投入教学工作，形成榜样力量，促使教师不断自我完善，不断提升教学质量，是中医药院校中医教学评价的根本目的。

（二）教师教学评价的反馈

开展教师教学评价，将教学评价结果进行及时反馈，有利于学校教学管理部门了解和掌握整个教学情况，使教师了解自身的不足与优势，从而不断改进教学。学生的评价结果通过随堂反馈、学期末反馈等方式反馈给教师；督导专家对教师的课堂教学、实践教学和实验教学等进行评价后会在课后第一时间反馈给教师，促使教师反思教学中存在的不足，并及时改正。学期末对教师进行整体性教学评价，有助于教师反思整个教学过程，将评价结果反馈至教学主管领导，使其掌握教师的水平，对教学水平较低的教师进行培训，从而促进学校整体教学水平的提升。

第五节　学生的学习评价

人才培养质量是中医药院校生存和发展的核心，了解学生的学习状态和质量是中医药人才培养的客观依据，对于中医药院校的教学管理极为重要。

学生的学习评价是对学生学习状态和学习效果进行评估，简称"评学"。"评学"是中医药高等教育教学质量管理的一项重要措施，是教学质量评价的重要组成部分。对学生的学习状态和效果进行评价，不仅能及时了解学生的学习情况，还能反映教师的教学水平和教学质量。可以说，"评学"是提高教学质量的有效途径之一。

一、学生学习评价的意义

"评学"能够增强学生自主学习能力，促进其学习观念和学习行为转变，学会学习，促进教学相长。

（一）增强学习自主性

"评学"对学生具有正确的导向作用，能够让学生了解自己的学习状态和学习效果，使学生明确学习内容和学习目标，从而严格要求自己，不断改进学习方法，增强学习动力，培养自主学习能力，树立正确的价值观和终身学习理念。通过"评学"，学生能够根据自身实际，发挥特长优势，并根据社会需求，提升适应力、创造力和岗位胜任力。"评学"还有助于学生学会自我管理，提高独立思考能力和解决实际问题的能力，培养创新求实、创新创业意愿，促进综合素质的提高。

同时，"评学"可作为检验教师教学水平的重要依据，有助于教师明确改进方向，不断改革教学方法，提升教学水平，达到以"评学"促"教学"的目的，使教师的教和学生的学共同提升。此外，"评学"还能发现教学管理中的不足，督促相关部门进行整改，如改进课程设置、加大临床实践等。

（二）促进学习观念和行为转变

"评学"能克服仅以考试成绩作为评价学生成绩的唯一标准而带来的弊端和局限性，促进学生树立正确的学习观，即终身学习观、全面学习观、创新学习观和自主学习观，从根本上引导学生由片面学习转变为全面学习，由被动学习转变为主动学习，由接受学习转变为进取学习，由整齐划一学习转变为个性化学习，由维持性学习转变为创造性学习，由偏重知识学习转变为注重能力培养，使"评学"不仅能够"以评促学"，还能起到"以评导学"的作用。

（三）引导学生"学会学习"

"评学"对学生创新、创造能力培养起着导向作用。在改进学生学习方式方法的同时，为学生提供更加活跃的课堂和更广阔的学习空间，激发学生参与创造性学习和创新能力学习的热情，挖掘学习的潜力，使学生更加重视实践教学和实验教学，主动增强动手能力，拓宽知识获取渠道，掌握获取知识的方法，培养适应社会的能力，学会如何"学习"。

（四）促进教学相长

"评学"能够反映教师的教学效果和教学质量。教师为了满足学生需要，会不断拓宽知识面，重视学生的能力培养和素质教育。从"评学"的效果看，"评教"与"评学"相互促进、相得益彰。"评教"有助于教师转变教学观念，改进教学方法，促进教学相长；"评学"能够促使学生掌握扎实的专业知识，养成自主学习、终身学习的习惯，提高独立思考能力和创新能力，成长为既符合社会需要又健康发展的创新型、高质量的中医药人才。

二、学生学习评价的原则

（一）以评促学，以评促改，重在提高

以评促学、以评促改、重在提高是学生学习评价的基本原则，也是"评学"的根本目的。"评学"主要是对学生的学习状态与效果等进行评价，目的在于了解学生已有的知识水平，或通过学习取得的进步及存在的问题，从而针对性调整教学方法，帮助学生改进不足，更好地发展。评价的目的不只是鉴定，更重要的是促进学生发展和学习质量的提高。

（二）自评与互评相结合、个体评价与综合评价相结合

对学生学习的评价贯穿整个在校学习过程。"评学"通常分三个阶段，一是对低年级学生的评估，主要评估其学习状态和自学情况，引导学生科学认识自我，建立新的学习目标和成才目标；二是对中年级学生的评估，主要评估个性化学习和"三创"活动；三是对毕业年级学生的评估，主要评估临床能力和实习效果。"评学"不仅是对学生学习状态和效果的评估，也是对学生大学生活的回顾和总结，对学校改进教学工作、学生步入社会都具有重要意义。"评学"只有将自评与互评相结合，并将个体评价与综合评价相结合，才能体现评价的完整性、公正性、科学性和客观性，使评价结果更合理，更有

利于学生发展和教师教学质量的提高。

（三）"评学"与教学管理相结合

"评学"是中医药院校教学管理的中心工作，学校一切教学工作的目的都是为了提高人才培养质量。"评学"的实施，离不开学生管理部门和教学管理部门的支持，因为他们的评价结果更客观、更准确。全校齐抓共管，才能引导学生发挥主观能动性，勇于创新，不断完善自己，成为社会有用之才。

（四）重引导，慎评价

"评学"的目的在于引导学生积极投入学习，重视的是评价效果，而非评价本身。教师对学生的评价重在引导，慎下结论。教师通过"评学"，指导学生制订个人发展计划，并按计划实施与教学过程同步观察。同时，采用多种形式多方收集评价信息，通过观察学生在不同环境下的行为，与学生谈话了解学生的真实情况，或通过实践活动看其创新能力等全面评价学生。

三、学生学习评价的内容

"评学"包括课堂学习状态、自主学习情况、学习成绩、人文素质、临床实践与效果、"三创"活动与成果6个方面，不同年级制定与之相应的指标体系。

"评学"体系设计采用因素分析法，结合导向性原则，突出中医药院校的特色，把课堂学习状态，自主学习情况、学习效果、人文素质、临床实践与效果、"三创"活动与成果作为一级指标，对学生分层次、分阶段进行评估。对低年级学生进行"基础性评估"，以学习状态和自主学习为重点实施评估。对中年级学生进行"中期性评估"，以个性学习和三创活动为重点实施评估。对毕业年级学生进行"综合性评估"，以临床能力与效果为重点实施评估。然后根据各阶段的不同情况设计二级指标。

（一）课堂学习状态

评价内容包括上课迟到或早退情况，旷课情况；课堂学习过程中能否积极参与互动，认真思考，勇于提出问题等；课堂内容完成情况，实验实践中能否独立操作等。

（二）自主学习情况

评价内容包括是否有明确的学习目标，考研、选修课等是否有计划；能否通过参考书、杂志或网络获得课外知识；是否有个性化学习目标，在某一学科或实践领域是否有特长等。

（三）学习效果

评价内容包括学习成绩、补考或重修、外语考试、计算机考试等。

（四）人文素质

评价内容包括是否遵守学校纪律，是否受过警告以上处分，在学习、科研活动中互助协作精神等。

（五）临床实践与效果

评价内容包括分管床位、书写病历、实习病种、临床水平等。

（六）"三创"活动与成果

评价内容包括参加学术报告或讲座情况，参与社会调查、撰写调研报告，或参加社会服务、竞赛奖励情况，发表论文等。

四、学生学习评价的实施

学生评估以学年为单位，各年级依据不同指标进行评价。

（一）学生自评

学生从入学一开始就根据学校制订的"评学"指标体系和个人制定的学习目标，对学习动力、学习策略、学习能力和学习效果进行自我评价。通过评价，发现学习中的不足，知晓存在问题的缘由，从而针对性地进行自我改进、自我调节，避免学习上的盲目性，保持自我学习的积极状态。学生通过自我诊断、自我反省、自我激励和自我调节，树立正确的学习观念，激发学习兴趣，进一步完善自我。

（二）班级评价

班级评价包括同学互评、小组评价和集体评价。班级评价有助于培养同学间的协作能力和合作精神，促进同学间交流，帮助教师收集相关信息，使集体共同提高。

（三）院（部）评价

院（部）评价是根据教学督导听课的反馈情况、辅导员对学生的了解及任课教师对学生学习的掌握情况评价，使评价更加客观、公正。

五、学生学习评价的结果

学校对评价结果进行公布，并记入档案，对评价结果优秀的学生予以表彰和奖励，并将评价结果作为评选"三好学生"和获得"优秀学生奖学金"的必备条件。同时选取优秀的学生代表进行学习经验交流和分享，促进全体学生学习质量的提升。教师对评价结果不佳的学生予以重点关注，并采取针对性措施，帮助其提高学习效果。

主要参考文献

[1] 苏博.高等医学教育学[M].北京：人民军医出版社，2004.

[2] Allan C, Ornstein.课程论：基础原理和问题[M].5版.北京：中国人民大学出版社，2010.

[3] 顾树森.中国古代教育家语录类编（汉唐宋明诸家部分）[M].上海：上海教育出版社，1983.

[4] 蔡景峰，李庆华，张冰洗.中国医学通史（现代卷）[M].北京：人民卫生出版社，2000.

[5] 陈邦贤.中国医学史[M].上海：商务印书馆，1937.

[6] 陈旭远.课程与教学论[M].长春：东北师范大学出版社，2006.

[7] 陈亦人.伤寒论译释[M].上海：上海科学技术出版社，2010.

[8] 丛立新.课程论问题[M].北京：教育科学出版社，2007.

[9] 戴良.丹溪翁传[M].北京：人民卫生出版社，1991.

[10] 范行准.中国医学史略[M].北京：中医古籍出版社，1986.

[11] 冯友兰.中国哲学简史[M].北京：北京大学出版社，1996.

[12] 靳玉乐，罗生全.教学论[M].北京：高等教育科学出版社，2019.

[13] 司马迁.史记[M].2版.北京：中华书局，1982.

[14] 张仲景.伤寒论校注语译[M].郭霭春，张海玲校注.天津：天津科学技术出版社，1996.

[15] 何兆雄.中国医德史[M].上海：上海医科大学出版社，1988.

[16] 皇甫谧.黄帝针灸甲乙经[M].北京：中国医药科技出版社，1990.

[17] 黄本全，王本陆.现代教学论学程[M].北京：教育科学出版社，2003.

[18] 郑洪新.张元素医学全书[M].北京：中国中医药出版社，2006.

[19] 张子和.儒门事亲[M].北京：人民卫生出版社，2006.

[20] 葛洪.肘后备急方[M].北京：人民卫生出版社，1963.

[21] 彭司勋.中国药学年鉴（2001）[M].北京：北京科学技术出版社，2002.

[22] 靳玉乐.课程论[M].北京：人民教育出版社，2015.

[23] 李秉德.教学论[M].北京：人民教育出版社，2001.

[24] 李朝辉.教学论[M].北京：清华大学出版社，2010.

[25] 李经纬，林昭庚.中国医学通史（古代卷）[M].北京：人民卫生出版社，2000.

[26] 吕立杰.课程论研究[M].福州：福建教育出版社，2021.

[27] 马伯英.中国医学文化史[M].上海：上海人民出版社，1994.

[28] 毛礼锐.中国古代教育史[M].北京：人民教育出版社，1979.

[29] 莫雷.教育心理学[M].北京：教育科学出版社，2007.

[30] 裴娣娜.教学论[M].北京：教育科学出版社，2021.

[31] 孙思邈.千金翼方[M].北京：人民卫生出版社，1955.

[32] 焦循.孟子正义[M].北京：中华书局，1987.

[33] 徐松.宋会要辑稿[M].北京：中华书局，1957.

[34] 曲铁华，周晓红.教学论[M].长春：东北师范大学出版社，2006.

[35] 饶玲.课程与教学论[M].北京：中国时代经济出版社，2004.

[36] 盛亦如，吴云波.中医教育思想史[M].北京：中国中医药出版社，2005.

[37] 石雷，杨文普.教学论[M].长春：东北师范大学出版社，2016.

[38] 史晓燕.教师教学评价：主体·标准·模式·方法[M].北京：北京师范大学出版社，2018.

[39] 苏博，刘鉴汶.高等医学教育学[M].北京：人民军医出版社，2004.

[40] 苏敬.新修本草（辑复本）[M].尚志钧辑校.合肥：安徽科学技术出版社，1981.

[41] 尤·克·巴班斯基.教学过程最优化——一般教学论方面[M].北京：人民教育出版社，2007.

[42] 汪昂.医方集解[M].北京：中国医药科技出版社，1997.

[43] 王冰.黄帝内经素问校释[M].北京：人民卫生出版社，1982.

[44] 王庆宪.中医思维学[M].北京：人民军医出版社，2006.

[45] 王振国.中国古代医学教育与考试制度研究[M].济南：齐鲁书社，2006.

[46] 吴文侃.比较教育学[M].北京：人民教育出版社，1989.

[47] 肖学文，黄争春，李鸿玮.教学论[M].延边：延边大学出版社，2018.

[48] 严世芸.中医学术史[M].上海：上海中医学院出版社，1989.

[49] 杨九俊.新课程教学评价方法与设计[M].北京：教育科学出版社，2009.

[50] 姚春鹏.黄帝内经[M].北京：中华书局.2010.

[51] 钟启泉.课堂研究[M].上海：华东师范大学出版社，2020.

[52] 曾世荣.活幼心书[M].北京：人民卫生出版社，2006.

[53] 张年顺.李东垣医学全书[M].北京：中国中医药出版社，2006.

[54] 田思胜.朱丹溪医学全书[M].北京：中国中医药出版社，2006.

[55] 詹姆斯·波帕姆.教师课堂教学评价指南[M].重庆：重庆大学出版社，2010.

[56] 墨翟.墨子[M].北京：中华书局，2015.

[57] 张伯礼，王启明，卢国慧.新时代中医药高等教育发展战略研究[M].北京：人民卫生出版社，2018.

[58] 张楚廷.教学论纲[M].北京：教育科学出版社，2005.

[59] 张志聪.侣山堂类辩[M].北京：人民卫生出版社，1983.

[60] 甄志亚，傅维康.中国医学史[M].上海：上海科学技术出版社，1984.

[61] 周桂桐，张志国.中医药课堂教学设计——理论创新与设计实务[M].北京：中国中医药出版社，2016.

[62] 杜同仿.中医教育史琐谈[J].中华医史杂志，1981，34（1）：42–43，64.

[63] 周庆辉.中医发展的历史局限及前景[J].中医教育，1998（5）：7-8.

[64] 周鸿艳.中国古代医学教育简史[D].哈尔滨：黑龙江中医药大学，2007.

[65] 王栋梁.从学术继承角度探索我校中医本科人才培养模式[D].福州：福建中医药大学，2015.

[66] 吴睿珍.大学课堂生成性教学研究[D].石家庄：河北师范大学，2013.

[67] 移敏.中医师承教育路径和模式的创新研究[D].南京：南京中医药大学，2014.

[68] 尹晖.从教学媒体看我国教育教学组织形式的历史演变[D].上海：华东师范大学，2010.

[69] 程磐基，吴鸿洲.中国古代医学教育模式探讨[J].中医教育，2000（2）：47-48.

[70] 迟艳杰.教学过程本质问题的历史发展分析[J].课程·教材·教法，2022（5）：36-44.

[71] 刁维国.传统教学模式与现代教学模式的分野[J].教学与管理，2006（36）：11-12.

[72] 李华南，吴继超，张海明，等.TBL教学法在中医骨伤科学教学中的应用体会[J].中国中医药现代远程教育，2016，14（2）：11-14.

[73] 李经纬.论唐代医学教育[J].中医教育，1984（2）：33-36.

[74] 李森.中国式教师教育现代化的内涵价值及举措[J].陕西师范大学学报（哲学社会科学版），2022，51（6）：14-24.

[75] 李香玉，刘丹妮，陈莉丽.翻转课堂教学模式在中医儿科教学中的应用[J].中国中医药现代远程教育，2022，20（13）：13-14.

[76] 李晓光，袁海军.习近平总书记关于师德建设重要论述的理论精髓和实践品格[J].现代教育科学，2023（1）：54-60.

[77] 梁峻，梁平.明代中医教育史论[J].中医教育，1996（3）：37-38.

[78] 林毅.试论宋代理学对金元医家的影响[J].医学与哲学，1995，16（3）：135-137.

[79] 刘华东，李贞刚，陈强.审核评估视域下高校教学质量保障体系的完善与重构[J].中国大学教学，2017（11）：64.

[80] 刘璐，李凤安.师生关系在教学文化中的双主体作用[J].辽宁工业大学学报（社会科学版），2018，20（1）：104-106.

[81] 马国靖，吴银.浅谈西医院校中医学教学现状及改革教学方法[J].黑龙江中医药，2022（1）：123-125.

[82] 齐永兴，唐丽颖.提升《管理学》课程教学效果的途径探讨[J].内蒙古财经学院学报（综合版），2008（3）：33-36.

[83] 宋向秋，肖海，李志平.PBL教学法的发展历程及对中国医学教育的影响[J].中国高等医学教育，2013（7）：96-97.

[84] 谭国俊.中医教育的特殊形式——师承授受[J].中医教育，1989（4）：37-38.

[85] 田野，李树香.不同教学法在生物教学中的应用[J].卫生职业教育，2008，26（17）：61-62.

[86] 王庆其.探索现代高等教育与中医师承教育的契合点[J].中医教育，2007（6）：7-9.

[87] 王三虎.历代著名中医的治学观[J].中医教育，1992（5）：39-40.

[88] 温茂兴.中医师承教育与院校教育之比较[J].江苏中医药，2005（10）：60-62.

[89] 熊辉，黄政德，李江山，等.卓越中医人才培养的思考[J].湖南中医药大学学报，2012，32（5）：17-20.

[90] 徐鸽，王立娟，徐莹，等.虚拟仿真技术在中医实训教学中的应用与思考[J].中医药管理杂志，2022，30（23）：81-83.

[91] 杨善发.我国古代私医教育述评[J].医学教育，1991（5）：11-12.

[92] 姚春.新时期中医经典课程建设探索[J].医学教育研究与实践，2023（2）：184-189.

[93] 于绍卉，阮征，张丽钰，等.探讨多元化教学方法在中医妇科学教学中的应用[J].中国卫生产业，2020（13）：140-141，144.

[94] 张丽.经络腧穴学实训教学与临床应用相结合方法探讨[J].中国中医药现代远程教育，2021，19（1）：13-16.

[95] 张丽萍，李南，赵献敏，等.多元化教学方法在临床实训教学中的实施及效果分析[J].中国医药导报，2016（19）：127-30.

[96] 张良芝，常学辉.基于"课堂派"平台支持下中医诊断学智能化创新教学模式探索[J].中医药管理杂志，2021，29（11）：28-31.

[97] 张民生.中医学家成材特点初探[J].中医教育，1983（1）：52-53.

[98] 张夏炎，顾伟，陈喆，等.中医师承与院校教育结合的新模式探索[J].时珍国医国药，2018，29（1）：188-189.

[99] 郑兰英.中医学徒教育发展机制的探讨[J].中医教育，1984（2）：33-36.